Sicherheit und
Heilung finden

Stephen W. Porges & Seth Porges

Sicherheit und Heilung finden

Die Polyvagal-Theorie in unserem Leben

Aus dem amerikanischen Englisch von
Theo Kierdorf & Hildegard Höhr

G. P. PROBST VERLAG
Lichtenau/Westfalen

Certified by Polyvagal Institute
as accurately representing
the principles described
in Polyvagal Theory

Verlagskontakt:
G. P. Probst Verlag GmbH
In den Rauten 3
D–33165 Lichtenau
Tel.: +49(0)5295 99 57 81
eMail: verlag@gp-probst.de

Der Verlag dankt Dr. Siegfried Joel für seine wertvollen Kommentare und klärenden Hinweise zur Übersetzung.

Die Originalausgabe (»OUR POLYVAGAL WORLD. How Safety and Trauma Change Us«) ist bei W. W. Norton & Company, Inc., New York/London erschienen.
Übersetzung aus dem amerikanischen Englisch: Theo Kierdorf & Hildegard Höhr, Köln
Umschlaggestaltung: Mareile Gropengießer, Paderborn
Coverfoto: © Von 2ragon – stock.adobe.com
Satz: SpaceType, Köln

ISBN 978-3-944476-51-3

Bibliographische Information der Deutschen Nationalbibliothek
Die Deutsche Nationalbibliothek verzeichnet diese Publikation in der Deutschen Nationalbibliografie; detaillierte bibliografische Daten sind im Internet über *http://dnb.d-nb.de* abrufbar.

Inhalt

Für Sue Carter, die uns das Oxytocin schenkte

»Ich denke, also bin ich.«

— Descartes

»Ich *spüre* mich, also bin ich.«

— Die Polyvagal-Theorie

Einleitung
Was ist die Polyvagal-Theorie?

Gute Frage!

Wir können die Polyvagal-Theorie und das gesamte vorliegende Buch in einem einzigen Satz zusammenfassen:

> *Entscheidend für unsere körperliche und psychische Gesundheit und unser Glück ist, wie sicher wir uns fühlen.*

Es ist wirklich so einfach.

Wenn wir uns sicher *fühlen* (beachten Sie, daß es sicher »*fühlen*« heißt, also nicht, daß wir tatsächlich sicher *sind*; diese Unterscheidung ist wichtig, und wir werden noch einige Male auf sie zurückkommen), kommt es in unserem Nervensystem und im gesamten Körper zu einer starken physiologischen Veränderung, die uns in die Lage versetzt, gesünder, glücklicher und klüger zu sein, besser zu lernen und Probleme zu lösen, mehr Freude am Leben zu haben, schneller zu gesunden und uns ganz generell lebendiger zu fühlen.

(Das hört sich doch ziemlich gut an!)

Wie Sie vielleicht schon vermuten, ist der Schlüssel zu alldem der Vagusnerv. Es steht ja praktisch auch schon im Titel: »Poly« bedeutet »viele«, und »vagal« bedeutet ... nun ja ... »Vagus«.

In einem Anatomielehrbuch würden Sie lesen, daß der Vagus ein »Kranialnerv« oder »Hirnnerv« ist, einer von genau zwölf Nerven, die aus dem Hirnstamm austreten und so eine direkte Verbindung zwischen dem Hirnstamm und den wichtigsten Körperbereichen herstellen.

Das Besondere am Vagusnerv ist, daß er anders als die übrigen Kranialnerven im Körper nicht nur einen Zielort hat. Der Sehnerv beispielsweise (der uns das Sehen ermöglicht) verläuft vom Hirnstamm zu den Augen – und nur dorthin.

Der Vagus hingegen durchzieht vom Hirnstamm ausgehend fast den ganzen Körper und endet im Bauch. (»Vagus« ist ein lateinisches Wort, das »wandernd, schweifend« bedeutet und mit dem Wort »Vagabund« verwandt ist.) Der umherschweifende Nerv ist in so vielen Bereichen unseres Körpers und inneren Organen gegenwärtig, daß man ihn als eine Art Verbindungsleitung bezeichnen kann, mit deren Hilfe unsere Körpersysteme und Organe miteinander kommunizieren und ihre Aktivitäten aufeinander abstimmen können.

Vergleicht man den Körper mit einem Symphonieorchester mit vielen separaten Instrumentengruppen, ist der Vagus der Dirigent, der den Klang-»Körper« zu einer Einheit verbindet.

Dem Vagus ist zuzuschreiben, daß Gefühle der Sicherheit und Bedrohung durch unseren gesamten Körper pulsieren und unsere Emotionen und Empfindungen verändern – ebenso die Funktionsweise unseres Körpers, unserer Organe und unserer Sinne auf physischer Ebene.

Womit wir zum Trauma kommen, das im 21. Jahrhundert die wohl größte Gefahr für die Gesundheit ist.

Wir leben in einer Welt, in der Traumata allgegenwärtig sind, aber so gut wie nicht verstanden werden. Millionen von Menschen leiden still und können sich oft die merkwürdigen Veränderungen nicht erklären, die traumatische Erlebnisse in ihrem Körper verursachen.

Wenn Menschen darüber sprechen, was sie nach einem Trauma empfinden, umgibt das Beschriebene oft eine Atmosphäre des Geheimnisvollen. Ihre Erlebnisse wirken wie einzigartige, unerklärbare (und manchmal auch wissenschaftlich nicht plausible) Phänomene:

Ich verließ meinen Körper, schwebte in der Luft über ihm und schaute auf einen Menschen herab, der so aussah wie ich.

Bitten Sie einmal einen traumatisierten Menschen, über sein Erlebnis zu berichten und darüber, wie es ihn verändert hat.

Wahrscheinlich werden Sie keine zusammenhängende Geschichte hören, sondern eine Collage aus Bauchgefühlen und Empfindungen. Bei Traumatisierten sind Erinnerungen häufig mit bestimmten Körperbereichen oder sensorischen Empfindungen assoziiert, die auf neuartige und [illegible] Weise [illegible] und wieder verschwinden. Blitzhafte Anblicke, Geräusche und Farben inmitten eines Flickenteppichs aus Erinnerungen, Gefühlen und dissoziativen Erlebnissen wie das Verlassen des eigenen Körpers. Körper und Gehirn sind auf neuartige Weise miteinander verbunden.

Das Geräusch einer Autohupe ist kaum zu ertragen. Es ist, als würde ein Megaphon direkt an mein Ohr gehalten. Manche Geräusche verblassen im Hintergrund; andere überwältigen und verzehren mich und verwandeln mich in ein wütendes Monster. Ich erkenne mich nicht wieder.

Solch ein Trauma kann durch eine Vergewaltigung oder das Erleben eines Kampfes im Krieg entstehen, durch jahrelange Qualen und Mißhandlungen oder durch eine lange Folge kleiner alltäglicher Streßerlebnisse, die uns allmählich mürbe machen. Wirklich charakteristisch für ein Trauma ist, daß es uns auf eine neuartige, noch kaum verstandene und beängstigende Weise verändert. Und da diese Veränderungen großenteils unsichtbar sind, nagen sie oft über viele Jahre von innen an uns. Ein unsichtbarer Schatten begleitet viele Menschen durch ihr Leben, und entweder sie akzeptieren ihn als normal oder tun ihn als abnorm ab.

Alles, wovon ich geglaubt hatte, daß es mich ausmacht, war verschwunden. Ich bin mir nun absolut nicht mehr sicher, wer diese Person tatsächlich ist.

Für die meisten Menschen bleibt ein Trauma eine unverstandene Metamorphose, die oft einem Tabu unterliegt. Weil es sich um eine so merkwürdige Erfahrung handelt, reichen Worte oft nicht aus, um das Erlebte zu beschreiben. Geräusche klingen anders als gewohnt. Dinge schmecken anders. Was uns einmal begeistert und große Freude bereitet hat, erleben wir nun wie durch einen Nebel. Atmung und Verdauung und viele andere Prozesse in unserem Körper verändern sich.

Niemand versteht, wie abstrakt das alles ist – als wäre es nicht real.

Traumata werden oft als rein psychische Probleme abgetan, die nur in unserem Kopf existieren. Sie sind aber nicht nur ein psychisches, sondern auch ein physiologisches Phänomen.

Die Wirkung eines Traumas beschränkt sich nicht auf das Gehirn, sondern umfaßt unser gesamtes Nervensystem und damit praktisch jeden Bereich unseres Körpers. Es verändert die Wahrnehmung unserer Sinne, die Aktivierung unserer Organe und praktisch alle Aspekte unserer körperlichen und psychischen Gesundheit.

Ein Trauma verändert nicht nur unser Gehirn, sondern auch unseren Körper. Die Polyvagal-Theorie erklärt, wie die Veränderungen zustande kommen – und wie wir mit ihnen umgehen können.

Die Polyvagal-Theorie verlagert den Fokus unserer Auseinandersetzung mit der Traumathematik vom realen Ereignis zu der Art, wie ein Trauma unseren Körper verändert und wie es sich im Körper manifestiert. Diese Veränderungen können bei Menschen, die das gleiche Trauma erlebt haben, sehr unterschiedlich sein, und sie können nicht nur durch schockierende Erlebnisse, sondern auch durch den alltäglichen Druck hervorgerufen werden, den nur wenige mit dem Begriff »Trauma« in Verbindung bringen.

Der Vagus verursacht diese Veränderungen, und er ist auch die Ursache dessen, daß ein Trauma ebenso wie starker Streß uns für fast jede körperliche und psychische Krankheit anfällig machen.

Aber der Vagus kann uns auch helfen, uns aus solch einem Zustand zu befreien. Er fungiert dann als Licht am Ende des Trauma-Tunnels und als Weg zu Heilung und Glück in einer Welt, die darauf ausgelegt zu sein scheint, uns auf Schritt und Tritt zu bedrohen und zu traumatisieren.

* * *

Wir wollen in diesem Buch nicht nur zeigen, wie Empfindungen von Sicherheit und Gefahr und Traumata uns aus wissenschaftlicher und evolutionsgeschichtlicher Sicht betrachtet verändern, sondern wir erläutern auch, wie wir am sichersten – und somit am besten – leben können.

Wir hoffen, daß dieses Buch Ihnen etliche Aha-Reaktionen bezüglich dessen, was Sie selbst erlebt haben, bescheren und Ihnen praktische Tipps vermitteln wird, die Ihnen helfen, in einer Welt, die immer entschlossener zu sein scheint, uns alle zu stressen, einzuschüchtern und zu verängstigen, glücklicher, gesünder und in besserer Verfassung zu sein.

Sie haben hier weder einen Anatomiekurs noch ein wissenschaftliches Lehrbuch vor sich. Es geht um die Geschichte unseres Nervensystems und

Körpers, erzählt anhand von realen und nachvollziehbaren Beispielen, von denen wir hoffen, daß sie auf eine ebenso simple wie verständliche und mitteilbare Weise alles zum Leben erwecken.

Nach diesen vorsorglichen Warnungen werden wir Ihnen ein wenig fachsprachlicher Sinn und Zweck der Polyvagal-Theorie erklären:

Die Polyvagal-Theorie ist ein neues Modell, das erklärt, wie unser Nervensystem und unser ganzer Körper darauf reagiert, daß wir die Welt als sicher oder bedrohlich empfinden und daß sich diese Empfindungen verändern können.

Was ist damit gemeint?

Nehmen wir einmal an, wir fühlen uns ruhig und empfinden einen glückseligen Zustand der Entspannung. Alle unsere inneren Systeme arbeiten dann so, daß unsere Gesundheit, Entwicklung und Regeneration gefördert werden. Wir haben Todesangst? Unsere inneren Organe wechseln in einen anderen Gang, um voll und ganz auf das Ziel temporären Überlebens fokussieren zu können.

Im Zentrum der Polyvagal-Theorie steht die Vorstellung, daß Veränderungen der körperlichen Aktivität mit weitreichenden und manchmal sehr überraschenden Folgen für unsere Gesundheit, unseren psychischen Zustand, die Reaktionen anderer auf unsere Gegenwart und darauf, wie wir die Welt sensorisch erleben, verbunden sind.

Die Polyvagal-Theorie bietet uns auch eine Möglichkeit, uns der Welt zu nähern, die uns in die Lage versetzt, auf einer sehr tiefen, empathischen und befriedigenden Ebene die menschliche Natur zu verstehen. Sie erklärt, wie sich unsere ständig von Unsicherheit geplagte, traumatische und angsterfüllte Welt auf die Gesundheit auswirkt – und wie wir unseren Körper und unser Gehirn vor einer Welt schützen können, die es sich vor allem zum Ziel gesetzt hat, uns zu verängstigen und zu verletzen.

Betrachten wir die Welt aus der Sicht der Polyvagal-Theorie, können wir Verhaltensweisen verstehen, die wir sowohl bei uns selbst als auch bei anderen verabscheuen, und unter die Oberfläche scheinbar irrationaler oder aggressiver Verhaltensweisen schauen und sie als natürliche Reaktion auf die Welt, in der wir alle leben, begreifen. Eine von unaufhörlichen Bedrohungen, Befürchtungen und Ängsten erfüllte Welt, die alle zusammen unsere Überlebensinstinkte wecken, die im Laufe einer Entwicklung über Jahrtausende unserem Körper eingeprägt wurden.

Die Polyvagal-Theorie erschließt uns auch die Möglichkeit, die Momente zu verstehen, in denen sich unser Körper von Instinkten getrieben fühlt oder sich auf eine Art verhält, von der sich unser Gehirn wünschen würde, er täte es nicht.

Was die vielen Menschen, die unter Traumata oder chronischen Ängsten leiden, erleben, geht oft mit einem Gefühl der Verwirrung und des Zweifels einher. Was mit ihnen und ihrem Körper tatsächlich geschieht, wird wie ein Mysterium behandelt.

Die Polyvagal-Theorie kann dieses Mysterium entschlüsseln.

* * *

Wir leben in einer Welt, die uns leicht verängstigen kann.

Politiker und Fernsehmoderatoren schüren Empörung und Furcht. Digitale Algorithmen, die Besuche im Cyberspace wie Einblicke in Endzeitszenarien erscheinen lassen. Stundenlanges Festsitzen in einem Stau und Nachdenken über Abgabetermine. Arbeitgeber, die uns ständig bewerten und beurteilen. Alles mit dem Überleben einer globalen Pandemie Zusammenhängende.

Wir sind ständig zufällig oder (leider) auch absichtlich einem Sperrfeuer von Signalen und Zeichen ausgesetzt, die Körper und Gehirn über die Nervenbahnen befördern, die ursprünglich einmal für seltene lebengefährdende Ereignisse reserviert waren.

> *Wir waren entwicklungsgeschichtlich darauf vorbereitet, von Zeit zu Zeit einen Zustand der Furcht oder Angst zu erleben, aber mittlerweile befinden sich viele von uns ständig in diesem Zustand.*

Leider leben heute viele Menschen permanent in Furcht, chronischer Angst und einem Zustand der Traumatisierung, der nicht nur unangenehm ist, sondern schwerwiegende Folgen für ihre Gesundheit und ihr Wohlbefinden hat. Das Trauma ist für viele (und vielleicht sogar die meisten) Menschen zu einem festen Bestandteil des Lebens geworden – selbst wenn ihnen das nicht klar ist. Zwar glauben einige, nur für Kriegsveteranen und Opfer von Gewalttaten seien Traumata von Belang, doch das hat nichts mit der Realität zu tun.

Wir können unsere Körpersysteme und Organe mit Maschinen vergleichen, die stark überbeansprucht werden und irgendwann nicht mehr funktionsfähig sind. Passiert dies immer wieder, werden wir verängstigt und sind irgendwann ausgebrannt. Unsere Gesundheit leidet darunter, und wir fallen praktisch jeder körperlichen und psychischen Krankheit leichter zum Opfer.

Sich permanent in einem Zustand der Angst zu befinden bedeutet, in einem Körper zu leben, der sich von Gesundheit, Entwicklung, Regeneration, Glück und Geselligkeit abgewandt hat. Das Leben ist dann kürzer und härter. Der Zustand schindet uns langsam, aber sicher zu Tode, frißt Körper und Geist, schädigt die Organe, ein Beruhigungsmittel, das betäubend oder dissoziativ wirkt und es uns unmöglich macht, das Leben zu genießen.

Der Zustand verändert auch, wie wir die Welt erleben – und in der Regel nicht zum Positiven. Wenn wir uns gefährdet fühlen, verändert sich die Funktion unserer Sinnesorgane. Wir schmecken, sehen, riechen und hören dann anders. Dinge, die uns einmal Freude bereitet haben, verlieren ihren Glanz. Unsere Fähigkeit, zu leben, zu lernen und kritisch zu denken, weicht unseren unmittelbaren Überlebensbedürfnissen. Man kann uns dann leicht manipulieren, und wir laufen Gefahr, den Wünschen unserer feigsten und zynischsten Zeitgenossen nachzukommen.

Wenn wir uns nie sicher fühlen, ist alles *schlimmer,* als es sein könnte. Unsere körperliche und psychische Gesundheit leidet, und wir leben ständig wie in einem Nebel.

Aber dieses Horrorszenario hat eine positive Kehrseite!

Ebenso wie das ständige Gefühl, in Gefahr zu sein, unseren Körper verändert, findet auch dann, wenn wir uns sicher fühlen, eine Art magischer Prozeß statt.

Körper und Gehirn sind dann funktionsfähiger. Organe und anatomische Systeme wechseln in einen physiologischen Zustand der Gesundung, in dem wir uns besser und schneller von fast jeder körperlichen oder psychischen Krankheit erholen können. Wir sind dann in der Lage, zu leben, zu lachen und zu lieben. Wir werden kreativer, neugieriger, intelligenter, sozialer und amusanter.

Ist unsere schützende Panzerung entfernt, leuchtet der Glanz unseres mitfühlenden, gütigen, kreativen und liebenden Kerns. **Ein Leben in Sicherheit ist ein gutes Leben – und verbessert das Leben der Menschen in unserer Nähe.**

Die Polyvagal-Theorie erklärt die heilende und transformierende Macht des Gefühls der eigenen *Sicherheit* – und die gefährliche und traumatisierende Wirkung des ständigen Gefühls, in Gefahr zu sein. Sie stellt auch die vielen Rätsel des Traumas in einen Sinnzusammenhang und erklärt, wie flüchtige Erlebnisse uns weiterverfolgen und unseren Körper auf eine Weise transformieren, die viele erleben, aber nur wenige verstehen.

Aus diesem neuen Verständnis resultiert eine von Optimismus und Hoffnung geprägte Sicht der Welt.

Ich muß mich wohl bei den alten Philosophen entschuldigen, die jahrhundertelang darüber gestritten haben, ob Menschen von Geburt an gut oder schlecht sind. Die Polyvagal-Theorie beantwortet diese Frage sehr einfach:

> *Wenn wir uns sicher fühlen, können wir großzügig, empathisch, altruistisch und mitfühlend sein und uns weiterentwickeln.*
>
> *Wenn wir uns nicht (oder vielleicht sogar nie) sicher fühlen, übertrumpft unser Selbsterhaltungstrieb alles andere, und die meisten Menschen sind dann nur noch zu egoistischem, verzweifeltem und aggressivem Verhalten in der Lage.*

Diese Sicht weist einen klaren Weg, der von einer geteilten Welt wegführt, in der wir unsere Schwestern und Brüder als andere sehen, hin zu einer auf Empathie basierenden Welt und der Erkenntnis, daß viele Verhaltensweisen oder Eigenarten, die wir bei anderen nicht mögen oder gar fürchten, nichts anderes sind als natürliche Reaktionen eines verängstigten Menschen (oder einer Gruppe verängstigter Menschen), der verzweifelt alles daransetzt, sich sicher fühlen zu können. Und weil so viele von uns in der gleichen Situation sind, verhalten sich natürlich auch viele auf genau diese Art.

Die Polyvagal-Theorie entmystifiziert nicht nur, wie Traumata uns verändern; sie erschließt uns auch neue Möglichkeiten, die momentan die klinische Praxis revolutionieren und zur Entstehung neuer Behandlungsmethoden führen, die wir alle nutzen können – sowohl unter der Anleitung von Fachleuten als auch zu Hause, indem wir dieses Buch lesen.

Deshalb haben wir uns beim Schreiben dieses Buches zum Ziel gesetzt, es gut lesbar und verständlich zu machen. Dies ist kein wissenschaftliches Lehrbuch, und wir übergehen gelegentlich Details, die zu verstehen einen Doktortitel voraussetzen würde. Falls Sie tiefer in die Materie einsteigen möchten, können Sie sich mit unseren anderen Büchern oder Aufsätzen zum Thema befassen.* Und obwohl der Text des Buches eigentlich in der vorliegenden Reihenfolge gelesen werden sollte, lassen die einzelnen Kapitel eine gewisse Freizügigkeit zu.

Der erste Teil des Buches erläutert, was die Polyvagal-Theorie beinhaltet, und versucht, die wissenschaftlichen Zusammenhänge in leicht verständlichen Happen zu erläutern. Diesen ersten Teil sollten Sie möglichst wirklich in der vorliegenden Reihenfolge lesen, weil die Kapitel darin aufeinander aufbauen.

Der zweite Teil des Buches erläutert verschiedene Anwendungsbereiche der Polyvagal-Theorie und erklärt, wie sich ihre Prinzipien in bestimmten Situationen und unter bestimmten Umständen nutzen lassen, beispielsweise bezogen auf die Pandemie, das berufliche Umfeld, Schulen und Gefängnisse. Wir hoffen zwar, daß Sie auch die Kapitel des zweiten Teils in der vorgegebenen Reihenfolge lesen, Sie können diese Kapitel aber im Einklang mit Ihren Interessen in einer frei gewählten Folge lesen.

Am Ende des Buches finden Sie ein Glossar, das Ihnen weiterhilft, wenn Sie die Bedeutung eines bestimmten Fachbegriffs vergessen haben oder nicht mehr wissen, welche Rolle dieser im Gesamtzusammenhang spielt.** Sie brauchen nach Abschluß der Lektüre keine Prüfung abzulegen, und wenn Sie einige theoretisch besonders anspruchsvolle Passagen übergehen müssen, verstehen wir das.

Und nun beginnt unsere Reise.

---

* Am Ende des Buches finden Sie im Literaturteil unter dem Titel »Weitere Ressourcen« eine Liste solcher Materialien.

** Das Glossar enthält ausführlichere und fachsprachlichere Informationen zu vielen im Buch behandelten Themen.

TEIL I

In uns

1
Das »Automatische« Nervensystem

Um die Polyvagal-Theorie zu verstehen, müssen wir uns zunächst mit dem Autonomen Nervensystem (oder ANS) beschäftigen.

Wenn wir es so simpel wie möglich machen, bedeutet das Wort »auto*nom*« nichts anderes als »auto***matisch***«. Wir könnten das »*Autonome*[*] Nervensystem« also ebenso gut »*Automatisches* Nervensystem« nennen.

Wir können uns das ANS als Autopilot-System unseres Körpers vorstellen, das unserem Herzen zu schlagen ermöglicht, unserer Lunge zu atmen und unseren Pupillen, sich zu weiten, ohne daß wir auch nur einen Augenblick darüber nachzudenken brauchen. Es handelt sich um das Kontrollzentrum für alle Körperfunktionen, die unabhängig von unserem Bewußtsein ihre Aufgaben erfüllen.

Das ist sehr wichtig! Würde das ANS nicht die Dinge in die Hand nehmen, müßten wir über jede kleine Aktivität, die unser Körper in die Wege leitet, nachdenken – sogar über die Aktivität unserer Schweißdrüsen. Und selbst wenn das auf irgendeine Weise möglich wäre, wäre es extrem erschöpfend und damit praktisch unmöglich. Ich möchte deshalb all jene unter uns, die Schwierigkeiten haben, zu gehen und gleichzeitig einen Kaugummi zu kauen, fragen: Können Sie sich vorstellen, zu jedem beliebigen Zeitpunkt Dutzende eigenständige Organe gleichzeitig steuern zu müssen? Wir könnten uns dann nicht zum Schlafen hinlegen, ohne daß unser Herz und unsere Lunge zum Stillstand kämen. Und je weniger wir darüber nachzudenken brauchen, wie wir das schmutzige Geschäft der Verdauung unter Kontrolle behalten können, um so besser für uns.

---

[*] Das sehr ähnliche Wort »Automaton« bezeichnet selbständig agierende Maschinen wie Roboter, denen das gleiche Konzept zugrunde liegt.

Wir sehen uns gern als Wesen, die im Besitz der Kontrolle über ihre Fähigkeiten sind, doch tatsächlich steuert unser ANS-Autopilot die meisten unserer Körperfunktionen.

Lassen Sie uns auf den ziemlich abgedroschenen Vergleich mit dem Eisberg zurückgreifen: Das bißchen Eisberg, das über Wasser sichtbar ist? Das ist alles, was in unserem Körper vom bewußten Denken geregelt wird. Wir können unsere Zunge bewegen, um ein bestimmtes Wort auszusprechen, an das wir denken, oder unsere Beine bewegen, um zu rennen oder zu tanzen. Doch unterhalb dieser vom Bewußtsein gesteuerten Funktionen befindet sich ein riesiges komplexes Netzwerk miteinander verflochtener Körpersysteme, die dafür sorgen, daß wir am Leben bleiben und möglichst gesund und glücklich sind, ohne daß wir eingreifen oder diesen Vorgängen auch nur Aufmerksamkeit zu schenken bräuchten.

Und das ist gut so! Aufmerksamkeit ist eine kostbare Ressource. Müßten wir uns ständig bewußt mit allen Aktivitäten unseres Körpers beschäftigen, könnten wir es nicht genießen, uns einen Film anzuschauen, ein Gespräch zu führen, einen Baseball-Schläger zu schwingen, etwas Leckeres zu essen, unsere Gedanken aufzuschreiben oder uns um unsere Lieben zu kümmern.

Indem unser ANS unserem Bewußtsein diese Last abnimmt, ermöglicht es uns überhaupt erst, zu *leben*.

Für die meisten Menschen gibt es nur eine wichtige Körperfunktion, die *sowohl* vom ANS *als auch* vom bewußten Denken gesteuert werden kann: die Atmung.

Wir können den Atem in der Lunge halten oder die Atemluft so präzise ausstoßen, wie es notwendig ist, um einer Klarinette Töne zu entlocken. Aber wenn wir das Atmen ignorieren oder völlig vergessen, tut unsere Lunge auch ohne unsere ausdrückliche Einwilligung ihre Arbeit. Wäre es anders, könnten wir nicht einmal eine Nacht lang schlafen.

Die Tatsache, daß die Atmung ein vom ANS gesteuertes Körpersystem ist, das wir *auch* bewußt beeinflussen können, macht dieses System zu etwas Besonderem. Aufgrund dieser Doppelfunktion eignet sich die Atmung ideal, um die Kluft zwischen Gehirn und Körper zu überbrücken, und sie bietet in Situationen einen Ausweg, in denen unser Körper sich auf eine Weise verhält, von der sich unser Gehirn wünscht, er täte es nicht.

Therapeuten und Yogis verbringen viel Zeit damit, sich mit der heilenden und regenerierenden Kraft kontrollierten Atmens zu beschäftigen. Und obwohl die Macht der Atmung in der Sprache der New-Age-Bewegungen oder anderer religiöser Gruppen beschworen wird, die bei Menschen, die auf ihren gesunden Menschenverstand setzen, Skepsis hervorruft, läßt sich die reale Wirkung von Atemtechniken sehr wohl auf grundlegende anatomische Tatsachen und die Aktivität des ANS zurückführen. Lesen Sie weiter, dann wird Ihnen bald klar werden, was es damit auf sich hat.

Die Linse, durch die wir die Welt erleben

Das ANS ist kein monolithisches System und verhält sich nicht immer gleich.

Tatsächlich ist unser ANS ständig unsichtbar mit Planen und Wirtschaften beschäftigt. Unser Körper erfüllt eine riesige Anzahl von Funktionen, verfügt aber nur über begrenzte Ressourcen, was Aufmerksamkeit und Energie betrifft.

Die Notwendigkeit, Ressourcen zu schonen, ergibt sich aus Erfordernissen des Stoffwechsels. Es ist für uns heute fast zu leicht, uns Nahrung zu beschaffen. Doch während des größten Teils ihrer Entwicklung und Existenz mußte unsere Spezies mit Nahrungsmangel (und somit auch Energiemangel) fertig werden – und sich entsprechend anpassen. Zur Sicherung des Überlebens mußte unser Körper zu bestimmten Zeiten Aufmerksamkeit und Ressourcen auf bestimmte Körpersysteme und Körperfunktionen fokussieren. Wir haben nur eine begrenzte Menge Treibstoff zur Verfügung, und unser Körper muß diesen Vorrat klug nutzen.

Vor einem Säbelzahltiger davonlaufen? Unser ANS will sicherstellen, daß uns genügend Blut und Adrenalin zur Verfügung steht, weil wir beides brauchen, um flüchten zu können; und dementsprechend verteilt es Ressourcen und aktiviert Systeme, damit wir dieser plötzlich auftauchenden Gefahr entkommen können.

Wir sitzen am Lagerfeuer und genießen mit vertrauten Freunden eine Mahlzeit? Dann sorgen völlig andere Körpersysteme dafür, daß wir lachen, singen, essen, Kontakt pflegen, anderen ein Gefühl der Sicherheit vermitteln und unseren eigenen Körper heilen können und daß wir uns bei alldem sicher fühlen.

Noch einmal zurück zur »Autopilot«-Metapher: Stellen Sie sich vor, dieses System wird je nach Lage von einem anderen Software-Programm gesteuert –

wobei alle einen speziellen Charakter haben und zur Erfüllung bestimmter Aufgaben entwickelt wurden.

Eines der Programme des Autopiloten verhält sich wütend und aggressiv und ist ständig auf der Hut; ein anderes Programm verhält sich »cool«, ruhig und gefaßt.

Jedes Autopilot-Programm (oder Subsystem des ANS, um uns von der Metapher zu lösen) wird in anderen Situationen aktiviert und erfüllt eine andere Funktion. Und selbst wenn Sie die Namen dieser Programme nicht kennen, spüren Sie an jedem Tag ihre Wirkung.

Das Sympathische Nervensystem (SNS)

Dieses System mobilisiert unseren Körper und unterstützt »Kampf-oder-Flucht«-Verhalten. Es wird aktiviert, wenn unser Körper eine Gefahr wittert oder einen Energieschub benötigt, der ihm ermöglicht, sich für eine Aktivität bereit zu machen.

Doch obgleich das SNS wegen seiner Aufgabe, Kampf-oder-Flucht-Verhalten zu ermöglichen, oft keinen besonders guten Ruf genießt, kann uns seine Fähigkeit, unseren Körper zu mobilisieren, auch positive Aktivitäten wie Körpertraining, Tanzen und Spielen ermöglichen.

Das Parasympathische Nervensystem (PNS)

Dieses System stellt unseren Körper ruhig; das PNS ist unser »System für Ruhe und Entspannung«. Es wird aktiviert, wenn sich unser Körper sicher fühlt, was bewirkt, daß wir ruhig, gefaßt und kommunikativ offen bleiben. Der Vagusnerv ist ein wichtiger Teil des PNS, und er ist entscheidend für die Aktivierung dieses Systems und die Möglichkeit, seine gesundheitsfördernden Wirkungen zu erleben.

Und obwohl das PNS (und seine Fähigkeit, uns zu beruhigen) oft als *immer* gut angesehen wird, werden wir später feststellen, daß die Wahrheit komplizierter ist, denn das PNS umfaßt Nervenbahnen, die uns erstarren lassen können, wenn wir eine Gefahr oder ein Trauma erleben.

Je nachdem, ob das SNS oder das PNS bestimmt, was in unserem Körper geschieht, treten wir in einen anderen **autonomen Zustand** ein.

Bei unserem autonomen Zustand handelt es sich praktisch um eine Reorientierung aller Körperaktivitäten entweder auf das SNS oder auf das PNS.* Somit kann unser ANS und damit unser ganzer Körper in einem bestimmten Augenblick entweder vom SNS oder vom PNS dominiert werden. Im Extremfall können wir dies entweder als Kampf-oder-Flucht-Reaktion oder als Ruhe-und-Entspannungs-Reaktion erleben.

Ein zentraler Lehrsatz der Polyvagal-Theorie lautet, daß unser autonomer Zustand praktisch die Linse ist, durch die wir die Welt wahrnehmen und erleben. Unser autonomer Zustand verändert nicht nur das Verhalten unserer Organe und Körperfunktionen, sondern transformiert auch unser sensorisches Erleben. Dinge sehen anders aus, riechen anders, klingen anders und fühlen sich anders an, je nachdem, ob wir uns in einem sympathisch dominierten Kampf-oder-Flucht-Zustand oder in einem parasympathisch dominierten Ruhe-und-Entspannungs-Zustand befinden.

Das Resultat des Wechsels in einen bestimmten autonomen Zustand (oder in ein Autopilotprogramm für unser ANS) ist, daß praktisch jede Faser unseres Körpers ihre Funktion oder sogar ihre physische Form stark verändert.

Medizinstudenten lernen, daß SNS und PNS verschiedene Körperfunktionen steuern und abgesehen davon ständig mit einer Art Tauziehen beschäftigt sind, das für unsere »autonome Balance« sorgt. Dementsprechend werden einige Körperfunktionen als ausschließlich vom SNS gesteuert gesehen, wohingegen andere ausschließlich der Kontrolle des PNS unterliegen sollen, und beide Systeme kämpfen in unserem Körper ohne Unterlaß um die Vorherrschaft.**

Doch was entscheidet darüber, ob in einem bestimmten Augenblick in unserem Körper das SNS oder das PNS dominiert und welche Körpersysteme dabei jeweils aktiviert oder unterdrückt werden? Wie entscheidet unser Körper, welches Autopilotprogramm er in einer bestimmten Situation benutzen soll?

Die Antwort basiert auf einer simplen Frage: **Wie sicher fühlen wir uns?**

---

* Falls Sie Experte für Neuroanatomie sind, wird Ihnen aufgefallen sein, daß Sie es hier mit einer bewußt vereinfachten Darstellung zu tun haben. Aber damit werden wir uns in Kürze eingehender befassen.

** Dieses traditionelle »SNS versus PNS«-Modell des ANS ist unvollständig und wird durch die Polyvagal-Theorie abgelöst. Doch um zu verstehen, was an der Polyvagal-Theorie neu und interessant ist, müssen wir die traditionelle Sicht des ANS verstehen, auf der die neue Polyvagal-Theorie aufbaut und die sie ersetzt.

Beachten Sie die Formulierung »Wie sicher *fühlen* wir uns« im Gegensatz zu »Wie sicher sind wir momentan tatsächlich?«. Das ist sehr wichtig für alles, womit wir uns im Folgenden beschäftigen werden.

Dem Nervensystem ist es nicht besonders wichtig – und es hat auch keine Möglichkeit, wirklich zutreffend einzuschätzen –, ob wir uns wirklich in einer nennenswerten Gefahr befinden. Es interessiert sich nur dafür, wie sicher wir uns *fühlen*. Und je nach Beantwortung dieser Frage verhält sich jede unserer Körperfunktionen unterschiedlich.

Wir alle verstehen dies auf einer sehr grundlegenden Ebene. Fast jeder von uns hat schon einmal von »Kampf oder Flucht« gehört und davon, daß das Gefühl, in Gefahr zu sein, den Puls hochtreiben und uns dazu bringen kann, davonzulaufen oder zu kämpfen. Aber nur wenigen ist klar, wie stark ein Gefühl der Gefahr oder der Sicherheit sich auf die Funktionsfähigkeit unseres Körpers auswirkt.

Wenn in Augenblicken einer wahrgenommenen Gefahr das SNS aktiviert wird, machen wir uns bereit, zu kämpfen oder zu fliehen.

- Unser Herz schlägt schneller und ermöglicht uns so, zu fliehen oder zu kämpfen.
- Unsere Schmerztoleranz nimmt zu und macht es uns leichter, uns einem Kontrahenten entgegenzustellen.
- Unser Gesicht verliert jeden emotionalen Ausdruck.
- Weil sich unsere Mittelohrmuskeln entspannen, können wir besser extrem niederfrequente Geräusche hören, die mit Gefahr und Raubtieren in Verbindung gebracht werden.

Wenn in Zeiten wahrgenommener Sicherheit das PNS aktiviert wird, werden im Dienste unserer Fähigkeit, uns auszuruhen, zu entspannen, zu gesunden und uns sozialem Austausch zu widmen, andere Systeme aktiviert.

- Unser Herz schlägt langsamer und ermöglicht uns so, uns hinzusetzen oder still dazustehen.
- Der Speichelfluß und das Verdauungssystem werden angeregt, um die Verdauung zu fördern.
- Die Gesichtsmuskeln werden aktiviert, um uns zu ermöglichen, mit Hilfe unseres Gesichts emotionale Nuancen auszudrücken.

- Unsere Prosodie (die Sprachmelodie) und der Blickkontakt sind stärker ausgeprägt.
- Unsere Mittelohrmuskeln verändern ihre Position so, daß sie die Schwingungen menschlicher Stimmen besser wahrnehmen können.

Wir können uns dies wie die Marvel-Figur des Hulk vorstellen, eine ziemlich passende physische Repräsentation des ANS. Je nachdem, wie wütend oder verängstigt sie sich fühlt, kann sie sich als der glückliche Riese Hulk manifestieren – oder als der nachdenkliche und manchmal romantische Bruce Banner.

Wir werden nicht größer und wechseln nicht die Farbe wie der Hulk, aber die Veränderungen, die in unserem Körper vor sich gehen, wenn wir uns in Gefahr wähnen, sind nicht weniger dramatisch. In solchen Zeiten sympathischer (Kampf oder Flucht fördernder) Aktivierung verwandelt sich unser ganzer Körper, um den Erfordernissen des Augenblicks gerecht zu werden.

Wenn wir uns so sicher fühlen, daß das PNS die Regie übernehmen kann, schmilzt der Hulk in uns, und wir wechseln in einen Zustand der Ruhe, Entspannung, Heilung, Entwicklung, Ingestion* und Geselligkeit. Ja, die an der Nahrungsaufnahme und am geselligen Kontakt beteiligten Körperfunktionen sind physiologisch eng miteinander verbunden – wahrscheinlich der Grund dafür, daß Mahlzeiten so stark mit dem Erleben von Verbundenheit, dem Kontakt mit Freunden und erfreulichen Begegnungen assoziiert werden. Physiologisch lassen sich Gespräche und Nahrungsaufnahme gut miteinander verbinden!**

Letztlich dreht sich alles um die Ressourcenverteilung. Unser Körper entscheidet aufgrund der Stärke wahrgenommener Sicherheit, welche Körperfunktionen in einer bestimmten Situation unverzichtbar sind. Allerdings erfordern die für das Überleben einer unmittelbaren Gefahr wichtigen Körperfunktionen, die uns Menschen seit Tausenden von Jahren zu überleben helfen, viel Energie. Das macht es rein metabolisch betrachtet sehr kostspielig, sie zu benutzen – weshalb sie nur für eine kurze und gelegentliche Nutzung vorgesehen sind.

* So bezeichnen Wissenschaftler den Vorgang des Essens.

** Unter anderem deshalb haben Menschen, die Traumata erleben, oft Verdauungsprobleme. Dazu später mehr.

Fühlen wir uns sicher, kehrt unser Körper in einen Zustand zurück, der »Homöostase« genannt wird. Stellen Sie sich vor, Sie liegen an einem schattigen Ort in einer Hängematte, völlig frei von Sorgen. Es gibt keine Raubtiere, die Sie jagen, und es gibt keine Chefs, die Sie ständig drängen, bestimmte Abgabetermine einzuhalten. In diesem Zustand transformiert sich unser Körper und *fühlt* sich schlicht anders *an.*

Die Homöostase ist unser idealer Ausgangszustand, und unser Körper braucht sie, um sich wirklich zu erholen und zu heilen.

Unser Körper *will* zur Homöostase zurückkehren (und in mancherlei Hinsicht muß er das auch). Ein längeres Verharren unter dem Einfluß unserer Gefahrenabwehrsysteme und damit außerhalb des Zustandes der Homöostase kann eine sehr starke negative Wirkung auf unsere Gesundheit und unsere Funktionsfähigkeit haben.

Natürlich leben wir heute in einer Welt, in der zu viele Menschen zu viel Zeit in autonomen Zuständen verbringen, die entstanden sind, weil sie uns helfen, eine akute Gefahr zu überleben – und viel zu wenig Zeit in Zuständen, in denen wir uns sicher fühlen und in den Zustand der Homöostase zurückkehren. Selbst in einer jener seltenen Atempausen braucht oft nicht mehr zu passieren, als daß unser Handy klingelt, um uns aus dem kurzen Ruhezustand zu reißen.

In dieser verrückten, streßgeplagten Welt überspannen wir zu oft den Bogen. Wir sind zu oft der Hulk und zu selten Bruce Banner.

Der Preis, den wir für dieses Mißverhältnis zahlen, ist unsere Gesundheit, unser Glück und unsere geistige Kapazität. Beanspruchen wir die Gefahrenabwehrsysteme unseres Körpers zu häufig und zu lange, werden wir anfällig für fast jede Krankheit*, unsere Organe werden geschädigt, und unsere psychische Gesundheit leidet.

Was ist Angst anderes als ein ständiges Gefühl der Bedrohung und Gefahr, selbst wenn keine Gefahr besteht?

Unser autonomer Zustand verändert auch unser sensorisches Erleben der Welt. Je nachdem, ob wir uns in einem sympathischen oder parasympathischen Zustand befinden, schmecken, riechen, klingen und erscheinen uns Dinge unterschiedlich. Menschen, Orte oder Dinge, die wir einmal geschätzt

* Traumata, das häufige Erleben schädigender Situationen und allgegenwärtiger Streß machen uns anfällig für fast jede Art von Erkrankungen einschließlich viraler Infekte wie COVID-19.

haben, können ihre Attraktivität verlieren oder in einem völlig neuen Licht erscheinen – und das alles nur aufgrund dessen, wie sicher wir uns fühlen.

Waren Sie schon einmal in Situationen, in denen Sie von Streß oder Angst geplagt wurden, nicht in der Lage, Dinge, die Ihnen einmal lieb und wert waren, zu genießen? Das soeben Beschriebene könnte der Grund dafür sein.

Außerdem stellt sich hier eine wichtige Frage: Was geschieht mit unserem Körper, wenn wir uns *nie* sicher fühlen? Die Antwort hat weitreichende Implikationen für das Wesen von Traumata (und ihrer Behandlung), von chronischem Schmerz und anderen Zuständen dieser Art, die auf unseren Körper und unser Leben einwirken.

Was ist ein Trauma letztlich, wenn nicht die Unfähigkeit, sich jemals wirklich sicher zu fühlen – und wie wirkt sich solch ein Zustand auf unseren Körper aus?

Eine intervenierende Variable

Reiz → Reaktion

versus

Reiz → Organismus → Reaktion

Als ich (Stephen) in den 1970ern meine akademische Laufbahn begann, verstand man menschliches Verhalten als Resultat eines »Reiz-Reaktions«-Modells. Im Sinne dieses Modells ist unser Verhalten eine vorhersehbar agierende Maschine, bei der ein Reiz (praktisch alles, was ein Mensch in der Welt erlebt) eine bestimmte Verhaltensreaktion hervorruft.

Ich sah die Dinge schon damals anders und war der Auffassung, daß menschliches Verhalten einem »Reiz-Organismus-Reaktion«-Modell (R-O-R) entspricht. In diesem Fall ist der Organismus selbst (also Sie oder ich oder jeder beliebige andere Mensch) eine Schlüsselvariable, die sich in der Mitte dieser Maschine befindet und unsere Reaktion auf die Welt um uns beeinflußt.

Einem R-O-R-Modell zufolge unterscheiden sich alle Menschen voneinander – und wir sind auch als Individuen zu verschiedenen Zeiten unterschiedlich – und diese individuellen Unterschiede (im Grunde das, was uns als Individuen ausmacht) können beeinflussen, wie wir auf bestimmte Reize oder Szenarien reagieren. Insofern kann ein Erlebnis für die eine Person angenehm und für eine andere beängstigend sein. Und je nachdem, wie wir uns fühlen oder in welchem autonomen Zustand wir uns befinden, kann uns ein und dieselbe Sache unter bestimmten Umständen Freude machen und unter anderen Umständen traurig stimmen.

Falls Sie jemals das Gefühl hatten, Ihre Stimmung habe Einfluß auf Ihre Reaktionsweise, müßte Ihnen dies bekannt vorkommen. Doch was uns heute als offensichtlich erscheint, war es vor fünfzig Jahren, als ich mit meiner Arbeit als Wissenschaftler begann, noch nicht.

Ich war allerdings auch nicht der Erste, der ein R-O-R-Modell propagierte; das Konzept geht auf frühe psychologische Theorien zurück.* Neu an meiner Auffassung war, daß unser physiologischer oder autonomer Zustand – also wie wir uns in einem bestimmten Augenblick *fühlen* und ob wir uns in einem sympathischen Zustand der Reaktion auf Gefahr oder einem parasympathischen Zustand der Reaktion auf Sicherheit befinden – unseren Umgang mit unserer Umgebung verändern kann.

Unser physiologischer Zustand und *wie wir uns fühlen* sind intervenierende Variablen, die unser Erleben der Welt betreffen, und sie können fast alles verändern, was mit dem Erleben des Lebendigseins zusammenhängt.

Falls Sie schon einmal das Gefühl hatten, daß Ihre Emotionen Sie überwältigen, müßte Ihnen diese Sichtweise völlig einleuchten. Das gleiche gilt zweifellos für zahlreiche Konzepte, die frühere Generationen nicht zu begreifen vermochten.

Von zentraler Bedeutung für das hier vorgestellte Modell ist die Idee, daß unsere bewußte Absicht (das, was wir denken) und unser körper-

* z. B. Woodworth 1929.

licher Zustand (das, was wir fühlen) oft zueinander in Widerspruch stehen. Unser höheres Denken mag auf eine bestimmte Weise auf etwas reagieren *wollen*, während unser Körper uns in eine andere Richtung drängt.

Aus meiner Sicht ist das logisch. Wenn wir wütend oder hungrig oder beides sind (und wer von uns war nicht schon einmal beides gleichzeitig), reagieren wir anders auf Dinge, als wenn wir ruhig, gefaßt und gesättigt sind.

Die Polyvagal-Theorie bietet für diesen Prozeß eine neurophysiologische Erklärung an.

Bevor wir uns nun anderen Dingen zuwenden, möchte ich darauf hinweisen, daß unser autonomer Zustand keineswegs unser Schicksal ist. Weil wir verärgert oder entspannt sind, müssen wir nicht *zwangsläufig* auf eine bestimmte Art reagieren. Vielmehr wirken sich Veränderungen unseres Zustandes lediglich auf die *Wahrscheinlichkeit* dessen aus, daß sich bestimmte Verhaltensweisen oder Gefühle einstellen.

Vielleicht könnte man es so konkretisieren: Wenn Sie wütend oder gereizt sind, werden Sie nicht mit Sicherheit jemanden anbrüllen. Natürlich ist die Wahrscheinlichkeit, daß Sie das tun werden, dann größer, als wenn Sie sich ruhig und entspannt fühlen.

Der Erstarrungseffekt

Es wurde bereits erwähnt, daß der Gegensatz zwischen Sympathischem und Parasympathischem Nervensystem der *traditionellen* Sicht des ANS entspricht. Ihr zufolge findet in unserem Körper ständig ein Tauziehen zwischen dem »ruhigen« und dem »aktivierten« Zustand statt.

Der Polyvagal-Theorie zufolge ist dieses Modell unvollständig und in verschiedener Hinsicht unzutreffend.

Das traditionelle Modell des ANS, nach dem das SNS die Kampf-oder-Flucht-Reaktion unterstützt und das PNS Ruhe und Gesundheit fördert, hat zumindest einen wichtigen Makel: Es erweckt den Eindruck, die *einzige* Art, auf die unser Körper auf Bedrohungen reagiert, bestehe darin, Energie für

Flucht oder Kampf zu mobilisieren. Natürlich kämpfen oder fliehen wir oft, wenn wir bedroht werden oder in Gefahr sind, aber das ist *nicht immer* so.

Die Wahrheit ist: Wenn wir uns einer großen Gefahr ausgesetzt sehen – wenn es nicht um eine Kleinigkeit geht, sondern um eine Situation, in der wir das Gefühl haben, sie vielleicht nicht zu überleben –, fliehen oder kämpfen wir häufig nicht, sondern unser Körper erstarrt, dissoziiert oder zieht sich so stark in sich zurück, daß wir manchmal sogar das Bewußtsein verlieren.

Das traditionelle ANS-Modell, das von der Polyvagal-Theorie abgelöst wird, berücksichtigt diese natürlichen und gar nicht selten vorkommenden Erstarrungsreaktionen nicht.

Das ist wichtig! Wenn Menschen traumatische Situationen durchleben, die zu einer »Erstarrungs«- oder »Shutdown«-Reaktion führen, halten sie selbst und die Menschen in ihrem Umfeld das Erlebte oft für nicht glaubwürdig, und ihren Reaktionen mangelt es deshalb an Mitgefühl, Empathie oder Verständnis.

Weil wir anzunehmen gelernt haben, daß Menschen, die bedroht werden, natürlich fliehen oder kämpfen (oder weil wir uns vorstellen, wir selbst würden uns in einer entsprechenden Situation so verhalten), verwirrt es uns zu hören, daß jemand in solch einer Situation auch erstarren, dissoziieren oder völlig abschalten kann.

In unserer Vorstellung sind wir alle Cowboys und Action-Helden. Und wir halten es für selbstverständlich, daß wir angesichts einer solchen Situation etwas sagen wie: »Nun, ich wäre davongelaufen« oder: »Ich hätte gekämpft.«

Nur ist es dem ANS gleichgültig, was Sie glauben, Sie hätten es getan. Unsere Reaktion auf eine Bedrohung ist eine autonome – also eine *automatische* –, und diese Art zu reagieren ist weitgehend unabhängig von unserem bewußten Denken und Entscheiden.

Unser Bewußtsein orientiert sich an einem bestimmten Narrativ darüber, wer wir sind und wie wir uns in einer Situation verhalten, doch unser vom Bewußtsein unabhängiges Nervensystem ignoriert die bewußte Sicht der Dinge einfach. Beim Auftauchen einer Bedrohung zu erstarren ist kein Zeichen von Schwäche oder Selbstzufriedenheit, sondern eine natürliche und sehr verbreitete körperliche Reaktion, auf die wir keinerlei Einfluß haben.

Leider ist das nur sehr wenigen Menschen klar.

Weil wir von der Annahme ausgehen, die unvermeidliche Reaktion auf eine Bedrohung bestehe darin, entweder zu fliehen oder zu kämpfen, wird

Opfern von Gewalttaten, die sich nicht durch Kampf oder Flucht zur Wehr setzen, von Richtern, Geschworenen, der Gesetzgebung, Freunden und Bekannten sowie der Presse häufig entgegengehalten, sie seien nicht glaubwürdig, weil sie davon überzeugt sind, daß Menschen solchen Angriffen zwangsläufig mit Kampf oder Flucht begegnen müßten. Denn würden nicht wir alle so reagieren?

Diese Sicht peinigt die Opfer zusätzlich zu dem, was sie ohnehin schon erlitten haben, und sie stellen in Anbetracht dessen oft selbst in Frage, was sie erlebt haben:

> *»Vielleicht wurde ich ja gar nicht angegriffen? Vielleicht wollte ein Teil von mir genau das? Warum sonst habe ich mich nicht gewehrt?«*

Dies kann zu einer Verstärkung des Traumas führen und so den schlimmsten Tag ihres Lebens noch weiter verschlimmern. Wenn Opfer nicht genug Unterstützung erhalten oder an ihren Erlebnissen zweifeln, kann das zu einer Depression, einer riskanten Selbstmedikation oder sogar zum Suizid führen.

Wir werden später ausführlicher auf die Erstarrungsreaktion eingehen und ihre Erscheinungsformen differenzieren, denn es gibt deutliche Unterschiede zwischen Erstarren, Dissoziieren und einer Ohnmacht. Im momentanen Zusammenhang ist am wichtigsten, daß es für die Polyvagal-Theorie von zentraler Bedeutung ist, die traditionelle Sicht des ANS und seiner Reaktionsweise auf das Geschehen zu hinterfragen.

Es geht nicht nur um das Sympathische und das Parasympathische Nervensystem (also um »Kampf oder Flucht« des SNS im Gegensatz zu »Ruhe und Entspannung« des PNS), sondern es gibt auch andere Möglichkeiten, auf Bedrohungen und Gefahren zu reagieren – darunter ein natürlicher und häufig vorkommender dissoziativer Zustand des Erstarrens und Abschaltens *(shutdown)* sowie die Möglichkeit, daß ein Opfer einem Täter gegenüber Unterwerfungs- oder Beschwichtigungsverhalten entwickelt. Wenn uns dies klar ist, verändert sich die Art, wie wir Traumata verstehen, wie wir über sie reden und wie wir sie behandeln.

Falls Leser dieses Buches nur eine einzige Erkenntnis aus der Lektüre mitnehmen, sollte es diese sein: **Zu erstarren, abzuschalten oder ohnmächtig zu werden ist eine natürliche (und oft unvermeidbare) Reaktion auf das Erleben starken Drucks.**

Wir entscheiden uns nicht immer für Kampf oder Flucht, und die bloße Tatsache, daß jemand nicht gekämpft hat, kann nicht als Beweis dafür gelten, daß der Betreffende kein Opfer ist. Im Gegenteil beinhaltet eine Abschaltreaktion in der Regel, daß ein Erlebnis *besonders* furchterregend, traumatisch und möglicherweise sogar lebensbedrohlich war – oder daß es von dem Bewußtsein nicht zugänglichen Bereichen unseres Nervensystems zumindest so gedeutet wurde.

Wir hoffen, daß schon das Verständnis dieses eigentlich recht plausiblen Zusammenhangs zu einer echten Veränderung führt.

Versuchen Sie einmal, sich eine Welt vorzustellen, in der jeder Geschworene in einer Jury bei Gericht weiß, daß jemand Opfer einer Gewalttat sein kann, obwohl es keinerlei Anzeichen dafür gibt, daß ein Kampf mit dem Täter stattgefunden hat. Das persönliche Trauma, das durch das Überleben einer Gefahr oder Tragödie entsteht, wird vervielfacht, wenn Opfer von Gewalttaten das Gefühl haben, niemand schenke ihnen Glauben oder habe ihnen gegenüber Mitgefühl – oder wenn die Opfer sich selbst weder glauben noch mitfühlend begegnen, weil sie selbst an dem, was sie erlebt haben, zweifeln.

Daß Sie sich einmal vorgestellt haben, Sie hätten sich unter bestimmten Umständen ganz sicher in einen Action-Helden verwandelt, bedeutet nichts. Unser Nervensystem hat das Sagen, und solange Sie noch keine Situation erlebt haben, in der Ihr Körper die Kontrolle übernommen hat, haben Sie nicht die geringste Ahnung. Viele Menschen müssen eine persönliche Notlage erleben, um echte Empathie entwickeln zu können.

Und falls Sie beim Lesen dieses Textes verständnisvoll nicken, weil Sie Ihre eigenen traumatischen Erlebnisse wiederzuerkennen glauben, ist jetzt für Sie ein guter Zeitpunkt gekommen, ein wenig innezuhalten und über die Tatsache zu reflektieren, daß Ihr Bewußtsein nichts damit zu tun hatte, wenn Ihr Körper abgeschaltet oder nicht gekämpft hat. Das war ihm einfach nicht möglich, weil er auf den Beifahrersitz verbannt war und von dort aus nicht ins Geschehen hätte eingreifen können. Und falls Sie wegen Ihres Verhaltens in jener Situation Scham oder Verwirrung empfinden, sollten Sie sich klar machen, daß Ihr Nervensystem ungeachtet Ihres Wunsches, ein Held zu sein, offensichtlich etwas anderes im Sinn hatte.

Wenn Sie angesichts einer Gefahr in einen Shutdown-Zustand verfallen sind, haben Sie einen völlig natürlichen und sehr häufig in Aktion tretenden

Überlebensreflex erlebt, den außer Ihnen Millionen und Abermillionen anderer Menschen kennengelernt haben.

Wie Sie sich verhalten haben, war nicht Ihre Entscheidung und ist nicht Ihre Schuld. Und Sie sind damit nicht allein.

Wir müssen zur Kenntnis nehmen, daß viele Menschen aufgrund ihrer Sozialisation glauben, Untätigkeit oder Schweigen könnten im Falle eines sexuellen Übergriffs als Einwilligung verstanden werden – und daß Menschen sich schon äußern werden und sich bemerkbar machen, wenn sie sich in einer für sie unangenehmen Situation befinden. Wir können nur hoffen, daß zumindest einige, wenn sie verstehen, wie der menschliche Körper agiert, vermeiden werden, andere unabsichtlich zu traumatisieren, indem sie deren Signale mißverstehen.

2
Neurozeption
Das Kontrollsystem unseres Körpers

Im vorigen Kapitel haben wir uns damit beschäftigt, daß der für unseren autonomen Zustand (und somit auch für die Perspektive, aus der wir die Welt erleben) wichtigste Faktor unser Gefühl der Sicherheit in einem bestimmten Moment ist. Aber wie beurteilt unser Nervensystem, wie es um unsere Sicherheit steht?

Um dies besser zu verstehen, werden wir uns nun einem Prozeß zuwenden, den ich (Stephen) »Neurozeption« genannt habe. In diesem Begriff steht »Neuro« für das Gehirn oder das Nervensystem, und »zeption« bezeichnet »Wahrnehmung« oder »Erkennen«.*

Wir werden uns diesem Vorgang nun Stück für Stück annähern.

Wenn wir einer potentiellen Bedrohung begegnen, bleibt uns manchmal nicht die Zeit, das Szenario bewußt zu durchdenken und einen Plan zu entwickeln, oder wir sind dazu nicht in der Lage. Unser Handeln basiert in solchen Fällen oft auf einem Bauchgefühl.

Wir werden nun versuchen, uns in die Situation unserer prähistorischen Vorfahren zu versetzen, die in alten Zeiten eine Prärie durchstreifen. Sehen wir in solch einer Situation in der Ferne eine merkwürdige Person oder ein Tier, fragen wir uns vermutlich, ob die fremde Gestalt ein Freund oder ein Feind ist oder …

Huch! Zu spät! Sind Sie mit Ihrem Nachdenken endlich zu einem fundierten Ergebnis gekommen, stecken möglicherweise schon der Speer oder die Zähne in Ihrem Nacken.

---

* Als ich nach einem Namen für das Gemeinte suchte, hatte ich zunächst den Impuls, einfach das Wort »Perzeption« (»Wahrnehmung«) zu benutzen. Doch dieser Begriff setzt ein gewisses Maß an bewußtem Gewahrsein voraus. Aber Neurozeption ist ein unbewußter Prozeß, der in unserem Gehirn und unserem Nervensystem vonstatten geht. Deshalb die Notwendigkeit, nach einem neuen Wort zu suchen, und die Entscheidung für die Vorsilbe »Neuro«.

Bei der Einschätzung potentieller Gefahren drängt die Zeit, und unser Körper muß möglichst präzise und schnell herausfinden, wie sicher oder gefährlich die aktuelle Situation ist.

Wir können die Neurozeption wie eine Art unsichtbarer Sinnesfähigkeit oder wie ein Radarsystem verstehen, das die Welt ständig nach äußeren Anzeichen und Signalen für die Sicherheit in einem bestimmten Moment absucht.

Man könnte sich dies auch wie einen in unser Nervensystem eingebauten Computer-Algorithmus vorstellen, der unsere Sinneseindrücke und unsere früheren Erlebnisse nutzt, um herauszufinden, in welcher Art von Situation wir uns befinden: in *Sicherheit* oder in *Gefahr*.

Auf Schmerz reagieren wir, bevor wir seine Ursache erkannt haben oder uns auch nur der auslösenden Verletzung bewußt geworden sind. Wenn wir beim Kochen versehentlich eine heiße Pfanne berühren, ziehen wir instinktiv die Hände zurück. Darin kommt das unbewußte Wirken der Neurozeption zum Ausdruck.

Anblicke, Gerüche, Geräusche, Farben, Geschmäcke. Unsere Sinne beeinflussen unsere bewußte Existenz, befördern aber auch Informationen in die unbewußten und automatisch agierenden Nischen unseres ANS, ohne daß wir dies jemals vollständig wahrnehmen.

Das folgende Beispiel soll veranschaulichen, wie unsere Sinne im Verborgenen unser ANS beeinflussen: Direkt neben den Stäbchen und Zapfen der Netzhaut, die unseren Augen ermöglichen, die Welt in leuchtenden Farben lebendig werden zu lassen, befinden sich lichtempfindliche Zellen*, die nichts mit der Sehkraft zu tun haben. Sie registrieren nur das jeweils verfügbare Licht, um das Niveau unserer Wachheit tagsüber anheben und nachts senken zu können.

Andere Sinnesorgane funktionieren ähnlich, insofern auch sie eine dem Bewußtsein zugängliche Komponente *(»Ich höre, daß jemand mit mir redet«)* und eine unbewußte *(»Wenn ich diese Geräusche höre, fühle ich mich unwohl«)* umfassen.

Unsere Augen und Ohren, unsere Nase und unsere Haut nehmen die Welt, die uns umgibt, ständig auf und extrahieren aus dem, was sie aufnehmen,

---

* Diese Zellen werden intrinsisch fotosensitive *retinale Ganglienzellen* (IpRGCs) genannt, und sie wurden erst im Jahre 2002 eindeutig identifiziert.

Informationen, mit deren Hilfe wir augenblicklich und (hoffentlich) zutreffend feststellen können, in wie großer Gefahr wir uns in einem bestimmten Moment befinden. Die Neurozeption ähnelt dem Spider-Sinn von Spider-Man, der seine Umgebung ständig nach subtilen Anzeichen für Gefahr absucht, die unserer bewußten Wahrnehmung entgehen können.

Wenn Sie etwas oder jemanden als *unangenehm* empfinden, ist das kein Produkt Ihrer Phantasie, sondern Ihrer Neurozeption zuzuschreiben.

Je nachdem, wie die Antwort auf die Frage nach der Sicherheit *(»Für wie sicher hält meine Neurozeption die Situation, in der ich mich befinde?«)* ausfällt, verändert sich unser autonomer Zustand so, daß wir mit der aktuellen Situation bestmöglich umgehen können. Gleichzeitig verändert unser gesamter Körper seine Orientierung und seine Funktionsweise dahingehend, daß entweder ein Gefühl des Friedens, der Entspannung und Soziabilität oder der Furcht, Abwehr und Aggression gefördert wird.

Dieser Prozeß spielt sich unmittelbar und außerhalb der Kontrollmöglichkeiten des Bewußtseins ab. Wir denken nicht: »Jetzt sollte ich besser kämpfen oder fliehen!« Das passiert einfach, und zwar sehr schnell.

Manchmal fühlt sich die Neurozeption ein wenig wie ein Zaubertrick an. Subtile Geräusche, Anblicke und soziale Signale lassen unser Nervensystem dann zwischen verschiedenen autonomen Zuständen pendeln, wobei unser Körper hinsichtlich seiner Beschaffenheit und Funktion verändert wird. Wir befassen uns später eingehender mit dieser Thematik, weil sie enorme Implikationen für die Gestaltung von Umgebungen und Gebäuden hat, damit diese sich förderlich auf Lernen (wie Schulen), Entspannung (in Wellness-Einrichtungen) und Rehabilitationsmaßnahmen (wie Gefängnisse und Drogenentzugskliniken) auswirken.

Aufgrund der Neurozeption kann unsere physische Umgebung unsere Gesundheit, unser Wohlbefinden und unsere Produktivität stark verändern.

Was viele Menschen als rein ästhetische Präferenzen abtun, wenn es um Dinge wie Beleuchtung und Akustik geht, kann sehr starke Auswirkungen auf unser Nervensystem und die Funktionsweise unseres Körpers haben. Wenn wir uns an einem bestimmten Ort besonders ruhig oder produktiv fühlen und an einem anderen Ort aufgebracht und unbehaglich, zeigt das die Aktivität unserer Neurozeption an.

Die Neurozeption ist auch der Grund dafür, daß einige Menschen gern Kerzen anzünden, die Beleuchtung dimmen, sich beruhigende Musik anhören oder gern am Meer sitzen. Unsere Umgebung verändert, wie wir uns fühlen und wie unser Körper agiert.

Die Neurozeption wirkt selbstverstärkend. Je nach unserem autonomen Zustand verändern unser Nervensystem und unser ganzer Körper ihre Orientierung, um besser Signale auffangen zu können, welche die Sicht, daß wir uns in Sicherheit oder Gefahr befinden, verstärken.

Wittern wir eine Gefahr, wird unser Körper angeregt, weitere Gefahrensignale zu erkennen. Und fühlen wir uns in Sicherheit, vermag unser Körper weitere Anzeichen für Sicherheit besser zu entdecken. Deshalb empfindet ein verängstigter Mensch die Welt generell als verängstigend. Und wenn sich jemand ohnehin sicher fühlt, empfindet der Betreffende auch die Welt generell als sicher.

Dieser *Priming* genannte Prozeß spielt sich nicht nur in unserem Kopf ab, sondern es handelt sich um eine reale physiologische und sensorische Veränderung aufgrund von realen Veränderungen unserer Anatomie, zu denen es kommt, wenn unser ANS in einen anderen autonomen Zustand versetzt wird.

Wir werden keine Riesen und wechseln nicht wie der Hulk die Körperfarbe, wenn wir verängstigt oder wütend sind; aber praktisch jeder Teil unseres Körpers verändert sich, um der Bedrohung, die wir wahrnehmen, entgegenzutreten.

Hier noch ein weiteres Beispiel für körperliche Veränderungen, auf das wir in diesem Buch noch häufiger zurückkommen werden:

Im Mittelohr befinden sich winzige Muskeln, die von außen eintreffende Geräusche filtern und Wellen im mittleren Frequenzbereich identifizieren, die für die menschliche Stimme von Bedeutung sind. Falls es Ihnen jemals gelungen ist, mit jemandem in einem lauten Konzert oder einer überfüllten Bar ein Gespräch zu führen, können Sie sich bei diesen winzigen Muskeln dafür bedanken. Der Klang menschlicher Sprache ist für unser Gehirn besonders wichtig und fesselt augenblicklich unsere Aufmerksamkeit.

Daß unsere Mittelohrmuskeln in einer lauten Umgebung Sprachlaute herausfiltern können, haben wir bestimmten unmittelbar aus dem Hirnstamm austretenden Nerven zu verdanken. Je nachdem, wie sicher wir uns fühlen, ermöglichen diese Nerven das Ausfiltern oder schalten es ab.

Befinden wir uns in einem parasympathischen Zustand der Ruhe und Entspannung, werden die winzigen Mittelohrmuskeln dazu veranlaßt, Sprachlaute aufzunehmen. Unser Nervensystem hält die Situation dann für so sicher, daß es uns sozialen Austausch und ein Gespräch ermöglicht.

Entdeckt die Neurozeption hingegen Hinweise auf eine Gefahr und versetzt unser ANS deshalb in einen sympathisch dominierten Kampf-oder-Flucht-Zustand, verändern die Mittelohrmuskeln die Spannung des Trommelfells, so daß niederfrequente Töne besser wahrgenommen werden.

Falls Ihnen das zuletzt Erklärte als verwirrend erscheint, fassen wir jetzt noch einmal kurz das Wichtigste zusammen: Welche Klangwellen wir bevorzugt wahrnehmen und verarbeiten, hängt von unserem Gefühl der Sicherheit ab. Der Klang der menschlichen Stimme ist tatsächlich einzigartig, wird von den Ohren und vom Gehirn leicht erkannt und verarbeitet, und wir können ihn problemlos aus einer riesigen Kakophonie herausfiltern, allerdings *nur dann*, wenn wir uns sicher fühlen.

Fühlen wir uns *nicht* sicher, werden die Klänge und Geräusche, die wir hören und im Gehirn verarbeiten, anders priorisiert: Sprache wird dann gedämpft, und wir verarbeiten bevorzugt die sehr niedrigen Frequenzen, die unser Nervensystem mit Raubtieren und Gefahren assoziiert – beispielsweise mit dem Knurren eines Tigers.

Dadurch kann ein Teufelskreis entstehen. Niederfrequente Geräusche vermitteln uns das Gefühl, in Gefahr zu sein, und sie beeinflussen die Mittelohrmuskeln so, daß sie noch mehr niederfrequente Geräusche identifizieren, mit der Folge, daß wir uns noch gefährdeter fühlen.

Nun mag das Beispiel des Ohrs recht simpel und konkret sein, aber ein ähnlicher Prozeß findet in vielen anderen Körpersystemen statt, wenn ein Gefühl der Gefährdung Anatomie und Sinne zur vermehrten Identifikation von Gefahrenanzeichen anregt. Fühlen wir uns in Gefahr, weiten sich unsere Pupillen, die Augen werden lichtempfindlicher, und wir nehmen Berührungen sensibler wahr. Wir reagieren dann generell aufmerksamer auf drohendes Unheil. Weil unser Körper stärker auf die Abwehr von Gefahren eingestellt ist, sucht unser Verhalten nicht mehr nach Neuem, sondern konzentriert sich auf Vorhersehbares und weniger Riskantes. Diese Veränderung betrifft auch die Nahrungsaufnahme und Verdauung, die deshalb schonende und vertraute Nahrung präferieren.

Das Gefühl, in Gefahr zu sein, läßt unser Nervensystem auf *alles* so reagieren, als deute es auf eine Bedrohung hin. Man denke nur an die vielen Fälle von Aggression im Straßenverkehr, in denen aufgrund einer Streßsituation ein relativ unbedeutendes Ärgernis blitzschnell und mit oft tragischen Folgen eskaliert.

Natürlich registrieren die körpereigenen Systeme, wenn wir uns sicher fühlen, mehr Anzeichen für Sicherheit. Wir können dann Dinge besser so sehen, hören und erleben, wie sie wirklich sind.

Die Mittelohrmuskeln lassen viele Traumatisierte (sowie Menschen mit Autismus und verschiedenen anderen psychiatrischen Diagnosen) auch hypersensibel auf Geräusche reagieren. Sie leiden unter einer Störung der auditiven Verarbeitung. Dazu zählen Probleme, in einer lärmigen Umgebung, etwa in Einkaufszentren und Restaurants sowie auf Partys, menschliche Stimmen zu verstehen.

Vielleicht haben Sie schon davon gehört oder sogar selbst erlebt, daß Notfallhelfer und Kriegsveteranen, die von einem Einsatz zurückkehren, große Schwierigkeiten mit lauten Geräuschen haben oder in Gesprächen bestimmte Wörter nicht verstehen. Was einer der Gründe dafür ist, dürfte nun klar sein.

Wenn wir uns nicht sicher fühlen, hören wir Geräusche anders als sonst. Und was ist ein Trauma anderes als ein Zustand, in dem man sich niemals sicher fühlt?

Damit kommen wir zu einem anderen wichtigen Punkt, um den es in diesem Buch geht: **Ein Trauma ist kein rein psychisches Phänomen, sondern auch ein physiologisches.***

Wir gehen mit einem Trauma oft um, als handle es sich um ein rein psychisches Problem, das man nur durch eine Redetherapie und eventuell mit bestimmten Medikamenten behandeln könne. Tatsächlich verändert ein Trauma (ebenso wie sein Gegenstück, das Gefühl der Sicherheit) die Funktionsweise zahlloser Körpersysteme bis hin zu der Art von Geräuschen, die unsere Ohren wahrnehmen. Vielleicht haben Sie schon einmal davon gehört, daß sich ein Trauma praktisch im Körper einnistet oder, wie Bessel van der Kolk in seinem Buch über Traumata schreibt, sich »verkörpert«.

Traumata verändern die Neurozeption, lassen uns mehr Gefahrensignale entdecken und schwächen so unser Gefühl der Sicherheit. Diese »Reprogrammierung« verändert die Art, wie unser Nervensystem unsere Um-

---

* Das heißt, daß Traumata nicht nur im Geist, sondern auch im Körper zum Ausdruck kommen. Siehe hierzu Bessel van der Kolk 2014/2015).

gebung deutet (plötzlich empfinden wir Dinge als bedrohlich, die uns vorher als vollkommen harmlos erschienen) sowie unser sensorisches Empfinden (so wird das Hören darauf fokussiert, Geräusche von Raubtieren zu erkennen, verbunden mit einer Einschränkung der Fähigkeit, menschliche Sprache zu verstehen).

Wir haben viele Traumatisierte kennengelernt, deren Körper sich auf merkwürdige, teils sogar mysteriöse Weise verändert hatte. Verändert sich das sensorisches Erleben dieser Menschen, kann es sein, daß sie plötzlich unter sensorischer Hypersensibilität oder Störungen der Verarbeitung auditiver Signale leiden. Wenn Traumapatienten solche Probleme mit ihren Ärzten zu besprechen versuchen, begegnen diese ihnen häufig mit Unglauben oder gar Spott. Anderen werden nach solch einem Gesprächs Medikamente verschrieben, die bestimmte Symptome beseitigen sollen, wobei weder dem Arzt noch dem Patienten klar ist, daß ein Problem der autonomen Regulation zugrunde liegt.

Wir vertreten in diesem Buch nicht grundsätzlich eine gegen die moderne Schulmedizin gerichtete Position, ganz im Gegenteil; das ändert aber nichts daran, daß Medikamente immer Nebenwirkungen haben. Verlassen wir uns ausschließlich auf eine Medikation, mag diese ein Symptom unterdrücken, sie kann aber das Problem, daß sich ein Patient nicht sicher fühlt, nicht beheben.

Wenn Ihnen grundsätzlich klar ist, *daß Traumata eine physiologische Basis haben,* ermöglicht Ihnen das nicht nur zu verstehen, warum ein Freund oder Partner Hör- oder Verdauungsprobleme hat (ein weiteres bei Traumatisierten verbreitetes körperliches Symptom); es erschließt auch der Forschung und Behandlung neue Möglichkeiten – und könnte die Scham- und Schuldgefühle auflösen, unter denen viele Traumatisierte leiden, weil sie nicht verstehen, was in ihrem Körper vor sich geht.

Die Polyvagal-Theorie hilft uns, viele komplexe Probleme in einem neuen Zusammenhang zu sehen – dazu zählt nicht nur das Trauma, sondern auch ganz allgemein die Gesundheit, und es betrifft sogar Zielsetzungen in Bereichen wie Architektur und Management – und zwar auf einer sehr grundlegenden Ebene: *»Wenn Menschen, die sich sicher fühlen, gesünder und glücklicher sind, was können wir dann tun, damit Menschen sich sicher fühlen?«*

Deshalb haben wir an früherer Stelle in diesem Buch geschrieben, daß die Polyvagal-Theorie eventuell eine neue Art, die Welt zu sehen erschließt: eine

Art, die es als vorrangig ansieht, daß Menschen sich sicher *fühlen*, wenn es um Gesundheit, Glück, Kommunikation, Produktivität, Lebensqualität ... und um so viele andere Dinge geht, die wir als Individuen und als Gesellschaft schätzen.

Wichtig ist, daß so gut wie jedes Wirbeltier in der Lage ist, eine Situation als gefährlich zu erkennen. Die Evolution bevorzugt Organismen, die es schaffen, am Leben zu bleiben – was dem Prinzip des »Überlebens der Stärksten« entsprechen würde.

Aber Gefahren zu erkennen ist eine Sache, und den Zustand der *Sicherheit* zu erkennen ist etwas völlig anderes – und ist im Tierreich deutlich seltener zu finden.

Die Neurozeption als auf das Erkennen von Zuständen der Sicherheit spezialisiertes System zählt zu den Dingen, die uns Menschen und andere evolutionsgeschichtlich moderne und soziale Säugetiere* von unseren eher asozialen Reptilien-Vorfahren unterscheidet.

Wenn wir die Welt, die uns umgibt, ausschließlich auf potentielle Bedrohungen hin beobachten könnten, glichen wir Reptilien, die isoliert starr dasitzen und darauf warten, selbst zu fressen oder gefressen zu werden.

Aufgrund unserer Fähigkeit, den Zustand der *Sicherheit* zu erkennen und zu suchen, haben wir Menschen uns zu einer sozialen Art entwickelt, die vertrauen und lieben, Städte bauen und Gesellschaften entwickeln kann.

Alles, was wir als Menschen schätzen, haben wir der biologischen Weiterentwicklung zu verdanken, die uns ermöglicht hat, nicht nur Gefahren, sondern *auch* Zustände der Sicherheit zu erkennen. Die Neurozeption ist es, die uns dies ermöglicht.

Warnungen vor Triggerwirkungen

Wir haben die Neurozeption hier bisher nur in groben Zügen beschrieben. Deshalb sollten wir, bevor wir uns anderen Dingen zuwenden, noch einmal kurz innehalten und uns ein wenig damit beschäftigen, wie die Neurozeption bei Menschen unterschiedlich zum Ausdruck gelangen kann.

---

* Wahrscheinlich gilt das auch für viele Vögel, aber damit würden wir uns ein wenig vom Fokus der Polyvagal-Theorie entfernen, der ausschließlich auf Säugetiere gerichtet ist.

1. Unsere Neurozeption ist einerseits fest verdrahtet und paßt sich andererseits unseren früheren Erlebnissen oder Konditionierungen an

Frühere Erlebnisse – und insbesondere traumatische – können die Neurozeption beeinflussen.

Eine Farbe, ein Ort, eine Stimme oder ein Geruch kann uns ein Gefühl der Ruhe und Sicherheit vermitteln – bis wir diesen Sinneseindruck im Rahmen eines lebensgefährdenden Ereignisses erleben. Von diesem Augenblick an können die oben genannten Sinneseindrücke für unser Nervensystem eine neue Bedeutung annehmen.

Es ist leicht, es als unsinnig abzutun oder sich gar darüber lustig zu machen, wenn Menschen bildliche oder verbale Darstellungen traumatischer Erlebnisse mit Warnhinweisen (»Vorsicht, Trigger!«) versehen. Aber tatsächlich kann schon das bloße Sehen oder Lesen von Dingen, die wir mit früheren traumatischen Erlebnissen assoziieren, im Nervensystem und im Körper Veränderungen hervorrufen, die schmerzhaft, belastend und sogar gesundheitsschädlich sein können.

Auch das wiederholte Erleben von Gefahrenanzeichen (insbesondere solchen, die unser Nervensystem als traumatisch oder sogar lebensgefährlich einschätzt) kann unsere Art, auf solche Signale zu reagieren, verändern.

Werden wir erstmals mit einem traumatischen Erlebnis konfrontiert, kann das eine vollständige Abschaltreaktion bei uns auslösen. Passiert das gleiche dann noch einmal, bleiben wir zwar möglicherweise wachsam, befinden uns aber in einen dissoziativen Zustand. Und wenn es immer wieder passiert (was bei Menschen, die in einem Kriegsgebiet oder einem chaotischen Haushalt leben, häufig vorkommt), kann solch eine Dissoziation uns völlig beherrschen.

Oft wird Dissoziation für eine Art Psychose gehalten und dementsprechend behandelt. Die Polyvagal-Theorie versteht sie jedoch als einen adaptiven Prozeß, der unsere Sicherheit und Gesundheit aufrechterhalten soll, damit wir zur Mobilisierung fähig sind, weil diese uns ermöglicht, in einer Gefahrensituation zu überleben, während sich unser Bewußtsein an einem anderen Ort befindet, um sich von dem grauenhaften realen Geschehen distanzieren zu können.

Dissoziation ist beängstigend und wirkt schädigend, doch ihr liegt das Bedürfnis des Körpers, sich zu schützen, zugrunde. Dies zu verstehen ist notwendig für die Entwicklung traumabewußter Therapieansätze und für alle Bemühungen, die Realität eines Lebens mit dem Trauma vom Gefühl der Scham und von der Atmosphäre des Geheimnisvollen zu befreien.

2. Unsere Neurozeption verhält sich unterschiedlich, je nachdem, in welchem autonomen Zustand wir uns befinden

Wenn wir uns schon bedroht fühlen und uns in einem Kampf-oder-Flucht-Modus befinden, neigen wir dazu, das Geschehen in unserer Umgebung als bedrohlich zu deuten. Denken Sie nur daran, daß mißhandelte Hunde alles und jeden anknurren und angreifen.*

Ähnlich verhält es sich, wenn ein Leben im traumatisierten Zustand unser Nervensystem darauf konditioniert hat zu glauben, daß alles eine Bedrohung sein kann: Dadurch verändert sich, wie wir auf alles reagieren. Wie ein verletzter Hund knurren auch wir dann viel eher oder lassen der Welt gegenüber unsere Aggression erkennen.

3. Die Neurozeption ist uns angeboren, und sie ist einsatzbereit, ohne daß wir etwas lernen müssen

Die Neurozeption kann zwar in unterschiedlichen Formen zum Ausdruck kommen (unterschiedliche Umgebungssignale wirken sich auf Menschen verschieden und unterschiedlich stark aus), aber diese Unterschiede sind erstaunlich gering.

Laute Geräusche erschrecken fast jeden Menschen, und wir alle reagieren ähnlich auf Anzeichen für Sicherheit. Insofern gibt es zwar individuelle Unterschiede hinsichtlich dessen, wie stark die Neurozeption auf unsere Umgebung reagiert (und frühere Ereignisse können natürlich beeinflussen, wie wir auf fast alles reagieren), aber Menschen haben in dieser Hinsicht viel mehr gemeinsam, als man vermuten könnte. Deshalb ist das Konzept »Sicherheit« erstaunlich universell – zumindest sofern es um das Nervensystem geht.

Es ist schon allein deshalb wichtig, weil Orte, Räume und therapeutische Interventionen so gestaltet werden können, daß sie ein Gefühl der Sicherheit fördern.

---

* Das Verhalten von Hunden wird uns bei vielen Themen, die in diesem Buch behandelt werden, als Beispiel dienen.

Würden das Nervensystem und die Neurozeption willkürlich verschiedene Umweltsignale als »sicher« oder »gefährlich« deuten, könnte man keine allgemeingültigen Vorstellungen darüber entwickeln, was Menschen oder Orte als angenehm oder bedrohlich erscheinen läßt. Daß unsere Neurozeption jedoch bei uns allen auf eine so ähnliche Weise »verdrahtet« ist, macht es möglich, genau zu unterscheiden, welche Signale und welche Gestaltungen bei Menschen im allgemeinen gute beziehungsweise schlechte Gefühle hervorrufen.

Viele Charakteristika unserer Umwelt, die angeblich für unsere Sicherheit sorgen sollen, bewirken in Wahrheit das genaue Gegenteil, nämlich daß wir uns nicht sicher fühlen.

Wir bezeichnen bestimmte Menschen oder ganze Gruppen gerne als »gut« oder »schlecht« – als würden bestimmte Menschen es eher verdienen, bestraft zu werden oder zu leiden als andere. Doch das Nervensystem aller Menschen ist im wesentlichen gleich. Wir alle brauchen ein Gefühl der Sicherheit, und wir leiden und reagieren wütend und aggressiv, wenn wir uns nicht sicher fühlen.

Was wir unter »Sicherheit« verstehen

In diesem Buch geht es in erster Linie um Sicherheit – und wir werden dieses Wort darin häufig benutzen.

Aber was genau ist »Sicherheit«?

Die meisten von uns verstehen den Begriff Sicherheit als Bezeichnung für die Auflösung einer Bedrohung. In diesem Sinne sorgen Metalldetektoren dafür, daß wir sicher sein können, nicht durch Waffen gefährdet zu werden. Die TSA *(Transportation Security Administration)* sorgt dafür, daß wir keinem Bombenanschlag zum Opfer fallen.

Die Polyvagal-Theorie ist der Auffassung, daß es wichtig ist, sich sicher zu *fühlen*, zumindest soweit es das Nervensystem betrifft. Es sollte nicht der Eindruck entstehen, daß unsere körperliche Sicherheit unwichtig ist, sondern daß für unser Nervensystem, den autonomen Zustand, die Neurozeption und die Wirkung von alldem auf Gesundheit und Glück das *Erkennen* und das *Gefühl* des Zustandes der Sicherheit entscheidend sind.

Viele Dinge, die eigentlich unsere physische Sicherheit erhöhen sollen, vermitteln uns ein *Gefühl* der Unsicherheit – und verlangen uns damit einen recht ansehnlichen Preis ab, den wir nur zu oft ignorieren.

Schauen wir uns beispielsweise den bereits erwähnten Metalldetektor an, so handelt es sich dabei um eine Vorrichtung, die Waffen aufspüren soll. Aber wenn Kinder jeden Tag auf dem Weg zur Schule durch Metalldetektoren gehen müssen, werden sie mit Signalen konfrontiert, die ihnen vermitteln, daß die Welt ein gefährlicher Ort ist, und sie lernen, daß sie Angst haben *sollten*. Dies hat reale Auswirkungen auf unsere physische Gesundheit, unser Glücksempfinden und unsere Fähigkeit, in einem Umfeld wie der Schule zu gedeihen (mehr dazu in Kapitel 9).

Man kann es nur als eine recht brutale Ironie bezeichnen, daß viele Aspekte unserer heutigen Welt, die angeblich unsere Sicherheit gewährleisten sollen, uns gleichzeitig das Gefühl vermitteln, in Gefahr zu sein. Zynischerweise könnte man vermuten, daß dies manchmal durchaus beabsichtigt ist und daß bestimmte Personen und Institutionen aus eigennützigen Motiven wollen könnten, daß wir uns nicht sicher fühlen.

Aber warum sollte jemand ganz gezielt erreichen wollen, daß wir uns unsicher fühlen?

Die Polyvagal-Theorie bietet dazu eine simple Erklärung an: Wenn wir uns nicht sicher fühlen, schaltet unser Körper zugunsten der Überlebenssicherung unsere Fähigkeit, kritisch zu denken oder Neues zu lernen, ab.

Diese Veränderung ist keine rein hypothetische, sondern sie findet real auf anatomischer und neurophysiologischer Ebene statt, wobei in unserem Nervensystem bestimmte Schaltkreise ab- oder eingeschaltet werden, je nachdem, wie sicher wir uns fühlen. Wenn wir uns ständig bedroht fühlen, treten unsere stärksten tribalistischen Tendenzen zutage. Wie ein verängstigter Hund sehen wir dann andere Menschen grundsätzlich als Bedrohung, und manchmal verhalten wir selbst uns dann auch bedrohlich.

Für einen autoritären Machthaber oder einen Möchtegern-Zampano ist es wichtig, viele andere Menschen davon zu überzeugen, daß sie (von jemandem oder etwas) bedroht werden, damit es ihm gelingt, Macht über sie zu gewinnen. Wir können das beobachten, wenn Politiker ihren Gegnern oder ganzen Menschengruppen nicht nur höflich widersprechen, sondern sie als Querulanten und Untermenschen darstellen.

Wenn Sie Ihre Wähler dazu bringen können, sich davor zu fürchten, daß jemand oder eine bestimmte Gruppe ihre Lebensweise gefährdet oder sie in irgendeiner Hinsicht ersetzen könnte (leider haben wir erlebt, daß in letzter Zeit ziemlich häufig vom Ersetzen von Menschen die Rede ist), kann es sein, daß die Betreffenden Ihnen fast alles glauben. Plötzlich geht es dann nur noch um »wir gegen sie«. Auf der Grundlage dieses Drehbuchs gedeihen Tyrannei, extremer Nationalismus und politische Gewalt bestens.

Uns ein Gefühl der Unsicherheit zu vermitteln kann auch sehr profitabel sein. Nichts bringt uns zuverlässiger dazu, ständig die neuesten Nachrichten zu verschlingen, als das Gefühl persönlicher Gefährdung und Bedrohung. Da die Unternehmen, die uns die »sozialen Medien« bescheren, Informationen ausschließlich aufgrund von Datenanalysen verbreiten, ist es fast unvermeidbar, daß dort beängstigende Inhalte so lange auf uns einstürmen, bis fast alles andere aus dem Blickfeld verschwindet. Wenn wir verängstigt sind, hören wir erst recht nicht mehr auf, unseren Bildschirm anzustarren.

Solche letztlich zynischen Beweggründe können leicht eine Welt hervorbringen, in der die Nachrichtenübermittlung und die Medienpräsenz – im Grunde sogar die gesamte Realität, die wir erleben – von einem Gefühl existentiellen Grauens gespeist werden. Natürlich ist das für unsere Gesundheit und unser Glücksempfinden eine Katastrophe. Doch für die Menschen und Institutionen, die von der Kontrolle über andere Menschen profitieren oder die uns zwecks Machterhalt und aus Profitgier mit bestimmten Inhalten bombardieren, ist genau das oft wichtig.

Viele von uns fühlen sich praktisch rund um die Uhr gestreßt, verängstigt und bedroht. Eine der großen Fragen, die sich unsere Leser, wie wir hoffen, nach der Lektüre dieses Buches stellen werden, lautet: *»Wer oder was übermittelt mir Botschaften, die bewirken, daß ich mich nicht sicher fühle? Und wer oder was profitiert davon, wenn ich mich so fühle?«*

In der englischen Boulevard-Presse gibt es eine alte Maxime, die lautet: *»If it bleeds it leads«* (deutsch in etwa: »Et jibt nix Jutet außer et blutet«). Geschichten und Vorstellungsbilder, die uns ängstigen und die unsere schlimmsten Befürchtungen bestätigen, ziehen uns magisch an. Ist unser Körper verängstigt, werden wir in einen Arousalzustand verstärkter Aufmerksamkeit und Fokussierung versetzt. Wenn unser Körper sein Überleben für gefährdet hält, entwickeln wir die Bereitschaft, allem (und jedem) zu folgen, was (oder wer) uns die Rettung aus einer Gefahr verspricht – selbst wenn die Gefahr oder Bedrohung erfunden oder übertrieben ist. Empörung läßt sich leicht hervorrufen und ist ein sehr brauchbares Werkzeug für schlechte Akteure.

Wenn Sie also das nächste Mal das Fernsehen einschalten und eine Geschichte sehen, in der eine bestimmte Person oder eine Gruppe als Superschurke dargestellt wird, empfehlen wir Ihnen, sich einmal Gedanken darüber zu machen, was die wahre Motivation sein könnte, aus der heraus dieses Narrativ entwickelt wurde – insbesondere wenn dieses Narrativ von bestimmten Kreisen ständig wiederholt wird, als würden sie es alle vom gleichen Spickzettel ablesen.*

Angesichts dieser Verhältnisse muß man zwangläufig den Eindruck gewinnen, daß unsere Gefühle der Gefahr, Wut, Empörung und Angst oft zynisch und absichtlich hervorgerufen werden – auf Kosten unserer Gesundheit, unseres Glücks und unserer Fähigkeit, auch bei scheinbar unüberbrückbaren ideologischen, ethnischen oder kulturellen Differenzen eine gemeinsame Basis zu finden.

Wahrscheinlich werden einige Leser an dieser Stelle nicken und sich in ihrem Haß auf die Medien sowie auf bestimmte Politiker oder Gruppen, die sie für besonders niederträchtig halten, bestätigt fühlen.

Deshalb empfehlen wir Ihnen, ein wenig tiefer zu schauen und sich zu fragen: *Wer bringt mich dazu, diese Menschen zu fürchten und zu hassen?* Wer in der Öffentlichkeit schürt Ihre Ängste und verbreitet die Botschaften, die im Fernsehen und in den sozialen Medien unablässig wiederholt werden? Wer bringt Sie dazu, wütend zu sein? Welcher Politiker bestärkt Sie darin, daß es in Ordnung ist, andere Menschen, die sie als ihre Rivalen darstellen, zu hassen oder ihnen sogar zu schaden?

Wer beutet Ihr Nervensystem aus, um Sie um der eigenen zynischen Ziele willen körperlich und psychisch krank zu machen? Ob jemand das tut, um seine Macht zu stabilisieren oder um sich in der Werbepause Ihre Aufmerksamkeit zu sichern, ist letztlich egal.

Indem andere auf diese Weise Ihre Gefühle beeinflussen, nutzen sie Sie aus und schädigen ganz direkt Ihre Gesundheit, und gleichzeitig rauben sie Ihnen Ihr Gefühl der eigenen Sicherheit, das Ihrem Nervensystem sonst ermöglichen könnte, ihre Botschaften und Motive zu hinterfragen.

---

* Oft lesen sie die Stichworte tatsächlich vom gleichen Spickzettel ab.

Die Suche nach Sicherheit

Die Polyvagal-Theorie hält die Suche nach Sicherheit für ein wichtiges Organisationsprinzip der Menschheitsentwicklung und der menschlichen Gesellschaft. Sicherheit ist für unser Überleben so zentral, daß praktisch alles, wonach wir streben und was uns Freude macht, das Bedürfnis nach Sicherheit spiegelt.

Weil wir Sicherheit suchen, bauen wir Städte, knüpfen wir Beziehungen an und *mögen* wir fast alles, was Menschen üblicherweise mögen.

Aber warum ist das so? Welche menschliche Eigenart hat »Sicherheit« zu einer so wichtigen Triebkraft unserer Entwicklung gemacht? Und wie unterscheidet uns dies von unseren Reptilien-Vorfahren?

Die Fähigkeit, Sicherheit zu spüren, ist für uns als Menschen und Säugetiere aus vielen Gründen besonders wichtig. Wir werden uns nun einige etwas genauer anschauen:

1. Anders als bei den meisten Reptilien müssen die Neugeborenen von Säugetieren nach der Geburt von ihrer Mutter betreut werden. Deshalb ist es wichtig für uns, daß wir vom Augenblick unserer Geburt an bestimmte Verhaltensweisen als »sicher« und nährend deuten.[1]
2. Viele Säugetiere (und so auch Menschen) brauchen langfristige soziale Beziehungen, um überleben zu können. Ohne sozialen Kontakt leiden wir. Soziale Isolation erzeugt das unangenehme Gefühl »Einsamkeit«, und eine langandauernde soziale Isolation kann aus dem gleichen Grund traumatisch wirken und unsere Gesundheit beeinträchtigen.

   Um zuverlässige soziale Beziehungen aufbauen zu können, braucht unser Körper ein System, mit dessen Hilfe er herausfinden kann, mit welchen anderen Artgenossen ein sicherer und gefahrloser Umgang möglich ist.
3. Unser Nervensystem kann seine zentralen biologischen und behavioralen Funktionen (darunter Fortpflanzung, Stillen, Schlafen und Verdauen) nur erfüllen, wenn wir uns in einer sicheren physischen Umgebung befinden.

   Unser Körper kann diese Aufgaben nicht adäquat erfüllen, wenn wir auf der Flucht sind oder uns bedroht fühlen. Dieses auf biologischen Notwendigkeiten basierende Bedürfnis nach einem sicheren Ort ist besonders wichtig, wenn wir sehr verletzlich sind, etwa wenn wir schwanger oder noch sehr jung sind.

> Ein Großteil des Bedürfnisses nach körperlicher Sicherheit ergibt sich aus der Tatsache, daß Menschen ein so großes und energiehungriges Gehirn haben. Die große Masse an grauer Substanz unter der Schädeldecke benötigt eine Unmenge an Sauerstoff. Wenn wir vor einem Raubtier fliehen, verbraucht unser Körper Energie und Sauerstoff für die Überlebenssicherung oder Flucht, weshalb sie dem Gehirn nicht zur Verfügung stehen. Nur wenn wir uns in einem Zustand der Ruhe und Immobilität an einem sicheren Ort befinden, erhält unser Gehirn, was es braucht, um seine Funktionen voll und ganz erfüllen zu können – kritisch oder kreativ zu denken und uns Höchstleistungen zu ermöglichen.

Betrachten wir alle diese Punkte zusammen, wird klar, warum unser Körper ein System entwickeln mußte, mit dessen Hilfe er einschätzen konnte, welche Menschen vertrauenswürdig und zuverlässig und welche Umgebungen sicher sind und unsere Überlebenschancen verbessern, statt sie zu verringern.

Deshalb ist bei uns Menschen – anders als bei Reptilien – die Neurozeption in der Lage, nicht nur gefährliche, sondern auch sichere Situationen zu erkennen, und deshalb können wir unser Bedürfnis nach Sicherheit als die treibende Kraft bei der Entwicklung aller Eigenschaften unseres Körpers und Gehirns – sowie unserer Gesellschaften und Kulturen – ansehen.

Als die Polyvagal-Theorie entstand, sah ich (Stephen) sie zunächst als die Erklärung dessen an, wie sich die Säugetiere im Laufe der Evolution von anderen Wirbeltieren zu unterscheiden begannen, indem sie Nervenbahnen entwickelten, die es uns ermöglichten, selbst Sicherheit zu suchen, Artgenossen Sicherheit zu signalisieren und ihnen mittels Co-Regulation ein Gefühl der Sicherheit zu vermitteln (siehe hierzu Kapitel 4).

Ohne die Fähigkeit, Gefühle der Sicherheit zu suchen, zu spüren und zu vermitteln, hätten die Menschen es kaum geschafft, so lange auf diesem Planeten zu existieren.

Rotes Licht, Grünes Licht

Es wird Zeit für eine kleine Auffrischung.

- Unser Autonomes Nervensystem (ANS) ist der Autopilot unseres Körpers, der es zahlreichen Organen und Körpersystemen ermöglicht, ihre Aufgaben ohne Mitwirkung des Bewußtseins zu erfüllen.

- Unsere Neurozeption sucht die Umgebung ständig nach Anzeichen für Sicherheit und Gefahr ab und nutzt diese Informationen, um die Aktivität des ANS (und damit des gesamten Körpers) zu verändern. Das Resultat ist unser autonomer Zustand.
- Der autonome Zustand ist die Linse, durch die wir die Welt betrachten; er transformiert Körper und Gehirn im Großen und Kleinen. Das schließt sowohl unser sensorisches Erleben als auch unsere Fähigkeit ein, körperlich zu gesunden und kritisch oder kreativ zu denken.

Nachdem wir nun all dies ein wenig besser verstehen und wissen, wie unser Gefühl der Sicherheit oder Gefahr unseren Körper verändert, werden wir uns mit einer einfachen Möglichkeit befassen, uns die verschiedenen autonomen Zustände vorzustellen.

Dazu kehren wir noch einmal zu den unbeschuhten Füßen unserer prähistorischen Vorfahren in der Prärie zurück.

Auf dem obersten Punkt eines Hügels sehen wir eine merkwürdige Gestalt oder ein geheimnisvolles Tier. Unsere Neurozeption nimmt alle verfügbaren visuellen, auditiven und olfaktorischen Details (sowie andere sensorische Eindrücke) schneller auf, als unser bewußtes Denken es jemals könnte, um die Sicherheit der Situation einzuschätzen.

Zur besseren Veranschaulichung können wir uns die Neurozeption wie eine Art Verkehrsampel vorstellen, mit drei farbigen Lichtern – Grün, Gelb und Rot.

Je nachdem, für wie sicher die Neurozeption die Situation hält, leuchtet eines der drei Lichter auf – jeweils als Marker für einen bestimmten autonomen Zustand:

- das »Grüne« System, wenn wir uns sicher fühlen,
- das »Gelbe« System, wenn wir uns in Gefahr fühlen,
- das »Rote« System, wenn sich unser Körper so fühlt, als würden wir bald sterben.

Weil wir diese »Verkehrsampel« im folgenden häufiger benutzen werden, kann es nichts schaden, diese Seite oder das Diagramm auf Seite 66 mit einem Lesezeichen zu versehen.

Das Grüne System: Sicherheit

Schätzt die Neurozeption eine Situation als sicher ein, kann sie defensive und aggressive Verhaltensweisen vernachlässigen, um Ressourcen zu schonen. Statt dessen aktiviert sie dann jene Systeme, die soziales, vertrauensvolles und kommunikatives Verhalten gegenüber anderen Menschen fördern. Außerdem verbessert sie die Sauerstoffsättigung des Blutes.

Die Aktivierung der Systeme, die soziales Verhalten und Gesundheit fördern, erfordert die Einschaltung des »Systems für soziale Verbundenheit« *(Social Engagement System).* Wir werden uns mit diesem Phänomen in Kapitel 5 ausführlicher beschäftigen, aber hier zunächst den Hinweis vorausschikken, daß dieses System die Muskeln und Funktionen des Gesichts- und Kopfbereichs umfaßt, die uns expressives und soziales Verhalten ermöglichen. Mit Hilfe der Gesichtsmuskeln können wir Emotionen ausdrücken, die Ohrmuskeln helfen uns, zu hören und Sprachlaute zu verarbeiten, und mit den Kehlkopf- und Rachenmuskeln modulieren wir unsere Stimme und erzeugen so eine Sprachmelodie (Prosodie).* Sind diese Systeme aktiviert, verlangsamt sich unsere Herzfrequenz, wir beruhigen und entspannen uns und sind zu sozialen Interaktionen fähig.**

Das Grüne System beinhaltet im Grunde, daß unser gesamter Körper sagt, es sei in Ermangelung einer unmittelbaren Gefahr in Ordnung, sich zu entspannen, sich zu erholen, sich zu vergnügen und anderen Menschen zu vertrauen.

Außerdem ist das Grüne System ein Schlüssel zur Fähigkeit des Gehirns, zu lernen und zu denken, sowie zur Fähigkeit des Körpers, die physische Heilung zu fördern. Nur wenn keine bedrohliche Situation besteht, kann unser Körper riskieren, seine Ressourcen vollständig für die Genesung zu nutzen –

---

* Weil prosodische Vokalisationen für die Polyvagal-Theorie erstaunlich wichtig sind, werden wir uns noch mehrmals damit beschäftigen.

** Interessanterweise sind zwei reziproke Beziehungen von Interesse, wenn diese kleinen Muskeln aktiviert werden und positive Gefühle ausdrücken: Eine besteht in der Verringerung der metabolisch kostspieligen Aktivierung der spinalen Skelettmuskeln, die sympathische Erregung erfordern, die andere in der verstärkten Sättigung des Blutes mit Sauerstoff und einer Optimierung der Regulation der kardialen und glatten Muskulatur. Sicherheits- und Glücksgefühle sind also mit der Optimierung der homöostatischen Funktionen, Gesundheit, Entwicklung und Regeneration verbunden.

ganz abgesehen vom geselligen Umgang mit Freunden und von Aktivitäten, die Mitgefühl und Kreativität erfordern.

Das Gelbe System: Gefahr

Wenn die Neurozeption eine Situation gescannt und festgestellt hat, daß merkwürdige Erscheinungen Anzeichen für eine Gefahr sind, ist es an der Zeit, die Gefahrenabwehr und den Gelben Zustand zu aktivieren.

In diesem Fall wird das Sympathische Nervensystem – unser Kampf-oder-Flucht-System – aktiv. Die Expressivität unserer Gesichtsmuskeln weicht einer emotionalen Ausdrucksarmut. An die Stelle unserer Sprachmelodie tritt eine monotone Stimme. Unsere Toleranz gegenüber Schmerz wird stärker, Adrenalinspiegel und Herzfrequenz steigen, um uns zusätzliche Energie zur Verfügung zu stellen und die Durchblutung unseres Körpers zu verbessern, weil das notwendig ist, damit wir uns körperlich wehren oder fliehen können.

Doch noch etwas anderes geschieht in Körper und Gehirn, wenn der Gelbe Modus aktiviert wird. Weil die metabolischen Ressourcen für die Verteidigung benötigt werden, werden unsere Selbstheilungsfähigkeiten verringert (körperliche Verletzungen heilen dann tatsächlich langsamer) und unser kritisches und kreatives Denkvermögen wird eingeschränkt. Und weil auch die Neurozeption stärker aktiviert wird, nehmen wir alles, was in der Umgebung passiert, als potentielle Bedrohung wahr. Außerdem verflüchtigt sich unsere Fähigkeit, Nuancen zu erkennen und Empathie zu empfinden. Falls Sie schon einmal versucht haben, sich einem mißhandelten Hund zu nähern, der jeden, der sich ihm nähert, anknurrt, wissen Sie, worum es hier geht.

Wenn wir uns bedroht fühlen, handeln wir unbedacht und impulsiv. Unser Körper leidet unter solch einer Situation ebenso wie unsere Fähigkeit, das Leben zu genießen, kreativ zu sein und den Menschen in unserer Umgebung in anderer Form Wärme zu vermitteln.

Das Rote System: Lebensgefahr

Hier entfernt sich die Polyvagal-Theorie vom traditionellen Modell des Autonomen Nervensystems. Das Grüne (parasympathische/für Ruhe und Entspannung zuständige) wird ebenso wie das Gelbe (sympathische/für Kampf oder Flucht zuständige) System von der Wissenschaft seit langem anerkannt. Aber was passiert, wenn wir in eine Situation geraten, die als so schrecklich erscheint, daß unsere Neurozeption zu der Überzeugung gelangt, daß unser Leben unmittelbar gefährdet ist?

In solchen Situationen kämpft oder flieht unser Körper oft nicht, sondern zieht sich in sich selbst zurück, dissoziiert oder fällt sogar in Ohnmacht. Diese »Erstarrungs«- oder »Shutdown«-Reaktion tritt zwar erstaunlich häufig ein, sie wird aber im traditionellen wissenschaftlichen Narrativ nicht berücksichtigt, und die Gesellschaft erkennt ihre Existenz im allgemeinen nicht an.

Diese Realität erzeugt bei Millionen von Menschen Schmerz und versetzt sie in Verwirrung. Wenn uns nicht klar ist, daß eine Shutdown-Reaktion gewöhnlich eine normale Reaktion auf eine Gefahr ist, so hat das schwerwiegende Konsequenzen, denn Opfer von Gewalttaten und andere Traumatisierte werden oft für unglaubwürdig gehalten, weil sie keine Anstalten gemacht haben, sich physisch zur Wehr zu setzen – und häufig zweifeln sie sogar selbst an ihrer Glaubwürdigkeit.

Die Polyvagal-Theorie erkennt nicht nur die Existenz dieses »Roten« Zustandes an, sondern erklärt auch anatomisch und evolutionsgeschichtlich, wie und warum er auftritt.

Eine Umkehrung der Evolution

Das traditionelle ANS-Modell geht von der Existenz zweier Subsysteme aus, zwischen denen ständig ein Kampf um die Kontrolle über den Körper stattfindet.

Die Polyvagal-Theorie hat dieses Modell in mehreren wichtigen Aspekten modernisiert. Zunächst postuliert sie die Existenz eines Roten Zustandes, in dem unser Körper durch massive Gewalt dazu veranlaßt wird, zu erstarren, zu dissoziieren oder völlig abzuschalten.

Außerdem vertritt die Polyvagal-Theorie die Auffassung, daß unser Nervensystem sich nicht rein zufällig für einen bestimmten autonomen Zustand entscheidet, sondern diese Zustände im Sinne einer bestimmten Hierarchie nutzt. Die Reihenfolge der Nutzung dieser Zustände ist ihrer evolutionären Entwicklung entgegengerichtet und führt uns mit zunehmender Intensität der Gefahrenwahrnehmung letztlich zu den Reaktionsweisen unserer Reptilien-Vorfahren zurück.

Die Reaktion unseres ANS greift auf immer ältere Mechanismen zurück, je stärker sich unser Körper bedroht fühlt.

Was genau bedeutet das?

Um dies besser erklären zu können, möchten wir an dieser Stelle den Begriff der »Dissolution« vorstellen, den John Hughlings Jackson, ein englischer Neurologe, im 19. Jahrhundert eingeführt hat.[2] Er hatte beobachtet, daß die höheren Gehirnstrukturen, die für die Kognition und das komplexe Denken wichtig sind, die Aktivität primitiverer und auf Instinkte zurückgreifender Gehirnbereiche hemmen. Werden unsere höheren Gehirnfunktionen abgeschaltet, füllen viszerale und instinktive Impulse, die auf unsere Reptilien-Vorfahren und deren Vorgänger zurückzuführen sind, das entstandene Vakuum.

Man könnte auch sagen: Wenn wir unsere geistigen Fähigkeiten nutzen, handeln wir mit geringerer Wahrscheinlichkeit triebbestimmt und unbedacht. Nach Jackson versucht unser Körper zunächst die entwicklungsgeschichtlich neueren Prozesse zu nutzen, bevor er auf die älteren zurückgreift.

Die Polyvagal-Theorie wendet das von Jackson formulierte Prinzip auf unseren Umgang mit potentiellen Bedrohungen an.

Und das geht so: Sobald eine merkwürdige und eventuell gefährliche Gestalt am Horizont auftaucht, prüft unsere Neurozeption die Situation und versucht zunächst, die modernste Lösungsmöglichkeit zu nutzen, um damit fertig zu werden; gelingt das nicht, greift sie auf ältere Strategien zurück, bis sie schließlich beim Roten System landet, das wir von unseren Reptilienvorfahren geerbt und für unsere Zwecke adaptiert haben.*

Wir werden in diesem Buch immer wieder darauf zurückkommen, daß ein Gefühl der eigenen Sicherheit unserem Körper hilft, gesund und glücklich zu bleiben. Wenn wir uns sicher fühlen und wir Kontakt zu Sicherheit ausstrahlenden anderen Menschen haben, so daß wir unseren körperlichen Zustand durch Co-Regulation beeinflussen können (mehr dazu in Kapitel 5), entwickelt unser Körper verstärkt Soziabilität und Kooperationsfähigkeit

---

* Tatsächlich ist die Rote Reaktion noch älter als unsere Reptilienvorfahren, denn diese haben es von noch viel älteren Wirbeltiervorfahren übernommen, zu denen primitive kieferlose Fische zählen.

und kann sie nutzen, um sein Überleben zu sichern. So schwächt er unsere Bedrohungsreaktionen ab und ermöglicht uns, ruhig zu bleiben und die homöostatischen Funktionen Gesundheit, Entwicklung und Regeneration (den Grünen Pfad) zu nutzen.

Fühlen wir uns hingegen bedroht, spricht der Prozeß der Dissolution dem unmittelbaren Überleben und den älteren Reaktionen auf Gefahr (Gelb und Rot) höhere Priorität zu als der Soziabilität oder der Selbstheilungsfähigkeit des Körpers.

Nur wenn wir uns sicher fühlen, können wir alle sozialen Funktionen des Körpers nutzen und unseren Körper völlig heilen und regenerieren.

Wenn wir uns den Dissolutionsprozeß wie ein Fließdiagramm vorstellen, fragt am Anfang die Neurozeption: *»Soll ich die Grüne Zone einschalten?«* Lautet die Antwort ja, ist die Angelegenheit damit erledigt. Lautet die Antwort jedoch nein, fragt die Neurozeption anschließend, ob sie in die Gelbe Zone wechseln soll. Und reicht nicht einmal der Gelbe Modus aus, eine Situation zu bewältigen, weil sie so gefährlich oder entsetzlich ist, bleibt nur der Wechsel in die Rote Zone.

Das Grüne System, das uns die Möglichkeit gibt, mittels Soziabilität und Diplomatie mit einer Situation fertig zu werden, existiert nur bei evolutionsgeschichtlich modernen Säugetieren – also bei Menschen, Hunden und ähnlichen Arten.

Nur ein kleiner Teil des Tierreichs kann den evolutionsgeschichtlich modernen Grünen Zustand nutzen, um Probleme auf sozialer Ebene zu lösen. Die mit dem Gelben Modus verbundene Fähigkeit, Probleme durch schnellen Wechsel in den Kampf-oder-Flucht-Zustand zu lösen, ist wesentlich älter als das Grüne System, weshalb erheblich mehr Arten – darunter entwicklungsgeschichtlich deutlich ältere als Menschen und andere Säugetiere – diese aggressiven und defensiven Verhaltensweisen nutzen können.

Das Rote System, das uns die Möglichkeit bietet, angesichts einer Gefahr in einen Shutdown zu verfallen, ist noch älter und geht auf die primitiven Wirbeltiere zurück, die bei Lebensgefahr völlig erstarrten und sich tot stellten, um ihre körperlichen Ressourcen zu schonen. Diese Form der Anpassung ist Hunderte Millionen von Jahren alt und steht bis heute allen Wirbeltieren und somit auch uns Menschen zur Verfügung.

Vielleicht haben Sie schon einmal Wissenschaftler oder Performance-Gurus vom »Reptilienhirn« reden hören. Sie meinen damit oft das hier beschriebene Rote System und konkreter, daß dessen Aktivierung außerhalb unseres Bewußtseins und seiner Kontrollmöglichkeiten stattfindet.*

Menschen denken nicht darüber nach, daß sie ihren Körper »abschalten« oder dissoziieren lassen möchten. Daß dies geschieht, beruht auf einem unbewußten und oft ungewollten Reflex, und dafür sorgt das Autonome Nervensystem.

Übrigens gestaltet sich dieser Prozeß bei jedem Menschen anders. Die Neurozeption verhält sich nicht einmal bei zwei Menschen gleich. Wir alle sind unterschiedlich resilient, und das gleiche Trauma kann sich bei einigen als fatal erweisen, wohingegen sie anderen nichts anzuhaben vermag.

Die Bedeutung des Spiels

Das traditionelle Modell des Autonomen Nervensystems stellt das Parasympathische Nervensystem (das Grüne System) und das Sympathische Nervensystem (das Gelbe System) als konträr dar, permanent im Kampf um die Kontrolle über den Körper. Diesem Modell gemäß fühlen wir uns entweder sicher (wenn das Grüne System die Kontrolle hat) oder bedroht (wenn das Gelbe System uns zu Kampf oder Flucht aufruft).

Die Polyvagal-Theorie weicht aber auch noch in anderer Hinsicht von diesem alten ANS-Modell ab, nämlich insofern sie die Tatsache berücksichtigt, daß unser Körper oft nicht ausschließlich und jederzeit der Kontrolle des Grünen oder des Gelben oder (wie die Polyvagal-Theorie ergänzt) Roten Zustandes unterliegt.

Vielmehr kann unser Körper bestimmte Aspekte dieser drei Systeme zu verschiedenen »autonomen Cocktails« mischen, die ganz bestimmte Funktionen erfüllen. Beispielsweise ermöglicht das Gelbe System nicht nur das Kämpfen und das Fliehen vor Bedrohungen. Seine Fähigkeit, uns zu mobilisieren, steht uns fast immer zur Verfügung, wenn wir zusätzliche Energie benötigen – und das kommt uns oft auch in Augenblicken zugute, in denen wir Sicherheit und sogar Freude erleben.

---

* Eine gründliche Auseinandersetzung mit komparativer Neuroanatomie würde die Vorstellung von einem »Reptilienhirn« so revidieren, daß sie auch andere evolutionsgeschichtlich ältere Spezies wie Fische und Amphibien einschließt.

Nehmen wir an, jemand spielt Basketball. Der Betreffende läuft, springt, deckt und postet und kommt bei alldem wahrscheinlich gehörig ins Schwitzen. Es geht also um genau die Art von physischer Anstrengung, die wir mit dem Gelben Kampf-oder-Flucht-System assoziieren.

Natürlich ist Basketball-Spielen nicht damit zu vergleichen, daß ein Mensch um sein Leben läuft. Und wenn auf dem Platz nicht etwas völlig schief geht, entwickelt der Spieler auch nicht das Gefühl, er befinde sich in echter Gefahr.

Das legt nahe, sich zu fragen, ob jemand, der mit Freunden ein körperlich anstrengendes Spiel wie Basketball spielt, sein Gelbes Kampf-oder-Flucht-System oder sein Grünes soziales System nutzt.

Die Antwort lautet in diesem Fall: Er nutzt beide Systeme.

Das gleiche gilt für Tanzen, Laufen, Trainieren – praktisch für jede Aktivität, die intensiven körperlichen Einsatz erfordert, vom Körper aber *nicht* als gefährlich empfunden wird (insbesondere wenn es sich um eine gemeinsame Aktivität von Menschen wie Team-Sport und Tanzen handelt).

Obwohl das Gelbe System bei unserer Reaktion auf Gefahr zweifellos eine zentrale Rolle spielt, gibt es zahllose ungefährliche Szenarien, in denen uns seine Fähigkeit, unseren Körper zu aktivieren, gerade recht kommt. Der sichere soziale Kontext bringt das System für soziale Verbundenheit dann dazu, die autonome Kontrolle zu übernehmen und unser älteres mobilisierendes Kampf-oder-Flucht-System für erfreuliche Aktivitäten zweckzuentfremden.

Weil es Situationen dieser Art gibt, wäre es ein wenig zu simpel zu sagen, wir würden zu einem bestimmten Zeitpunkt jeweils entweder vom Grünen, Gelben oder Roten Zustand beherrscht. Oft sind mehrere dieser drei Zustände am Geschehen beteiligt, und gesunde Menschen können die drei Zustände durchaus im Sinne ihrer jeweiligen Ziele kombinieren.

Es ist sehr wichtig, dies zu verstehen, weil der Grüne parasympathische Zustand lange als »gut« und der Gelbe sympathische Zustand als »schlecht« abgestempelt wurde.

Tatsächlich ist *keiner* unserer Körperzustände (also auch nicht der Rote) von Natur aus schlecht, weil sie alle uns wichtige im Laufe von Millionen von Jahren entstandene adaptive Funktionen bieten und so einen Beitrag zur Erhaltung unseres Lebens leisten. Probleme entstehen, wenn das Gelbe und das Rote System zu stark für Defensivreaktionen in Anspruch genommen werden (und das ist in unserer dauergestreßten modernen Welt leider sehr oft der Fall) oder wenn wir uns in ihnen verfangen und es uns nicht mehr gelingt, zum regenerierenden und heilenden Grünen Zustand in Kontakt zu treten (was insbesondere bei Menschen, die unter einem Trauma leiden, häufig vorkommt).

Der bereits erwähnte hybride Zustand des Gelben und Grünen Systems – körperliche Mobilisierung bei gleichzeitiger sozialer Funktionsfähigkeit – ist uns allen besonders lieb und teuer. Gemeint ist der autonome Zustand des Spiels.

Spiel ist wirklich wichtig für das Nervensystem!

Ein Beispiel dafür ist das Verhalten von Hunden.* Wenn sie miteinander spielen, werden wir Zeugen eines unglaublichen Tanzes, der viele Ähnlichkeiten mit Verteidigungskämpfen hat, obwohl es dabei offensichtlich um etwas anderes geht. Selbst wenn Hunde im Park auf der Freilauffläche umherjagen und einander in die Fersen zwicken (ein Ausdruck des Gelben Systems beim Spiel), halten sie Blickkontakt, ziehen sich zurück, wenn ihr Spielgefährte offensichtlich in Schwierigkeiten ist, und häufig wechseln sie zwischen Unterwerfungs- und Dominanzhaltung. All das hängt mit dem Grünen System zusammen, das sich in diesem Fall mit dem Energie mobilisierenden Gelben System verbindet und ein körperliches Spiel ermöglicht, bei dem allen Beteiligten klar ist, daß sie einander nicht verletzen wollen.

Keiner der drei primären Zustände (Grün, Gelb und Rot) ist seinem Wesen nach »schlecht«. Probleme entstehen, wenn wir in Zuständen der Gefahr *festsitzen* und deshalb von den regenerativen und heilenden Kräften des Grünen Zustandes abgeschnitten sind.

Wenn es ums Überleben geht, verläßt sich unser Körper auf das Gelbe System. Es zu aktivieren kostet jedoch viel Energie und verzögert die Heilung und Regeneration unseres Körpers – ganz abgesehen davon, ob wir unser Leben in diesem Zustand überhaupt genießen können. In einer idealen Welt könnten wir dieses System einschalten, wenn wir es brauchen, und schon eine Minute später in die Sicherheit des Grünen Zustandes zurückkehren.

---

* Falls Ihnen auffallen sollte, daß wir in diesem Buch immer wieder Hunde erwähnen, so tun wir das, weil es sich um moderne Säugetiere handelt, deren Nervensystem ähnlich wie unser eigenes funktioniert.

Wir können Spiel als ein neuronales Training verstehen, das es unserem Nervensystem ermöglicht, den Wechsel zwischen Grünem und Gelbem Zustand zu üben, damit wir das mobilisierende Gelbe System benutzen können, wenn wir es brauchen, ohne darin stecken zu bleiben.

Die Fähigkeit, das Grüne und Gelbe System benutzen zu können, ohne in einem von beiden stecken zu bleiben, ist wichtig für unsere Resilienz und die Fähigkeit, Schwierigkeiten standzuhalten, ohne unser Leben vollständig von ihnen beherrschen zu lassen.

Das erklärt auch, warum Tanzen im allgemeinen als Freude bereitende Aktivität angesehen wird – wobei wir uns hiermit vorsorglich bei Lesern entschuldigen möchten, die das Tanzen ganz bewußt meiden. Tanzen ermöglicht uns die gefahrlose Nutzung unseres Gelben Systems und das Pendeln zwischen Grünem und Gelbem System. Natürlich kann man auch allein tanzen, aber wenn wir es zusammen mit anderen Menschen tun – diesem allen Menschen angeborenen sozialen Verhalten hat die gesamte Nachtclub-Branche ihre Existenz zu verdanken –, so wird die Integration des Grünen Systems verstärkt.

Und obgleich das *Bedürfnis* zu spielen von unserem Nervensystem ausgeht und Kindern und Tieren (die instinktiv spielen) von Geburt an eigen ist, hat unsere Kultur die Bedeutung des Spiels lange abgestritten und es sogar als belanglos abgestempelt. Die Polyvagal-Theorie zwingt uns, diese Sichtweise zu überdenken.

Sobald Ihnen klar wird, wie wichtig Spiel für das Nervensystem und die Gesundheit ist, wird es zu einem echten Argument für den Stellenwert, den Pausen- und Teamsport für die Entwicklung von Kindern hat – und für den Wert des abendlichen Ausgehens mit Freunden, wenn es sich um Erwachsene handelt.

Statt solche Aktivitäten als rein körperliches Training oder sinnfreie Ablenkung zu verstehen, kann und sollte man darin Gelegenheiten, das Nervensystem zu trainieren, sehen – ganz zu schweigen von ihrer Wirkung auf unseren Körper. Sie ermöglichen uns, jene Resilienz zu entwickeln, die wir brauchen, um körperlich und psychisch gesund, glücklich und (das gilt insbesondere für jüngere Kinder) ausgeglichen zu bleiben.

Intimität

Bevor wir uns neuen Themen zuwenden, werden wir uns noch kurz einige andere »hybride« autonome Zustände anschauen, die mehrere der farbkodierten autonomen Systeme gleichzeitig nutzen.

Befinden wir uns in einem Zustand der Gefahr, kann unser Rotes System uns erstarren, abschalten und dissoziieren lassen. Die neuronalen Bahnen aber, die im Falle wahrgenommener Gefahren eine Immobilisierung herbeiführen können, sind auch wichtig für unsere Fähigkeit, in einen Zustand der Immobilität zu wechseln, wenn wir uns in Gesellschaft besonders geliebter Menschen sicher fühlen.

Wenn das (für die Immobilisierung genutzte) Rote System zusammen mit dem (Sicherheit signalisierenden) Grünen System aktiviert wird, erfüllen diese Schaltkreise einen völlig neuen und meist deutlich angenehmeren Zweck: daß wir in den zutiefst regenerativen Zustand der Intimität eintreten.

Wie das Spiel hat auch die Intimität eine eigene autonome Signatur, und wir können sie als einzigartigen autonomen Zustand verstehen.

Angesichts dieser hybriden Zustände ist klar, daß ein Gefühl der Sicherheit – so wie unsere Neurozeption es identifiziert – das Gelbe und das Rote System in einen völlig neuen Kontext stellt. In beiden Fällen werden Reaktionen auf Gefahr, die unseren Körper aktiv schädigen können, wenn wir sie zu stark nutzen, in solche verwandelt, die Freude, Gesundheit, Heilung, Bindung und Co-Regulation fördern (siehe hierzu Kapitel 5).

Unterwerfung und Beschwichtigung

Werden wir mit einer Gefahr konfrontiert, kämpfen oder fliehen wir manchmal, können aber auch erstarren oder in einen Shutdown verfallen. Bei einigen von uns versucht das Nervensystem, den schwierigen Weg aus der Gefahr in die Sicherheit mit einer anderen Strategie zu bewältigen: Wir versuchen dann, einen Täter, der uns Schaden zufügen will, zu besänftigen, indem wir ihn unterstützen oder gar beschwichtigen.

Diese Art zu reagieren kommt besonders häufig vor, wenn jemand mit einer umfassenden und fast ununterbrochenen Bedrohung fertig werden muß, etwa wenn jemand entführt worden ist oder in einer Umgebung lebt, in der permanent Mißhandlungen drohen.

Solche dem äußeren Anschein nach unterstützenden Verhaltensweisen kommen häufig in Form von »Unterwerfung« oder »Beschwichtigung« zum Ausdruck – zwei Begriffe, die in den sozialen Medien häufig benutzt werden, um die als paradox erscheinenden Verhaltensweisen von Traumatisierten zu beschreiben, die sich einem Täter gegenüber fürsorglich verhalten. Obwohl Unterwerfung und Beschwichtigung häufig miteinander verbunden sind, unterscheidet die Polyvagal-Theorie sie als separate überlebenssichernde Strategien mit eigenen autonomen Signaturen.

Unterwerfung versucht, einen Täter durch Folgsamkeit freundlich zu stimmen; dem liegt die pragmatische Erwartung zugrunde, daß die Unterwerfung die Aggression verringert und die Gefahr verkleinert.

Beschwichtigung kann als Versuch verstanden werden, das Nervensystem des Täters davon zu überzeugen, daß das Opfer im Grunde auf seiner Seite steht.

Wenn Menschen angesichts einer Bedrohung erstarren oder in einen Shutdown verfallen, schlägt ihnen wegen ihrer Reaktion häufig Unverständnis entgegen. Das gleiche Unverständnis erleben oft auch Menschen, die zu Unterwerfung oder Beschwichtigung Zuflucht nehmen. Denn warum sollte jemand versuchen, einem anderen Menschen, der sich verletzend verhält, gefällig zu sein oder Einverständnis zu signalisieren?

Wir sollten diese Verhaltensweisen als Strategien verstehen, die der Sicherung des Überlebens dienen, und davon absehen, in diesen Fällen eine bewußte Absicht zu unterstellen. Und da die Auseinandersetzung mit Verhaltensweisen wie Unterwerfung und Beschwichtigung als Reaktion auf Traumata in der Polyvagal-Theorie an Bedeutung gewinnt, halten wir es für wahrscheinlich, daß solche Verhaltensweisen auf speziellen autonomen Zuständen beruhen, die mit Bemühungen unseres Körpers, sein Überleben zu sichern, verbunden sind.

Als Defensivzustand, der in besonders schwierigen Situationen genutzt werden kann, könnte Unterwerfung mit einer Aktivierung des Roten und Gelben Systems verbunden sein. Werden wir von diesen Systemen dominiert, sind unser System für soziale Verbundenheit und unsere Fähigkeit zur Co-Regulation praktisch außer Funktion. Sind mit dem gefügigen Verhalten keine positiven sozialen Signale verbunden, kann ein Täter dieses als Desinteresse, Beziehungslosigkeit oder Verlogenheit deuten, was die Aggression verstärken und die Gefahr vergrößern könnte.

Beschwichtigungsverhalten unterscheidet sich von der Unterwerfung insofern, als hier ein aktiviertes System für soziale Verbundenheit im Spiel ist, das dem Opfer die Möglichkeit gibt, dem Täter Signale für Sicherheit und Co-Regulation zu übermitteln. Dadurch kann das Opfer das Nervensystem des Täters eventuell davon überzeugen, daß das Opfer auf seiner Seite ist, was die Überlebenschancen vergrößert.

Möglicherweise ist das Beschwichtigungsverhalten mit der Nutzung eines speziellen autonomen Zustandes verbunden, der Elemente des Grünen, Gelben und Roten Systems kombiniert. Auf diese Weise wird die Bedrohung erkannt, aber das System für soziale Verbundenheit kann dem Täter weiterhin Signale für Sicherheit, Soziabilität und Co-Regulation übermitteln, und dem Angegriffenen so zu überleben helfen.[3]

Nicht jeder Mensch reagiert auf die oben beschriebene Art auf ein Trauma oder auf Mißhandlungen. Doch statt diejenigen, die so reagieren, zu beschämen oder an der Aufrichtigkeit ihrer Haltung zu zweifeln, könnte man solche Verhaltensweisen auch mitfühlender als Ausdruck eines Nervensystems verstehen, das eine bemerkenswerte Fähigkeit entwickelt hat, sich in schwierigen oder sogar lebensbedrohlichen Situationen anzupassen und so zu überleben.

Drei Schaltkreise, verschiedene Zustände

Nachdem wir unsere Liste autonomer Zustände um die neuen »hybriden« Zustände ergänzt haben, sind wir mit insgesamt sieben Zuständen konfrontiert: mit den ursprünglichen drei farbkodierten Zuständen und vier hybriden Zuständen, an denen mehr als eines der drei ursprünglichen Systeme beteiligt ist.

Hybride Systeme

Drei Schaltkreise, verschiedene Zustände	Zustand	Verhalten
Soziale Kommunikation	Grün	soziale Verbundenheit
Spiel/Tanz	Grün, Gelb	soziale Verbundenheit & Mobilisierung
Kampf/Flucht	Gelb	Mobilisierung
Intimität	Grün, Rot	soziale Verbundenheit & Immobilisierung
Beschwichtigung	Grün, Gelb, Rot	soziale Verbundenheit & Gefahrenerkennung
Unterwerfung	Gelb, Rot	Folgsamkeit ohne Co-Regulation
Shutdown/ Dissoziation	Rot	Immobilisierung (Erstarrung)

Wir haben nun einen Eindruck davon gewonnen, was es mit dem ANS auf sich hat und wie es uns transformiert. Nun werden wir uns anschauen, was dabei anatomisch vor sich geht. Und damit kehren wir zum »vagalen« Aspekt der Polyvagal-Theorie zurück und damit zum Star unserer Show: dem Vagusnerv.

3
Der Vagusnerv

Es ist an der Zeit, den Scheinwerfer auf den Vagus zu richten. Die Hauptfigur unserer Geschichte ist bis jetzt ein wenig im Verborgenen geblieben.

Der Vagusnerv, ein Bündel von Nervenfasern, durchzieht fast den gesamten Körper. Er verläuft von seinem Ursprung, dem Hirnstamm, bis in den Bauchraum und ist auf seinem Weg mit zahlreichen Organen und Körpersystemen verbunden.

Durch diese Verbindungen ermöglicht der Vagus dem Autonomen Nervensystem, als ein Ganzes zu agieren und zahlreiche Körperfunktionen zu koordinieren. Befinden wir uns beispielsweise in einem Gelben Kampf-oder-Flucht-Zustand, wird unser Herzschlag nicht schneller, während unsere Atmung langsamer wird. Weil der Vagus das Herz mit der Lunge (sowie mit vielen anderen Organen) verbindet, werden sie gleichermaßen stimuliert.

Einzigartig ist auch die Interaktion des Vagus mit anderen Kranialnerven, insbesondere mit den für Bewegungen des Gesichts und Kopfes zuständigen, die das soziale Verhalten, die Nahrungsaufnahme, den Gesichtsausdruck und das Sprechen steuern.

Wir werden im weiteren Verlauf dieses Buches immer wieder der Vorstellung begegnen, daß soziales Verhalten das Nervensystem und unseren physiologischen Zustand transformieren kann. Die Verbindung zwischen dem Vagus und den Nerven und Muskeln, die uns den Ausdruck von Gefühlen und den Umgang mit anderen Menschen ermöglichen, ist für die Magie dieser Transformation von zentraler Bedeutung.[1]

* * *

Wir können den Vagus als ein neuronales Glasfaserkabel verstehen, das Signale aus dem ganzen Körper aufwärts zum Gehirn und Signale aus dem

Gehirn abwärts in die Organe übermittelt. Das wichtigste Signal, um das es dabei geht, ist die Einschätzung der Sicherheit unserer aktuellen Situation durch die Neurozeption.

Sie fühlen sich sicher? Der Vagus befördert die gute Nachricht vom Hirnstamm aus abwärts in den Körper, woraufhin das Herz, die Lunge und alle übrigen Organe auf diese Einschätzung adäquat und im Einklang reagieren.

Sie fühlen sich bedroht? Dann fungiert der Vagus wie ein Signalfeuer auf einem Berggipfel, indem er vom Hirnstamm aus eine Botschaft in den gesamten Körper sendet und unseren neuronalen Schaltkreisen auf diese Weise ermöglicht, zu Defensivverhalten überzugehen.

Der Vagus ermöglicht der Neurozeption und dem autonomen Zustand, auf unseren ganzen Körper einzuwirken – also nicht nur auf einen einzelnen Teil. Wenn wir uns unseren Körper als eine Art Orchester vorstellen, in dem viele verschiedene Instrumente (seine Organe und Systeme) zusammenwirken, ist der Vagus der Dirigent, der den Stab erhebt, um alle gemeinsam in einer Symphonie zum Klingen zu bringen.

Doch der Vagus fungiert nicht nur als passiver Bote. Im aktivierten Zustand übernimmt er auch die Funktion einer Bremse, die unseren Erregungszustand verringert, unsere Aktivität verlangsamt und uns ermöglicht, uns ruhig zu fühlen.

Mit Hilfe dieses Bremsmechanismus manövriert uns der Vagus aus dem Bereich der Gelben Verteidigungszustände und öffnet uns das Tor zum Grünen Zustand. Diese Fähigkeit des Vagus, uns zu beruhigen und zu entspannen, ist der Grund dafür, daß so viele Menschen im Wellness-Bereich darauf aus sind, ihn zu aktivieren.

Bestimmte Yoga-Formen und Atemübungen beruhigen uns, weil sie über den Vagus die Herzfrequenz verlangsamen. Viele Aktivitäten und sensorische Erlebnisse, die wir als angenehm oder beruhigend empfinden – beispielsweise Singen, Lachen und Musizieren –, aktivieren den Vagus und bewirken, daß er zwischen Körper und Gehirn (aufwärts und abwärts) beruhigende Signale übermittelt. Daß uns diese Aktivitäten buchstäblich ein Gefühl der Sicherheit vermitteln, ist wahrscheinlich der Grund, weshalb wir sie genießen und anstreben.

Falls Sie jemals von Untersuchungen gehört haben, denen zufolge Musikerziehung bewirkt, daß Schüler bessere Leistungen in Fächern wie Mathematik erzielen, ist der Grund wahrscheinlich, daß die Aktivitäten des Musikhörens und des Musizierens die Aktivierung des Vagus und den Zugang zum Grünen Zustand fördern. Letzterer ermöglicht unserem Körper, neuronale Verbindungen zu aktivieren, die dem Lernen, dem Lösen von Problemen und kreativem Denken zugute kommen.

* * *

Der Vagus kann Signale, die auf Sicherheit oder Gefahr hinweisen, in zwei Richtungen aussenden: Wir können solche Signale vom Gehirn her in den Körper übermitteln *oder* Signale aus dem Körper und von den Sinnesorganen zum Gehirn weiterleiten.

Aufgrund dieser Bidirektionalität kann der Vagus die Signale so lange zwischen Gehirn und inneren Organen pendeln lassen, bis ein generelles Gefühl der Sicherheit oder der Gefahr etabliert ist und im gesamten Körper Wirkung zeigt. Das Resultat ist unser autonomer Zustand und der Prozeß, durch den unser Körper in die Grüne, Gelbe oder Rote Zone befördert wird.

Diese Signale werden vom Hirnstamm initiiert und gedeutet, aber der Vagus läßt sie im Körper pendeln.

Wir können also festhalten:

- Unsere Sinne und Körpersysteme tasten die Umgebung mit Hilfe der Neurozeption ständig nach Anzeichen für Sicherheit oder Gefahr ab.
- Alle identifizierten Signale für Sicherheit oder Gefahr werden im Vagusnerv aufwärts oder abwärts weitergeleitet, wodurch ein autonomer Zustand entsteht, der die Funktionsweise des gesamten Körpers beeinflußt.

Doch wie bei einem Highway, auf dem es nur in einer Richtung Express-Spuren gibt, sind die Vagusbahnen, die zwischen Körper und Gehirn verlaufen, nicht alle gleichartig. Etwa 80 Prozent der Vagusfasern führen aus dem Körper ins Gehirn und nur ca. 20 Prozent vom Gehirn in den Körper.

Aufgrund dieser Diskrepanz könnten unsere viszeralen sensorischen Empfindungen für die Identifikation unseres autonomen Zustandes deutlich wichtiger sein als unser bewußtes Denken. Deshalb ist ein *Gefühl* der Sicherheit für unser Nervensystem viel wichtiger, als bewußt zu *denken*, daß wir in Sicherheit sind.

Wir sind primär Körper, und für den Körper ist es fraglos wichtiger, die Welt zu spüren, als über sie nachzudenken. Am Anfang dieses Buches steht ein berühmtes Zitat von Descartes: »Ich denke, also bin ich.« Das mag manchmal zutreffen, aber häufiger trifft wahrscheinlich die von der Polyvagal-Theorie inspirierte Version zu: »Ich *spüre mich*, also bin ich.«

Das bloße *Gefühl* der Sicherheit oder Gefahr verändert unseren Körper, unsere Atmung und unsere Lebensweise. Und in einer Welt, die uns heutzutage permanent mit einem Sperrfeuer von Bedrohungen, Eilmeldungen und Ängsten bombardiert, ist es kaum verwunderlich, daß so viele Menschen sich gestreßt und nicht gesund fühlen. Das geht nicht nur Ihnen so, sondern auch uns. So geht es allen. Das ist allerdings nicht unser Fehler, und glücklicherweise können wir etwas dagegen tun.

Die Macht der Atmung

»Atmen Sie einfach.« – »Atmen Sie einmal tief.« – »Einatmen ... und jetzt ausatmen.«

Wir alle haben diese Worte schon in der einen oder anderen Form gehört, aber nur wenigen Menschen ist klar, *warum* das Atmen für die Aufrechterhaltung eines ruhigen und gelassenen Zustandes und ein Leben im Grünen autonomen Zustand so wichtig ist. Wenn Sie dieses Buches bis hier gelesen haben, dürfte Ihnen die Antwort als erstaunlich klar und logisch erscheinen. Natürlich läuft es auf den Vagus hinaus.

Wie soeben erläutert, fungiert der Vagus als neuronale Verbindung, über die Signale für Sicherheit oder Gefahr abwärts in den Körper und aufwärts ins Gehirn übermittelt werden, wodurch gewährleistet wird, daß der ganze Organismus im Einklang agiert. Wenn Sie sich verängstigt oder sicher fühlen, reagiert Ihr ganzer Körper auf dieses Gefühl, indem er das Gelbe oder Rote System aktiviert – oder zum Grünen System wechselt.

Dieser Prozeß wird vom Körper initiiert und verläuft größtenteils automatisch und unbewußt. Deshalb können wir, wenn wir in einen unerwünschten autonomen Zustand versetzt werden, das Gefühl entwickeln, daß wir die Kontrolle über unseren Körper verlieren. Möglicherweise *wollen* wir uns dann unbedingt beruhigen (vielleicht blaffen wir aber auch jemanden, der darauf beharrt, daß wir uns entspannen sollen, mit einem klischeehaften

»Erzähl du mir nicht, daß ich mich beruhigen soll!« an), fühlen uns dazu aber nicht in der Lage, weil uns diese Gefühle überwältigen.

Insbesondere gilt dies für Menschen, die unter Angst leiden (und, mal ehrlich, wer leidet darunter heutzutage nicht mehr oder weniger stark?). Vielleicht ist uns sogar rational klar, daß es keinen Grund gibt, sich zu ängstigen oder sich Sorgen zu machen; doch unseren Körper interessiert das nicht, und er übernimmt trotzdem die Kontrolle. Und während das Signal im Vagusnerv auf und ab übermittelt wird, wird es im gesamten Körper, vom Kopf bis zu den Zehen, wirksam.

Aber was hat all das mit der Atmung zu tun?

Unser autonomes (also »automatisches«) System ist außerhalb des Bewußtseins aktiv, und unser Bewußtsein hat keinen Einfluß darauf – wir können unser Herz nicht mit Willenskraft dazu bringen, langsamer zu schlagen, und wir können nicht verhindern, daß wir schwitzen. Aber für die meisten Menschen gilt, daß es eine wichtige Ausnahme zu dieser Regel gibt, denn tatsächlich können wir eine autonome Funktion nötigenfalls auch mit dem Willen beeinflussen: die Atmung.

Wir können beschließen, unter Wasser die Luft anzuhalten, beim Spielen eines Blasinstruments langsam auszuatmen oder mit der gesamten Luft in unserer Lunge einen Luftballon aufzublasen. Wir können die Lunge aber auch den ganzen Tag und nachts im Schlaf sich selbst überlassen, ohne auch nur einen einzigen Augenblick daran zu denken, daß wir atmen.

Weil die Atmung der einzige autonome Prozeß ist, den wir auch mit unserem Willen beeinflussen können, übermittelt das bewußte Verlangsamen der Atmung dem Autonomen Nervensystem ein starkes Signal:

»Wenn ich die Zeit habe, langsam zu atmen, laufe ich wahrscheinlich gerade nicht um mein Leben. Vielleicht bin ich dann ja in Sicherheit, und wir können die Dinge im autonomen Sinne ein wenig ruhiger angehen lassen.«

Um dies zu erreichen, aktiviert tiefes und langsames Ausatmen in unserem Atemsystem Sensoren, die als Vagustrigger fungieren und uns in einen ruhigeren autonomen Zustand versetzen. Die auf diese Weise übermittelte Botschaft der Sicherheit pendelt dann so lange im Vagus, bis sie unseren restlichen Körper durchdrungen hat. Auf diese Weise wird die Atmung zu einem mächtigen Werkzeug, das für Ruhe und Gelassenheit im ganzen Körper sorgt.

Langes *Ausatmen* ist für diesen Prozeß besonders wichtig. Die konträre Art zu atmen, also kurzes Ausatmen und langes Einatmen, kann die gegenteilige Wirkung hervorrufen. Sie ahmt die Hyperventilation nach und bereitet das Autonome Nervensystem auf einen Zustand der Gefahr vor.

Die beruhigende Wirkung der Atmung ist seit Jahrtausenden bekannt. Langsames Ausatmen spielt in vielen Traditionen und Formen des Yoga eine wichtige Rolle, und seine Wirkkraft wird seit langer Zeit in spirituellen Texten gepriesen. Keineswegs wollen wir diese Überlieferungen hier diskreditieren. Man kann sie als wichtige Vehikel der Weitergabe traditionellen Wissens ansehen. Doch indem wir diese Prozesse durch eine anatomische Erklärung ergänzen, werden sie für alle, denen wissenschaftliche Überprüfungen wichtig sind, sowie für all jene, denen Yoga und dergleichen als dubios erscheint, noch zugänglicher.

Wenn Sie also das nächste Mal Angst verspüren oder sich besonders aktiviert fühlen, dann tun Sie sich einen Gefallen, indem Sie tief einatmen, die Luft einen Moment in der Lunge halten und dann sehr langsam ausatmen. Falls es Ihnen hilft, diesen Vorgang in einem spirituellen oder religiösen Sinne zu verstehen, dann ist das gut so. Aber wenn Sie den Vorgang wissenschaftlich unterfüttern wollen, sollten Sie sich klarmachen, daß Sie auf diese Weise Ihren Vagus aktivieren und Ihrem Körper damit praktisch sagen, daß Sie, wenn Sie sich die Zeit für diesen Atemzug nehmen, tatsächlich in Sicherheit sind, also nicht um Ihr Leben laufen.

Ihr Körper wird diese Botschaft verstehen.

Den Vagus stimulieren

Am 2. Juni 2022 veröffentlichte die *New York Times* eine Geschichte mit dem provokanten Titel »Dieser Nerv beeinflußt fast alle inneren Organe. Kann er auch unseren psychischen Zustand verbessern?«

Der Nerv, der hier gemeint war, ist natürlich der Vagus. Er wird in dem Artikel korrekt als »Informations-Super-Highway« bezeichnet.

In dem Artikel werden dann Dinge erörtert, die ich (Stephen) niemals hätte voraussehen können, als ich Anfang der 1970er Jahre begann, den Vagus zu erforschen, nämlich daß die Suche nach Möglichkeiten, den Vagus zu »aktivieren«, zu »tonisieren« oder zu »hacken«, zu einer regelrechten Obsession in den sozialen Medien geworden ist. Es wird auch erwähnt, daß zum Zeitpunkt der Veröffentlichung TikTok-Videos mit dem Hashtag #vagusnerve mehr als 64 Millionen Mal angeschaut worden sind. Auf Instagram ist der gleiche Hashtag mit zirka 70 000 Posts vermerkt.

Der Grund für diese Obsession ist simpel: Die Idee, den Vagus zu aktivieren, ist im allgemeinen Smalltalk zu einer Art Allheilmittel für Probleme aller Art geworden, die irgendwie mit der körperlichen und psychischen Gesundheit zusammenhängen – PTBS, Diabetes, Depression, Epilepsie, Long-COVID und so weiter und so fort.

»Angesichts all der Dinge, die der Vagus bewirkt, kann das, was da vor sich geht, tatsächlich wie Magie erscheinen«, hat Eric Porges, Ph. D., der *Times* erklärt, ein Wissenschaftler, der im Department of Clinical and Health Psychology der University of Florida, tätig ist.

Falls Sie annehmen, zu erleben, daß der Vagus so gehypt wird, sei für mich befremdlich, haben Sie völlig Recht. Natürlich wird die Befremdlichkeit dieses Erlebnisses noch dadurch verstärkt, daß der oben genannte Dr. Porges mein Sohn (und der Bruder meines Co-Autors) ist. Es heißt ja, der Apfel fällt nicht weit vom Stamm.

Was also hat es mit der Stimulation oder Aktivierung des Vagus auf sich? Und kann sie tatsächlich bei einer riesigen Liste von Problemen nützlich sein?

Die kurze Antwort lautet: Ja.

Etwa 80 Prozent der Vagusfasern übermitteln Informationen aus unseren Organen darüber, wie wir uns fühlen, zum Hirnstamm.

Seit Jahrzehnten ist bekannt, daß die Stimulation dieser sensorischen Nervenfasern eine gesundheitsfördernde Wirkung haben kann. Der Artikel in der *New York Times* berichtet, daß sich Forscher mit dem Vagus erstmals beschäftigten, als sie gegen Ende des 19. Jahrhunderts nach einer Möglichkeit, Epilepsien zu behandeln, suchten. Sie entdeckten schon bald, daß sich die Aktivierung des Vagusnervs auch auf die Stimmung und den psychischen Zustand der Probanden positiv auswirkte. Mittlerweile ist die Vagusstimulation eine allgemein anerkannte Behandlung, die epileptische Anfälle zu verringern vermag und bei therapieresistenter Depression Behandlungserfolge erzielt.

Geräte für die Vagusnervstimulation (VNS) übermitteln über die Sinnesportale des Vagus elektronische Impulse ins Gehirn, das diese Impulse verarbeitet und auf sie reagiert, indem es über den Vagus beruhigende Signale an verschiedene Organe übermittelt. Diese Signale fördern im Körper ein Gefühl der Sicherheit und helfen, uns von den Anforderungen zu befreien, die mit einem Defensivzustand verbunden sind. Außerdem wird auf diese Weise unsere Fähigkeit unterstützt, in den heilenden Grünen Zustand der Homöostase einzutreten.

Leider müssen die meisten Vagusstimulationsgeräte chirurgisch implantiert werden. Dabei wird der Vagusnerv durch einen Einschnitt im unteren Bereich des Halses freigelegt. Chirurgische Eingriffe sind mit Risiken und Kosten verbunden. Solche Behandlungen sind keine Kleinigkeit, sie sind aber für Menschen, die mit Beschwerden fertig werden müssen, die ihre Lebensqualität beeinträchtigen, manchmal die letzte Möglichkeit (und retten ihnen manchmal sogar das Leben).

Daß sich die sozialen Medien in letzter Zeit so obsessiv für den Vagus interessieren, basiert vermutlich auf dem allmählich sich durchsetzenden Bewußtsein, daß chirurgische Eingriffe nicht zwingend notwendig sind, wenn wir die Fähigkeit des Vagusnervs, unseren körperlichen Zustand zu verändern, uns zu beruhigen und uns zu heilen, nutzen wollen.

Wir können den Vagus nämlich auch stimulieren, ohne direkt zu ihm in Kontakt zu treten. Simple Methoden wie Druck auf einen bestimmten Körperteil auszuüben sowie bestimmte Atemtechniken können den Vagus ebenfalls stimulieren. Dabei spielen sensorische Bereiche eine Rolle, die leicht zugängliche Bereiche sind: das äußere Ohr, das Trommelfell und das Gesicht.

Warum das wichtig ist, werden wir später in diesem Kapitel erklären. Es ist jedoch kein Zufall, daß viele Vagusaktivierungspunkte sich in Körperbereichen befinden, die bei der sozialen Interaktion eine

Rolle spielen. **Nach Auffassung der Polyvagal-Theorie betreiben wir schon, indem wir uns sozialen Interaktionen widmen, eine Form der Vagusstimulation, die viele unserer Körpersysteme zu regenerieren und zu optimieren vermag, ohne daß wir auf spezielle »Hacks« aus den sozialen Medien zurückgreifen müssen.**

Sogar die Elektrostimulation des Vagusnervs ist mittlerweile ohne einen chirurgischen Eingriff möglich.* Dies ist insofern von Vorteil, als es der Behandlung weiterer Störungen den Weg bereitet, beispielsweise der Behandlung von PTBS sowie von Problemen des Verdauungstrakts wie Reizdarmsyndrom.[2]

Es ist zu hoffen, daß durch den Wegfall der chirurgischen Implantation die positiven Wirkungen der Elektrostimulation des Vagusnervs viel mehr Menschen als bisher zugute kommen. In der Zwischenzeit können wir unseren Vagus aktivieren, indem wir mit einem uns nahestehenden Menschen ein angenehmes Gespräch führen.

Zurück zur Atmung

Wir werden uns nun wieder mit der Atmung beschäftigen und insbesondere damit, wie sie die beruhigende Wirkung des Vagus aktiviert – und wie entsprechende Wirkungen durch Singen, Lächeln und Musikhören oder Musizieren erzielt werden können.

Wenn wir uns an der Polyvagal-Theorie orientieren und uns dabei ein wenig mit Neuroanatomie beschäftigen, wird die Antwort klar.

Im Hirnstamm gibt es einen Bereich, der »gemeinsamer kardiorespiratorischer Oszillator«[3] genannt wird. Dieser Bereich übermittelt Anweisungen an Herz und Atemsystem, synchron zu arbeiten. Wir können diesen Effekt in Echtzeit beobachten, indem wir die Herzfrequenzmuster eines Menschen messen, während dieser atmet, denn Veränderungen der Atmung verändern auch die Herzfrequenz.

Die Verbindung zwischen Herzfrequenz und Atmung wird plausibel,

---

* z. B. gammaCore, https://www.gammacore.com/

wenn wir uns vergegenwärtigen, daß die primäre Aufgabe des Herzens darin besteht, sauerstoffangereichertes Blut in den ganzen Körper zu pumpen. Während wir einatmen (wodurch Sauerstoff in den Körper gelangt), schlägt unser Herz schneller, um die erhöhte Sauerstoffmenge in den Blutkreislauf zu verteilen. Durch schnelleres Atmen nehmen wir mehr Sauerstoff auf, der daraufhin vom beschleunigt schlagenden Herzen in den Körper gepumpt wird.

Der physiologische Prozeß, der Atmung und Herzfrequenz miteinander verbindet, wird größtenteils durch unsere Bronchien vermittelt. Falls Sie schon einmal eine Bronchitis hatten, ist Ihnen das Wort vertraut. Die Bronchien transportieren die Luft, die durch die Luftröhre in den Körper strömt, in die Lunge. Sobald wir Sauerstoff eingeatmet haben und er zur Lunge befördert wurde, verteilen die Bronchien ihn mittels eines Netzwerks immer kleiner werdender Röhren, Bronchiolen genannt. An den Enden dieser kleinen Röhren befinden sich winzige Aussackungen, die Alveolen. Dort tauscht die Lunge beim Ein- und Ausatmen über das Blut Sauerstoff gegen Kohlendioxid aus. Der eingeatmete Sauerstoff gelangt durch die Alveolen in das Blut und wird von dort ins gesamte Körpergewebe verteilt. Unterdessen wird das Kohlendioxid im Blut, das aus den Körpergeweben zurückfließt, zu den Alveolen geleitet, über die es den Körper beim Ausatmen verläßt.

Um den Prozeß der Versorgung mit Sauerstoff zu unterstützen, verändern die Bronchien ihren Durchmesser und erzeugen so Druck, der den Sauerstoff durch die Alveolen in das Blut befördert. Diese Oszillationen, die sowohl die Bronchien als auch die Herzfrequenz betreffen, werden mit atmungsbedingten Veränderungen der Herzfrequenz synchronisiert. Diese Synchronisierung ermöglicht der Vagus, der ein »respiratorisches Signal« vom Hirnstamm zu den Bronchien und zum Herzen übermittelt. Dies ermöglicht den Bronchien und dem Herzen die Synchronisierung ihrer Aktivität und damit die Optimierung der Diffusion des Sauerstoffs ins Blut.

Der Vagus enthält kardioinhibitorische Fasern, die, wie der Name erahnen läßt, ermöglichen, die Herzfrequenz zu senken. Diese wirken beruhigend, verringern unsere metabolische Belastung und ermöglichen uns, Energie zu sparen. Aufgrund der Aktivierung dieser Vagusfasern vermag die Verlangsamung und Verlängerung des Ausatmens auch die Herzfrequenz zu senken und den Körper zu beruhigen.

Die erstaunliche Wirkung der Atmung beruht darauf, daß die Synchronisierung zwischen Atmung und Herzfrequenz sowohl durch natürliches, unbewußtes Atmen als auch durch bewußtes, willensgesteuertes Atmen erreicht werden kann. Wir können also, indem wir unser Atemmuster bewußt verändern, auch die Herzfrequenz beeinflussen. Und der Vagus ist die neuronale Verbindung, die dies ermöglicht.

Diese Idee ist alles andere als neu. Schon im Jahre 1910 konnte der Physiologe Heinrich Hering[4] kardioinhibitorische Fasern identifizieren, die vom Hirnstamm zum Herzen verlaufen. Er formulierte prägnant: *»Bezüglich der Atmung ist bekannt, daß eine nachweisbare Absenkung der Herzfrequenz … auf die Funktion der Vagi hindeutet.«*

Herings Beobachtung, daß die Atmung die Herzfrequenz senkt und daß der Vagus diese Verlangsamung bewirkt, war eine wichtige Grundlage für die Entwicklung der Polyvagal-Theorie. Außerdem habe ich (Stephen) aufgrund von Herings Beobachtung eine nicht-invasive Methode zur Messung vagaler Aktivität entwickelt, wozu ich eine Komponente der *Herzratenvariabilität* (HRV), die *Respiratorische Sinusarrhythmie* (RSA), genutzt habe.

Mit Hilfe dieser Möglichkeit, die Vagusaktivität (den »vagalen Tonus«) zu messen, gelang es mir, verschiedene aus der Polyvagal-Theorie abgeleitete Hypothesen zu testen.

Wir können also festhalten, daß in unserem momentanen Zusammenhang zwei Punkte besonders wichtig sind:

1. Veränderungen der Atmung bewirken, daß sich auch die Herzfrequenz verändert. Diese Synchronisierung zwischen Atmung und Herzfrequenz ermöglicht der Vagus.
2. Ob irgend etwas – einschließlich Streß und willensgesteuerten Veränderungen der Atmung – Veränderungen der Vagusaktivität hervorruft, können wir mittels einer nicht-invasiven Meßmethode testen, der sogenannten Respiratorischen Sinusarrhythmie (RSA), die von der Herzratenvariabilität (HRV) abgeleitet werden kann. Im Grunde handelt es sich dabei um die meßbare Amplitude des Atemrhythmus, die im Abstand von Herzschlag zu Herzschlag zum Ausdruck kommt.

Kommen wir auf Hering und die Frage zurück, wie die Atmung die Herzfrequenz verlangsamt und uns beruhigt.

Vor über hundert Jahren stellte Heinrich Hering fest, daß die Fähigkeit des Vagus, das Herz zu beeinflussen, durch die Atmung ein- und ausgeschaltet werden kann. Ihm wurde klar, daß die Herzfrequenz beim Einatmen steigt und beim Ausatmen sinkt.

Dies bedeutet, daß der Vagus das Herz grundsätzlich *nur* in der Phase des Ausatmens, nicht während des Einatmens, effizient beruhigen kann. Mit dieser Erkenntnis verfügen wir plötzlich über ein anatomisches Verständnis dessen, wie tiefes Atmen und insbesondere tiefe Atemzüge mit kurzen Phasen des Einatmens und langen, langsamen Phasen des Ausatmens beruhigend wirken können.

Auch das Umgekehrte trifft zu: Lange Phasen des Einatmens und kurze Phasen des Ausatmens verringern die Fähigkeit des Vagus, uns zu beruhigen, und erhöhen die Herzfrequenz und den Erregungszustand. Diese Art zu atmen aktiviert wahrscheinlich unser (Gelbes) Sympathisches Nervensystem und mobilisiert grundsätzlich Energie im Körper. Man kann dieses mit Schnaufen und Keuchen verbundene Atemmuster beobachten, wenn jemand verängstigt ist oder hyperventiliert.

Um dies alles noch einmal kurz zusammenzufassen:

- Die Verlängerung der Ausatmung wirkt beruhigend und aktiviert das (Grüne) Parasympathische Nervensystem.
- Die Verlängerung der Einatmung weckt die Energie und aktiviert das (Gelbe) Sympathische Nervensystem.

Wenn wir diese Mechanismen verstehen, sind wir in der Lage, plötzlich unseren physiologischen Zustand zu verändern, indem wir entweder beruhigend oder energetisierend auf ihn einwirken – durch nichts weiter als eine leichte Veränderung unserer Atmung. Dieser Zaubertrick war schon sehr alten Traditionen bekannt (beispielsweise Yoga), in denen die Atmung eine wichtige Rolle spielt, und aus dem gleichen Grund können Aktivitäten wie Singen, Sprechen und das Anblasen eines Holzblasinstruments beruhigend wirken und als Vagustrigger fungieren, denn alle genannten Aktivitäten sind mit langem und langsamem Ausatmen verbunden.

Viele Instrumentalmusiker und Sänger beschreiben das Musizieren als ätherisches oder beruhigendes Erlebnis, als etwas, das sie auch dann in einen Zustand innerer Sammlung zu versetzen vermag, wenn nichts anderes dazu in der Lage ist. Wahrscheinlich haben sie dies ihrem Vagus zu verdanken.

Der Vagus als neuronale Bremse

Wenn wir unseren Vagus aktivieren und langsam ausatmen, beruhigt uns das, weil der Vagus wie eine neuronale Bremse wirkt, die unsere gesamte Physiologie herunterreguliert.

Im ersten Moment mag man annehmen, dieser Bremsmechanismus sei wohltuend, und tatsächlich ist er das auch oft. Die Verlangsamung der physiologischen Prozesse gibt uns die Möglichkeit, uns zu beruhigen und zu sammeln. Aufgrund dessen können wir mit anderen Menschen umgehen, ohne aggressiv oder defensiv zu reagieren, und dabei das Grüne System nutzen.

Doch obwohl die Polyvagal-Theorie die positiven Eigenschaften der ventralen Vagusbremse hervorhebt (was es mit dem Wort »ventral« auf sich hat, werden wir in Kürze klären), hat die Fähigkeit des Vagus, unsere Physiologie »herunterzuschalten«, auch eine Kehrseite.

Die Vagusbremse dient nicht nur dazu, unsere Aktivität zu verlangsamen, um uns glücklich und gesund zu machen und unsere Soziabilität zu stärken. Das Rote System – das uns im Falle besonders gefährlicher Situationen erstarren, uns verschließen und dissoziieren läßt – beinhaltet auch eine Verlangsamung des Körpers durch einen anderen, evolutionsgeschichtlich wesentlich älteren Vaguszweig.

Der Polyvagal-Theorie zufolge verfügt der Vagus über zwei Bremsmechanismen – über einen, der unsere Aktivität verlangsamt, damit wir glückliche und soziale Wesen sein können; und einen anderen, der uns ermöglicht, in die Immobilität zu wechseln, damit wir uns in Form von Erstarren, Shutdown, Dissoziation, Kollabieren und sogar Ohnmacht schützen können.

Um diese beiden sehr unterschiedlichen Reaktionen der Verlangsamung – eine für das Grüne und eine für das Rote System – zu verstehen, müssen wir uns nun mit dem »Poly«-Teil des Begriffs »Polyvagal« beschäftigen.

Doch vorher kehren wir noch einmal zu den Ursprüngen der Polyvagal-Theorie und zu ihrer Entstehungsgeschichte zurück.

Die dunkle Seite des Vagus

Vor der Formulierung der Polyvagal-Theorie wurde angenommen, das Autonome Nervensystem bestehe aus zwei gegensätzlichen Subsystemen: dem Parasympathischen Nervensystem (PNS), das uns ermöglicht, uns auszuruhen und zu entspannen, und dem Sympathischem Nervensystem (SNS), das uns aktiviert und in einen Kampf oder Flucht ermöglichenden Zustand versetzt.

Als ich (Stephen) die Hochschule besuchte, nahm man an, das SNS verursache Streß, weshalb man es für unseren »Todfeind« hielt. (Ich erinnere mich noch genau, daß damals tatsächlich diese Formulierung benutzt wurde.) Dem PNS hingegen schrieb man die Fähigkeit zu, die schädlichen Einflüsse des »Todfeindes« zu neutralisieren. Das Resultat dieses Vorgangs war angeblich eine Art Gleichgewicht zwischen den beiden antagonistischen autonomen Systemen, die einen nie endenden Kampf um unseren Körper austrugen.

Uns wurde damals also beigebracht, der (Gelbe) sympathische Zustand sei mit Streß verbunden und generell schlecht; der (Grüne) parasympathische Zustand hingegen wurde mit Entspannung assoziiert und galt immer als gut.

Ich lernte, der Vagusnerv sei ein wichtiger Bestandteil des PNS, und seine Aktivierung sei zentral für die Fähigkeit des Körpers, Streß abzubauen.

Weil der Vagus unser entspannend wirkendes PNS aktiviert, brachte man uns bei, die Aktivierung des Vagus sei *immer* gut.

Dieses damals gängige Modell, das etwa seit 1900 Medizinstudenten vermittelt und in orthodoxen wissenschaftlichen Kreisen genutzt wurde, erschien mir um das Jahr 1990 als nicht mehr völlig plausibel.

Damals führte ich Untersuchungen mit Neugeborenen durch, wobei ich mich auf die Entwicklung neuer Methoden zur Messung vagaler Aktivität konzentrierte. Weil der Vagus als ein Teil des »guten« PNS angesehen wurde, nahm ich an, die vagale Aktivität könnte als schützender Faktor gelten und die postpartale Entwicklung von Neugeborenen vorhersagen.

Wenn die Vagusaktivierung grundsätzlich als gesund und schützend angesehen wurde, wollte ich sie messen.

Im Jahre 1992 veröffentlichte ich in der Zeitschrift *Pediatrics*[5] einen Artikel zu diesem Thema und erhielt kurze Zeit später einen denkwürdigen Brief, der mein Leben verändern sollte.

Ein Neonatologe, der meinen Aufsatz gelesen hatte, widersprach der Auffassung, der vagale Tonus wirke immer schützend. Mir hatte man beigebracht, der Vagus sei immer auf unserer Seite; er hingegen hatte in seiner medizinischen Ausbildung gelernt, daß der Vagus auch *töten* könne.

Mir war sofort klar, was er damit meinte. Auf einer Neugeborenenintensivstation wird die Aktivierung des Vagus in der Regel mit Bradykardie und Apnoe in Verbindung gebracht – Zustände, für die eine starke Verlangsamung der Herzfrequenz und die Unfähigkeit, ausreichend zu atmen charakteristisch sind. Bei manchen Frühgeburten erweist sich dieser Zustand als verhängnisvoll. Deshalb bringt man Ärzten, die auf Neugeborenenstationen arbeiten, bei, die Aktivität des Vagus nicht als protektiv, sondern als Warnzeichen zu verstehen.

»Vielleicht war in diesen Fällen zuviel des Guten einfach schlecht«, mutmaßte der Neonatologe.

Ich behielt den Brief dieses Arztes monatelang in meiner Tasche und fing an, mich zu fragen, wie die gleiche Nervenverbindung uns Streß ertragen lassen *und* Herzfrequenz und Atmung in einem potentiell tödlichen Maße absenken kann.

Wie kann der Vagus sowohl beschützen als auch das Leben gefährden?

Diese Frage nannte ich »das Vagusparadox«, und mein Wunsch, es aufzulösen, führte mich direkt zur Polyvagal-Theorie.

* * *

Eine Antwort auf das Vagusparadox suchte ich in der Fachliteratur, im Fachbereich der Anatomie und in der Evolutionsgeschichte.

Ich fand heraus, daß der Vagusnerv aus vielen separaten motorischen Nervenbahnen besteht, die zwei Systeme bilden, von denen das eine unsere physiologischen Funktionen drosselt, um Streß entgegenzuwirken und uns zu heilen, wohingegen ein zweites System uns zwar ebenfalls physiologisch verlangsamt, uns aber in die lebensgefährlichen Zustände der Bradykardie und Apnoe versetzt.

Aufgrund meines Studiums komparativer Anatomie* war mir klar, daß diese deutlich unterscheidbaren Schaltkreise nacheinander entstanden sind. Der potentiell lebensgefährdende Zweig des Vagus stammt von unseren Reptilien-Vorfahren, wohingegen der auf Streßabbau zielende Zweig nur bei relativ modernen Säugetieren zu finden ist – zu denen natürlich auch wir Menschen zählen.

Unser Vagus beinhaltet also zwei motorische Zweige. Der eine von diesen ist sehr alt und kann lähmend wirken, wohingegen der andere Zweig relativ modern ist und regenerativ wirkt.**

---

* Mehr hierzu im nächsten Kapitel.

** Der Vagus besteht aus zwei motorischen Zweigen; er umfaßt aber insgesamt drei Zweige. Der dritte Zweig ist der sensorische, dem die meisten Vagusfasern zugerechnet werden.

Auf diese beiden unterschiedlichen Vaguszweige verweist die Vorsilbe »Poly« im Wort »Polyvagal«. Und je nachdem, um welchen dieser Zweige es sich dabei handelt, kann uns die Fähigkeit des Vagus, als neuronale Bremse zu wirken, entweder in das Grüne (für Sicherheit und Regeneration stehende) System oder in das Rote (für Erstarren und Shutdown zuständige) System versetzen.

Um zu verstehen, wie sich die beiden motorischen Zweige hinsichtlich ihrer Funktion unterscheiden, sollten wir uns zunächst einmal ihre physischen Unterschiede anschauen.

Unterschied 1: Die Myelinschicht

Der erste wichtige Unterschied zwischen den beiden motorischen Vagusbahnen ist, daß nur der moderne, bei Säugetieren zu findende Vagus myelinisiert ist – was bedeutet, daß er mit einer Myelin genannten fetthaltigen Substanz umgeben ist.

Wir können diese Schicht mit einer Ummantelung vergleichen, wie sie auf Coaxial-Kabeln zu finden ist. Die äußere Isolationsschicht eines solchen Kabels trägt dazu bei, daß Geschwindigkeit und Eindeutigkeit der übermittelten Signale verbessert werden. Die fettreiche Myelinschicht des modernen Vagus leistet im Grunde dasselbe. Aufgrund der höheren Übertragungsgeschwindigkeit und der größeren Signalklarheit kann der moderne Vagus unser Grünes System – d. h. unsere Fähigkeit, ruhig zu bleiben und sozialen Kontakt aufzunehmen – sehr schnell aktivieren.

Unterschied 2: Von wo sie ausgehen

Der zweite Unterschied zwischen dem modernen und dem alten Vagus ist die Stelle, an der sie jeweils aus dem Hirnstamm austreten, wobei sie Bereichen mit sehr unterschiedlichen Funktionen entstammen.

Der alte (oder, um den korrekten Fachbegriff zu benutzen, »dorsale«) Vagus liegt in der rückwärtigen (und somit »dorsalen«) Region des Hirnstamms. Der moderne Vagus hingegen tritt aus der vorderen (und somit der ventralen) Region des Hirnstamms aus.

Unterschied 3: Unterschiedliche Schaltzentralen

Nachdem wir nun wissen, daß ein moderner und ein alter Vaguszweig an unterschiedlichen Stellen aus dem Hirnstamm austreten, wollen wir uns anschauen, welche Aufgaben diese Bereiche erfüllen und wie die Vaguszweige ihre Funktionen im gesamten Körper wahrnehmen.

Der moderne Vagus

Schauen wir uns zuerst den nur bei Säugetieren vorhandenen modernen motorischen Vagus an. Dieser Vaguszweig ist mit einem Bereich des Hirnstamms verbunden, der anatomisch »ventraler Vaguskomplex« (VVC) genannt wird. Außer dem Ursprung des Vagus birgt der VVC auch die Quellkerne (die Ausgangspunkte der Nerven) von vier weiteren Kranialnerven, nämlich den des Trigeminusnervs *(Nervus trigeminus)*, den des Gesichtsnervs *(N. facialis)*, den des Zungen-Rachen-Nervs *(N. glossopharyngeus)* und den des *Nervus accessorius*.

Über den VVC ist der Vagus eng mit den sensorischen und motorischen Funktionen der genannten vier Kranialnerven verbunden. Damit wir verstehen, welche Implikationen das hat, schauen wir uns nun kurz an, welche Aufgaben die genannten vier Nerven erfüllen.

Der **N. trigeminus** ermöglicht Empfindungen in Gesicht, Kopf und Mund. Außerdem ist er an der Steuerung der Muskeln, die uns das Beißen und Kauen ermöglichen, beteiligt. Falls Ihnen schon einmal ein Zahnarzt mit einer Spritze den Mund betäubt hat, kennen Sie die Wirkung einer Blockade dieses Nervs. Nicht nur ein Teil des Gesichts wird dadurch taub, sondern wahrscheinlich fällt Ihnen auch das Sprechen und die Nahrungsaufnahme schwer, weil Sie auf die sensorischen Funktionen des betreffenden Nervs verzichten müssen.*

* Interessanterweise bekommen einige Patienten nach einer zahnärztlichen Behandlung Herzrhythmusstörungen. Wahrscheinlich ist das auf eine Reizung des sensorischen Zweigs des Trigeminus zurückzuführen, der mit dem Bereich des Hirnstamms die im Vagus verlaufenden kardioinhibitorischen Fasern steuert

Der **Gesichtsnerv** *(N. facialis)* steuert die meisten Muskeln in unserem Gesicht, die uns ermöglichen, in Gesprächen Gefühle auszudrücken.

Zum Gesichtsnerv und zum Trigeminusnerv gehören auch Abzweigungen, die in das Mittelohr verlaufen und dort die kleinsten Muskeln unseres ganzen Körpers steuern. Diese winzigen Muskeln ermöglichen uns, Hintergrundgeräusche abzudämpfen, um Gesprochenes besser zu verstehen.

Der **Zungen-Rachen-Nerv** *(N. glossopharyngeus)* ist für unsere Fähigkeiten, zu schmecken, Speichel zu erzeugen und zu schlucken, wichtig. Für die Polyvagal-Theorie entscheidend ist, daß dieser Nerv mit dem Vagus zusammen die motorischen Funktionen des Rachens und des Kehlkopfs reguliert, die uns ermöglichen zu sprechen.

Der **Nervus accessorius** ist für die Kontrolle verschiedener Hals- und Kopfmuskeln wichtig; dazu zählen auch die Muskeln, die aktiviert werden, wenn wir die Achseln zucken, sowie diejenigen, die wir benutzen, um mittels Rachen und Kehlkopf Töne und Sprachlaute zu erzeugen.

Betrachten wir alle diese Nerven zusammen, sehen wir, daß der ventrale Vaguskomplex (VVC) unmittelbar mit vielen der winzigen, aber klar unterscheidbaren Muskeln verbunden ist, mit deren Hilfe wir Emotionen ausdrükken, kommunizieren und uns sozial verhalten können. All dies entspricht der Domäne des modernen Vagus.

Ist der moderne Vagus aktiviert, und wir treten in den Grünen Zustand der Sicherheit ein, wird unsere Mimik ausdrucksvoller, und unsere Stimme klingt prosodischer und nuancierter. Auch unsere Hörfähigkeit wird dann besser, und wir können anderen Menschen besser zuhören.

Wenn wir auch noch die Fähigkeit des Vagus, zu beruhigen und unsere Aktivierung zu verringern, einbeziehen, wird deutlich, wie wichtig dieser Zweig des Vagusnervs – und der gesamte ventrale Vaguskomplex – für alles ist, was mit sozialem Verhalten zusammenhängt. Der moderne Vagus verringert unsere Aktivierung und versetzt uns so in einen für die Soziabilität vorteilhaften Zustand, und außerdem aktiviert er die Gesichtsmuskeln und den stimmlichen Ausdruck, die uns ermöglichen, Gespräche zu führen, Emotionen auszudrücken und das Zusammensein mit anderen Menschen zu genießen.

Wechseln wir aus dem Grünen Zustand in den Gelben oder Roten, werden die für die Soziabilität wichtigen Muskeln deaktiviert. Im Kampf-oder-Flucht-Zustand läßt unser Gesicht kaum Affekt erkennen und wirkt generell ausdrucksloser. Unsere Stimme klingt monotoner, und es fällt uns schwer, die

Stimmen anderer Menschen zu verstehen. Sogar die Aufnahme und Verdauung von Nahrung wird in diesem Zustand beeinträchtigt. (Verdauungsprobleme wie beim Reizdarm kommen bei Menschen, die unter einem Trauma leiden, sehr häufig vor. Wahrscheinlich ist der Zusammenhang, der soeben geschildert wurde, der Grund dafür.) Wenn unser Nervensystem annimmt, es befinde sich in unmittelbarer Gefahr, treten die Körpersysteme, die für soziales Verhalten und die Selbstheilungs- und Regenerationsfähigkeiten unseres Körpers zuständig sind, zugunsten der unmittelbaren Überlebenssicherung in den Hintergrund.

Wahrscheinlich weisen deshalb viele Menschen, die unter zahlreichen scheinbar nicht zusammenhängenden Problemen leiden, diese Symptome auf. Ein affektiv flacher Gesichtsausdruck und eine monotone Stimme sind bei Menschen mit Autismus oder einer PTBS (oder auch einer Borderline-Persönlichkeitsstörung, Schizophrenie und anderen Problemen) sehr verbreitet. Laut ihrer Definition unterscheiden sich alle diese Probleme. Aber wahrscheinlich spielt bei ihnen allen das Autonome Nervensystem eine Rolle sowie die Tatsache, daß sich der Körper der Betroffenen nur selten – wenn überhaupt jemals – wirklich sicher fühlt. Die genannten Probleme sind entweder Ausdruck oder Folge von Störungen des Autonomen Nervensystems.*

Wenn Menschen sich nicht sicher fühlen, können wir das auf ihren Gesichtern sehen und an ihren Stimmen hören.

Der physische Ausdruck von Sicherheit und Gefahr wirkt ansteckend, denn wir neigen dazu, den autonomen Zustand anderer Menschen zu spiegeln. Sehen diese so aus und klingen so, als würden sie bedroht oder als würden sie selbst andere bedrohen, signalisiert das unserem Körper (über die Neurozeption), daß vielleicht auch wir auf der Hut sein sollten.

---

* Allerdings weisen Gemeinsamkeiten nicht zwingend auf eine gemeinsame Ursache hin. Beispielsweise nimmt heute offenbar das Interesse an Überschneidungen zwischen Autismus und PTBS zu, was zu der zweifelhaften Annahme führen könnte, daß Autismus auf Traumata zurückzuführen ist. Wichtig ist die Beobachtung, daß eine unterdrückte soziale Verbundenheit ein deutlicher Indikator dafür ist, daß das Autonome Nervensystem Defensivreaktionen priorisiert. Dies beinhaltet aber keinerlei Informationen über die Begleitumstände, die zur Fixierung auf den Defensivzustand geführt haben. Faktoren wie genetische Veranlagung, Fieber, medizinische Behandlungen, körperliche Verletzungen, Verlust eines Co-Regulators wie eines Elternteils und Ungewißheit bezüglich der Sicherheit in der Umgebung können zu einer adaptiven Umstellung des Systems auf einen Defensivzustand und zum Verharren darin führen.

Dies alles bewirkt unser System für soziale Verbundenheit. Dabei handelt es sich um das, was ich (Stephen) als Cluster von Funktionen des Gesichts und des Herzens bezeichne, die uns Soziabilität und Verbundenheit ermöglichen. Diese Funktionen basieren auf den im ventralen Vaguskomplex (VVC) verbundenen Kranialnerven, die die Gesichts- und Kopfmuskeln steuern.

Wir können uns das System für soziale Verbundenheit als bidirektionales Interaktionssystem vorstellen, das uns auf der einen Seite ermöglicht, den autonomen Zustand eines anderen Menschen zu deuten, und uns andererseits in die Lage versetzt, anderen unseren eigenen autonomen Zustand zu signalisieren. Dies wird durch den Ausdruck und die Deutung verschiedener sozialer Verhaltensweisen möglich – zum größten Teil durch Mimik und Stimmklang –, die nur dann aktiviert werden, wenn sich unser Körper sicher fühlt.

Aufgrund dieses Systems für soziale Verbundenheit kann simple soziale Interaktion den Vagus aktivieren, uns ein Gefühl von Sicherheit vermitteln und Gesundheit und Wohlbefinden verbessern. Dieser Zusammenhang ist von zentraler Bedeutung, wenn wir verstehen wollen, wie uns die Polyvagal-Theorie ermöglichen kann, ein besseres Leben zu führen.

Polyvagales Charisma

Es gibt Menschen, mit denen wir gerne Umgang pflegen, weil wir uns in ihrer Gegenwart sicher fühlen. Selbsthilfe-Gurus führen gern Statistiken an, denen zufolge »Kommunikation zu 80 Prozent aus Körpersprache besteht.« Wir sind uns zwar nicht sicher, woher sie diese Zahlen haben, aber an der Aussage ist durchaus »etwas dran«. Was konkret wir zu Menschen sagen, ist viel unwichtiger, als *wie* wir es sagen. Uns allen ist intuitiv klar, daß wir einigen Menschen besonders gern zuhören und daß es interessant ist, in ihrer Nähe zu sein – wohingegen wir die Nähe anderer als unangenehm empfinden. Je nachdem, welchen Eindruck jemand auf uns macht, und je nach Klang und Intonation seiner Stimme können simple Floskeln wie »Schönen Tag noch!« oder »Ich habe dich immer geliebt« als freundlich und einladend oder als finster und bedrohlich empfunden werden.

Charisma ist keine schwer faßbare, mythische Eigenschaft, sondern die Fähigkeit einiger Menschen, anderen durch ihre äußere Erscheinung, ihre Körpersprache und ihre sprachliche Intonation ein Gefühl der Sicherheit und Verbundenheit zu vermitteln.

Bewegungen der Gesichtsmuskulatur und sprachliche Prosodie erfordern die Aktivierung des Grünen Zustandes, weil die Muskeln, die diese Ausdrucksmöglichkeiten regulieren, über den modernen ventralen Vagus eine direkte Verbindung zum ventralen Vaguskomplex (VVC) haben, und weil sie nur dann vollständig aktiviert sind, wenn wir uns sicher fühlen.

Wir neigen dazu, den autonomen Zustand derjenigen zu spiegeln, mit denen wir interagieren. Wenn Sie sich also wirklich sicher fühlen, geht es anderen Menschen in Ihrer Nähe ebenso. Und wenn Ihnen das regelmäßig gelingt, kann man Ihnen gratulieren, denn dann sind Sie ein charismatischer Mensch, und andere werden Sie wahrscheinlich als angenehme Gesellschaft empfinden.

Wie bereits erwähnt, ist oft das, *was* wir sagen, weniger wichtig als die Art, *wie* wir es sagen. Andere soziale Säugetiere wie Präriemäuse, Katzen, Pferde und Hunde piepsen, knurren, bellen und singen sogar – und bringen ihren emotionalen Zustand durch Laute zum Ausdruck, also ohne Worte. Hunde sprechen kein Englisch, aber wir können aufgrund der Art, *wie* sie bellen, knurren oder winseln, viel über ihren Gefühlszustand herausfinden.

Auch bei uns Menschen gibt es die neuronalen Verbindungen, die unabhängig davon, welche Wörter ausgesprochen werden, Geräusche und Vokalisierungen als bedrohlich oder beruhigend empfinden. Und als Menschen benutzen wir diese Verbindungen ständig.

Wer schon einmal mit einem Hund oder einem Baby gesprochen hat, versteht das intuitiv. Wenn Sie Worte wie *»Wer ist ein guter Junge?«* oder *»Ich liebe dich«* mit starker Prosodie artikulieren, ist die Antwort wahrscheinlich ein Schwanzwedeln des Hundes oder ein fröhliches Glucksen des Kindes. Sprechen Sie die gleichen Worte mit ausdrucksloser, tiefer, monotoner Stimme, rufen Sie wahrscheinlich Angst hervor oder erzeugen bei Ihrem Gegenüber das Gefühl, beschimpft worden zu sein – und sehen auf dem Gesicht eine entsprechende Reaktion.

Unsere genetisch angelegte Neigung, uns aufgrund melodiöser und prosodischer vokaler Äußerungen sicher zu fühlen, ist für eine Mutter, die ihrem Neugeborenen ein Gefühl der Sicherheit vermitteln will, ungeheuer wichtig. Dieses Gefühl ist es, was liebevoller Baby-Talk und Wiegenlieder bei kleinen Kindern bewirken.

Ich (Stephen) habe mich während eines großen Teils meines Berufslebens auf diese angeborene Fähigkeit, ein Gefühl der Sicherheit zu erkennen, das von prosodischen Vokalisationen ausgeht, konzentriert – eine Reaktion, die zwar größtenteils bei Säuglingen vorkommt, die aber auch im Erwachsenenalter nicht verschwindet. Dieses Phänomen habe ich zur Grundlage einer audio-basierten Behandlungsmethode[6] gemacht, die zur Zeit schon von mehr als 4 000 Therapeuten auf der ganzen Welt genutzt wird. (Auf Seite 151 ff. finden Sie weitere Informationen über das *Safe and Sound Protocol.*)

Wenn wir uns im Grünen Zustand befinden und uns sicher fühlen, sehen wir schlicht anders aus und klingen anders. Und diese Veränderung wirkt ansteckend, weil wir alle den autonomen Zustand anderer Menschen spiegeln. In Gegenwart von Menschen, die ein Gefühl der Sicherheit ausstrahlen, fühlen auch wir uns sicher. In Gesellschaft von Menschen, die sich bedroht fühlen oder die selbst eine bedrohliche Atmosphäre verbreiten, fühlen auch wir uns bedroht und strahlen selbst eine bedrohliche Atmosphäre aus. Und wenn es uns gelingt, die Neurozeption anderer dazu zu bringen, ein Gefühl der Sicherheit zu aktivieren – mögen uns diese Menschen auch mehr.

Verfolgt man diese Idee ins Extrem, ist sie einerseits beängstigend, weckt aber andererseits Hoffnung. Wir leben in einer Art autonomer Echokammer. Wird eine ganze Gesellschaft von Furcht überwältigt, kann es schwerfallen, sich nicht von diesem Gefühl anstecken zu lassen. Doch diejenigen unter uns, denen es gelingt, anderen trotz aller Schwierigkeiten ein Gefühl der Sicherheit zu vermitteln, sind tatsächlich in der Lage, diese Stimmung zu verbreiten und wirklich etwas zu erreichen.

Wir und die Musik

Musik ist etwas Merkwürdiges, und wahrscheinlich spielt und spielte sie in allen Zivilisationen eine Rolle.

Aus irgendeinem Grund gefällt es uns, auf ganz bestimmte Weise Schwingungen von Luftwellen zu erleben, die in einem bestimmten Frequenzband liegen. Musik kann sowohl entspannend als auch aufputschend wirken, und sie kann alle möglichen Emotionen wecken, und oft erklingt sie bei geselligen Anlässen wie Partys.

Aber warum mögen Menschen Musik? Und warum ist sie so gut in der Lage, uns sowohl zu erregen als auch zu beruhigen?

Die Polyvagal-Theorie bietet dazu eine Erklärung an.

Unser Mittelohr ist besonders geeignet, melodiöse Vokalisationen im mittleren Frequenzbereich aufzunehmen. Diese Klänge/Geräusche werden von der Neurozeption instinktiv als Anzeichen für Sicherheit und Behagen gedeutet. Erinnern Sie sich? Eine Mutter singt ihrem Neugeborenen ein Wiegenlied vor, damit es einschläft, und ein Hundeliebhaber teilt seinem pelzigen Freund durch einen melodiösen Singsang mit, daß dieser ein guter Kerl ist.

Der Trigger ist hier die vokale Prosodie, das melodiöse Auf und Ab der Sprachmelodie. Die Prosodie aktiviert winzige Muskeln im Mittelohr, welche die Hintergrundgeräusche dämpfen und so dafür sorgen, daß wir besser hören können, was andere Menschen reden. Dieser Effekt hilft uns auch, unsere Fähigkeit zur Neurozeption zu nutzen, um eine Atmosphäre der Sicherheit zu erkennen.

Ein Musikinstrument zu spielen, zu singen und Musik zu hören bewirken das gleiche. Die melodiöse Anordnung von Klangwellen aktiviert unser (Grünes) Parasympathisches Nervensystem – und unsere Fähigkeit, uns sicher und sozial verbunden zu fühlen.

Deshalb fühlen wir uns bei bestimmten Arten von Musik ruhig, gesammelt oder sozial verbunden. (Der soziale Aspekt ist wahrscheinlich der Grund für die Unverzichtbarkeit von Musik bei einer Party zur Erzeugung einer Party-Atmosphäre.)

Denken Sie beispielsweise an die Musik in einer Wellness-Einrichtung. Wahrscheinlich ist sie ruhig, melodiös und vorhersehbar. Es gibt keine plötzlichen und unerwarteten Lautstärkeausbrüche und keine Schreie, die das Nervensystem in einen Zustand äußerster Wachsamkeit versetzen. Ob gesungen wird oder nicht, die Musik bewegt sich in jedem Fall im mittleren Frequenzbereich, und wahrscheinlich sind die Baßfrequenzen stark reduziert. Diese auditive Charakteristik signalisiert dem Nervensystem einen Zustand der Sicherheit und ermöglicht uns, uns zu entspannen.

Aber nicht alle Musik wirkt beruhigend. Bestimmte Musikarten wurden mit dem ausdrücklichen Ziel geschaffen, uns zum Kreischen oder Tanzen zu bringen. Diese Songs erfüllen ihren Zweck, indem sie unser (Gelbes) Sympathisches Nervensystem für einen Tanz mit schwungvollen Schritten, geballten Fäusten und wilden Bewegungen aktivieren. Dies geschieht häufig durch aggressives Singen, schnelle Tempi, massive Baßfrequenzen und größtmögliche Lautstärke – also durch alles, was unser Nervensystem als Anzeichen für eine Gefahr deutet und somit als Trigger für das Sympathische Nervensystem.[7]

Musik kann uns auch in tiefste Traurigkeit versetzen und wie ein Schlag in die Magengrube wirken. In solchen Fällen herrschen häufig akustische Muster vor, für die niedrige Frequenzen charakteristisch sind, und relativ monotone Klänge, die den dorsalen Vagus zu triggern scheinen (mehr über diesen Vaguszweig auf den folgenden Seiten).

Aufgrund dieser auditiven Eigenschaften vermag Musik unsere Stimmung und unseren autonomen Zustand zu beeinflussen.

* * *

Heutzutage können wir uns Tonaufnahmen von fast jeder Musik, die es auf der Welt gibt, anhören. Lange vor Spotify, iPods und sogar den alten Wachszylinderaufnahmen war Musik eine zutiefst soziale Angelegenheit. Während des größten Teils der Menschheitsgeschichte war die einzige Möglichkeit, Musik zu erleben, sie selbst zu spielen, und das tat man oft mit anderen Menschen zusammen.

Also ist Musik wahrscheinlich als Form sozialer Co-Regulation entstanden, die Menschen die Möglichkeit gab, sich gemeinsam sicherer zu fühlen – eine Art Gruppenerleben durch die neuronalen Verbindungen, die eine Mutter dazu bringt, ihrem Neugeborenen durch Gurren ein Gefühl der Sicherheit zu vermitteln. Gemeinsam zu musizieren bedeutet, eine Atmosphäre der Sicherheit zu fördern und zuzulassen, daß andere auch bei uns eine Atmosphäre der Sicherheit fördern.

Wahrscheinlich macht deshalb der Besuch eines Konzerts den meisten von uns bis heute große Freude.

Der alte Vagus

Der moderne, mit einer Myelinschicht umgebene Vagus ist also offenbar etwas sehr Positives. Er sorgt dafür, daß wir cool, ruhig und gesammelt bleiben können, und er hat direkten Kontakt zu dem Teil des Hirnstamms, der uns auch ermöglicht, ausdrucksstarke soziale Geschöpfe zu sein.

Aber wie steht es mit dem alten Vagus?

Der nicht myelinisierte Vaguszweig ist evolutionsgeschichtlich älter und bei den meisten Wirbeltieren seit langer Zeit vorhanden. Und wie beim modernen myelinisierten Vagus ist auch bei ihm die Funktionalität eng mit dem Bereich des Hirnstamms, aus dem er austritt, verbunden.

Wie wir gerade festgestellt haben, ist der moderne Vagus mit dem ventralen Vaguskomplex (VVC) verbunden, weshalb dieser Nerv eine große Zahl körperlicher Merkmale und Funktionen beeinflussen kann, die etwas mit Soziabilität und Sicherheit zu tun haben. Der alte Vagus hingegen ist mit einem anderen Bereich des Hirnstamms, dem dorsalen Vaguskomplex (DVC), verbunden. Während der VVC es uns ermöglicht, Empfindungen zum Ausdruck zu bringen und uns sozial zu verhalten, befaßt sich der DVC mit der Aktivierung und Regulierung von Organen im Bauchbereich. Sofern wir nicht massiv bedroht werden, unterstützt der DVC homöostatische Funktionen, indem er die Regulation dieser Organe, die im Körper unterhalb des Zwerchfells lokalisiert sind, optimiert.

Diese direkte Verbindung vom Bauch und vom Herzen zum Hirnstamm macht die sensorischen Fasern im Vagus zu einer Art Kontrollsystem für die inneren Organe, die im Brustkorb und im Bauchraum liegen.

Erkennt die Neurozeption extreme Gefahr, schickt eine Feedbackschleife diese Information in die inneren Organe, die Sinne und den Hirnstamm – woraufhin der ganze Körper transformiert wird. Diese Transformation wird durch sensorische Empfindungen aus dem Bauch und dem Herzen initiiert, nicht durch die Top-down-Regulation unseres rationalen Denkens.

Dieser Vorgang wird oft dem sogenannten »Reptilienhirn« zugeschrieben. Er beinhaltet, daß das Gefühl, sich in großer Gefahr oder in einer Zwangslage zu befinden, unsere Fähigkeit, logisch zu denken, praktisch vollständig lahmlegt und uns in triebgesteuerte Tiere verwandelt, die knurren, zuschnappen oder erstarren, ohne über das, was sie tun, auch nur einen Augenblick lang nachzudenken.

Das Wort »Reptil« ist durchaus passend. Die (Rote) Shutdown-Reaktion ist für die Reaktion von Reptilien auf Bedrohungen zentral. Statt sich für Kampf oder Flucht bereit zu machen, schalten Reptilien ihren Körper ab, stellen sich tot und erstarren, um nicht entdeckt zu werden – und eventuell sogar nahezu schmerzlos zu sterben.*

Auf diese Weise fördern der DVC und der alte Vagus unsere Fähigkeit, zu erstarren, zu dissoziieren oder angesichts einer wahrgenommenen Gefahr in einen Shutdown zu wechseln.

Die Beziehung zwischen unseren inneren Organen und unserem triebhaften Verhalten gelangt auch in unserer Sprache zum Ausdruck, wenn wir davon sprechen, daß wir »aufgrund von Bauchgefühlen handeln« oder »dem Herzen, statt dem Kopf folgen«.

Wenn wir uns vom Bauch oder vom Herzen führen lassen, tun wir, was wir unserem *Gefühl* nach tun sollten, im Gegensatz zu dem, wovon wir *denken*, wir sollten es tun.

---

* Dissoziation kann dabei von Nutzen sein.

4
Die Entwicklung der Polyvagal-Theorie

Die Geschichte der Polyvagal-Theorie ist die Geschichte der Evolution der Säugetiere und Menschen – und sie beinhaltet, daß sich unsere Entwicklung zu einer *sozialen* Spezies als für unser Überleben entscheidend erwiesen hat.

Ich (Stephen) habe die Polyvagal-Theorie im Jahre 1994 anläßlich meiner Antrittsrede als Präsident der Society of Psychophysiological Research vorgestellt.[1]

Die Idee war im Titel meiner Ansprache enthalten: »*Orienting in a Defensive World: Mammalian Modifications of Our Evolutionary Heritage. A Polyvagal Theory*«.

Aber was bedeutet das? Wie hat uns der lange und gewundene Pfad der Evolution in Organismen verwandelt, bei denen das Bedürfnis und die Fähigkeit zu sozialem Verhalten in die Physiologie und die DNS eingegangen ist?

Um diese Frage zu beantworten, versetzen wir uns Hunderte von Millionen von Jahren in die Vergangenheit zurück – in die Zeit unserer asozialen Reptilienvorfahren, die lange vor uns modernen, sozialen Säugetieren die Welt bevölkerten.

* * *

Wir können uns die Evolution als eine Art Tüfteln vorstellen. Die verschiedenen Arten verändern sich im Laufe der Zeit, und die Veränderungen, die sich als für das Überleben positiv erweisen, bleiben erhalten und werden künftigen Generationen vererbt, die diese Anpassungen weiterhin nutzen und möglicherweise sogar neue Nutzungsmöglichkeiten entdecken.[2]

Die Welt war (und ist immer noch) ein gefährlicher Ort, und unsere Reptilienvorfahren mußten Anpassungen entwickeln, die ihnen das Überleben ermöglichten.

Eine Anpassung, die sich als besonders nützlich erwies, war die Fähigkeit, physiologische Prozesse zu verlangsamen, um in Zeiten des Mangels Energie zu sparen, oder sich gar tot zu stellen, um Raubtieren zu entgehen.

Die Schonung der physiologischen Ressourcen wurde mit Hilfe der »kardioinhibitorischen« Fasern erreicht, die den Herzschlag verlangsamen. Schon bei den alten Wirbeltieren verbanden sich diese Fasern zu einem im ganzen Körper »umherschweifenden« Nerv, der Vagus genannt wird.

Die Besonderheit des Vagus ist, daß er sich im Körper durch viele Systeme und Organe windet. Er tritt aus dem dorsalen Teil des Hirnstamms aus, an einem dorsaler Vaguskomplex genannten Ort, der zur Steuerzentrale der Vagusbahnen wurde, die zu verschiedenen inneren Organen führen, darunter Leber, Milz, Bauchspeicheldrüse, Nieren, Dünn- und Dickdarm. Über den Vagus sind alle diese Organe unmittelbar mit dem Gehirn verbunden.

Weil der Vagus mit so vielen Organen und Systemen des Körpers verbunden ist, beschränkte sich die Fähigkeit seiner Fasern, Körperprozesse zu verlangsamen, nicht mehr auf das Herz. Plötzlich konnten diese Fasern den gesamten Körper synchron verlangsamen, indem sie seinen physiologischen Zustand veränderten und die Anforderungen an den Stoffwechsel sowie den Sauerstoffbedarf einschränkten.

Die ersten Autonomen Nervensysteme entstanden, als die frühen Wirbeltierarten die Fähigkeit entwickelten, ihren ganzen Körper zu verlangsamen, um Ressourcen zu konservieren oder sich zwecks Sicherung ihres Überlebens reflexhaft tot zu stellen.

* * *

Im Laufe der folgenden Jahrtausende entwickelten sich diese älteren asozialen Reptilien zu vielen unterschiedlichen Arten.

Einige der neu entstandenen Arten waren in der Lage, zu kooperieren und sich mit Artgenossen zusammenzuschließen, und vergrößerten so ihre Überlebenschancen. Dieses Verhalten erwies sich als besonders nützlich für die neu auftauchende Gruppe von Arten, die Säugetiere.

Die ersten Säugetiere waren sehr klein, ungefähr von der Größe eines menschlichen Daumens, und sie ähnelten eher den heutigen Mäusen als Menschen, die gehen und sprechen können. Im Grunde waren sie nur willkommene Nahrung für Reptilien.

Aber einigen dieser ersten Säugetiere gelang es, zu überleben und sich zu jener Art von Säugetieren zu entwickeln, denen auch die Menschen zuzurechnen sind, denen es so effektiv gelang, »sich die Erde untertan zu machen«.

Wie genau ist das uns Menschen gelungen?

Sicher war der Grund nicht unsere Stärke oder unsere Fähigkeit, nackte Gewalt anzuwenden. Selbst nach Millionen von Jahren der Evolution sind wir in einem Kampf mit bloßen Händen immer noch nicht besonders furchterregend.

Entscheidend für unseren Erfolg war etwas anderes. Im Gegensatz zu unseren Reptilienvorfahren konnten Säugetiere kommunizieren, zueinander in Kontakt treten und kooperieren. In alten Zeiten ermöglichte diese Fähigkeit unseren Vorfahren, ihre gefährdeten Nachkommen aufzuziehen, sich zusammenzutun, um sich gegen große Raubtiere zu verteidigen, und sich schließlich zu einer Art zu entwickeln, die funktionsfähige Gemeinschaften und Gesellschaften aufbauen konnte.

Diese Hinwendung zu sozialem Verhalten war von großer Bedeutung und wurde zu einem Wesensmerkmal.

Befänden wir uns ständig in einem Zustand der Verteidigung oder Aggression (wie es bei unseren Reptilienvorfahren der Fall war), wäre schon die Nähe von Mitgliedern unserer eigenen Art für uns gefährlich.

Deshalb mußte unser Körper eine Möglichkeit entwickeln, sich aus aggressiven und defensiven Zuständen zu lösen, um bei Artgenossen Sicherheit suchen zu können, und eine Atmosphäre der Sicherheit auszustrahlen, so daß andere Angehörige unserer Spezies sicher sein konnten, daß es für sie ungefährlich war, in unserer Nähe zu sein.

Dies ermöglichte uns Menschen, einander so nahe zu kommen, daß wir erfolgreich kooperieren und auf diese Weise gemeinsam überleben konnten.

Und obgleich die Fähigkeit, Sicherheit zu suchen und auszustrahlen, bei den Säugetieren neu in Erscheinung trat, hatte sie einen alten Ursprung, nämlich die gleichen kardioinhibitorischen Fasern, die es unseren Reptilienvorfahren ermöglicht hatten, ihre physiologischen Prozesse so zu verlangsamen, daß sie Ressourcen schonen oder sich tot stellen konnten. Diese alten Strukturen wurden beim Menschen und bei anderen Säugetieren so reorganisiert, daß wir in der Lage waren, Artgenossen nahezukommen, ohne ihnen zu schaden oder sie zu ängstigen.

Diese Veränderung wurde möglich, weil die kardioinhibitorischen Vagusfasern im Hirnstamm wanderten.* Bei den Säugetieren existierten diese Fasern (und existieren bis heute) im dorsalen Vaguskomplex in Form des nicht myelinisierten alten Vagus, doch verfügen sie zusätzlich über einen neueren Vaguszweig, der von hinten nach vorn in den Bereich des Hirnstamms gewandert ist, den wir heute als ventralen Vaguskomplex bezeichnen. Dieser neue Vaguszweig hat eine andere Morphologie als der ältere Zweig und ist mit einer Myelinschicht umgeben.

Was als nächstes geschah, können wir uns als eine Art Bündnis oder als Firmenzusammenschluß vorstellen. Der Vagus kann die Aktivitäten im Körper verlangsamen und unseren physiologischen Zustand verändern. Der VVC reguliert die Muskeln, die uns soziales Verhalten ermöglichen, indem wir mit den Ohren hören, mit der Stimme Laute hervorbringen und mittels Mimik Emotionen ausdrücken.

Der Vagus versetzt den Körper in verschiedene physiologische Zustände. Die Verbindung des Vagus mit dem VVC hat unser soziales Verhalten untrennbar mit unserem physiologischen Zustand verbunden, und die alten neuronalen Strukturen, die es den Reptilien ermöglicht hatten, ihren Körper in bedrohlichen Situationen zu verlangsamen, wurden bei Säugetieren in ihrer Funktion dahingehend verändert, daß sie sicheres und soziales Verhalten förderten.

Dadurch wurde es unserer Stimme und unserer Mimik ermöglicht, Emotionen auszudrücken und Artgenossen klarzumachen, daß wir ruhig und zugänglich bzw. gereizt und reaktiv sind.

Viele Menschen wissen intuitiv, wann sie sich gefahrlos jemandem nähern können und wann es besser ist, von jemandem Abstand zu halten. Wir erkennen das an der Stimme der anderen Person oder indem wir sie anschauen. Diese Fähigkeit bezieht sich sogar auf unsere Interaktionen mit anderen sozialen Säugetieren wie Hunden, Katzen und Pferden. Bei der Interaktion mit diesen können wir feststellen, daß unsere Stimme sie beruhigen oder beunruhigen und verängstigen kann.

Die anatomischen Charakteristika, die unsere Emotionen und unseren physiologischen Zustand nach außen hin erkennbar machen, bilden ein

* Diese »Reise« der kardioinhibitorischen Fasern von den dorsalen zu den ventralen Vaguskernen wiederholt sich bei Föten von Säugetieren in deren Reifungszeit.

System, das ich (Stephen) *System für soziale Verbundenheit** *(Social Engagement System)* genannt habe.

Anatomisch besteht das System für soziale Verbundenheit aus den neuronalen Bahnen, welche die Muskeln des Gesichts und des Kopfes (sowie diejenigen, die uns vokale Äußerungen ermöglichen) mit dem Herzen verbinden, so daß die gemeinsame Vagusverbindung, die unserem Herzen und unserer Atmung synchrone Aktivität ermöglicht, auch die Mimik und den stimmlichen Ausdruck sowie die Hörfähigkeit beeinflußt.

Wenn der Vagus den Körper in sicheren Situationen zur Ruhe kommen läßt, ermöglicht das System für soziale Verbundenheit auch dem Gesicht, der Stimme und den Ohren, gegenüber anderen Menschen zum Ausdruck zu bringen, daß sie in Sicherheit sind, und umgekehrt entsprechende Signale ihrerseits aufzufangen.

Unsere Fähigkeit, Gesicht und Kopf zum Saugen, Schlucken, Atmen und Hervorbringen von Lauten zu benutzen, dokumentiert die Aktivität dieser Schaltkreise. Probleme bei der Koordination motorischer Aktivitäten sind mit einem erheblichen Risiko für das Überleben Neugeborener verbunden und ein wichtiger Indikator für später zu erwartende Probleme, die Verhalten und Gesundheit betreffen. Die Polyvagal-Theorie hebt hervor, daß solche Störungen abgesehen davon, daß sie mit grundsätzlichen Gefahren für das Überleben verbunden sind, auch zu einer Beeinträchtigung der Soziabilität und des Vertrauens zu anderen Menschen beitragen können, weiterhin zu Störungen der Nahrungsaufnahme, Problemen bei der Zustandsregulierung und auditiver Hypersensibilität.

Wenn der Körper nicht ruhig ist, ist das ganze System für soziale Verbundenheit deaktiviert, und wir sind nur in verringertem Maße in der Lage, bei anderen Menschen Anzeichen für Sicherheit wahrzunehmen. Aus klinischer Sicht kann das deaktivierte System für soziale Verbundenheit viele verschiedene Symptome hervorrufen, die mit einer großen Zahl unterschiedlicher Diagnosen in Verbindung gebracht werden.

Nach Auffassung der Polyvagal-Theorie sind viele dieser Symptome (und der sich daraus ergebenden Diagnosen) eine Folge dessen, daß sich das autonome Nervensystem in einem Defensivzustand befindet.

---

* Die deutsche Bezeichnung »System für soziale Verbundenheit« wurde mit Stephen Porges abgestimmt. Anm. d. Übers.

Dies legt nahe, sich damit zu befassen, wie das System für soziale Verbundenheit und Aspekte wie Mimik und Vokalisation Möglichkeiten klinischer Intervention erschließen könnten, insofern sie uns ermöglichen, den Körper in einen Zustand der Sicherheit zurückzubefördern.

In Kapitel 3 wurde das heute geradezu obsessive Bemühen, den Vagus direkt zu stimulieren, thematisiert.

Die Polyvagal-Theorie legt nahe, daß das soziale Verhalten selbst eine effiziente Form der Vagusstimulation ist. Wenn wir uns ausschließlich auf den Vagus als einen spezifischen Nerv, der aktiviert werden sollte, konzentrieren, könnten wir das große Ganze aus dem Blick verlieren, wenn es darum geht, ein Leben so zu gestalten, daß generell gesundheitsfördernde vagale Aktivitäten gefördert werden – einfach indem wir Menschen um uns haben und uns an Orten aufhalten, bei denen und wo wir uns sicher fühlen.

Wahrscheinlich ist die Fähigkeit, durch derartiges Verhalten den Vagus zu aktivieren, der Grund, warum wir Dinge wie Singen, Reden, Beten, fokussiertes Atmen, Zuhören, Musizieren und geselliges Zusammensein schätzen.

Indem wir durch simple Aktivitäten wie Vokalisieren und Atmen die Muskeln und die Nervenbahnen unseres Systems für soziale Verbundenheit nutzen, stärken wir die Fähigkeit des Vagus, den autonomen Zustand zu regulieren und so dafür zu sorgen, daß wir uns gut, sicher und gesund fühlen.

Wir können unserer Obsession bezüglich Sicherheit und Soziabilität noch ein weiteres »S« hinzufügen: Damit meine ich das Wort »sublim«. Ein sicheres und soziales Leben zu führen bedeutet, ein sublimes Leben zu fühlen, das uns die Verwirklichung unseres menschlichen Potentials ermöglicht.

* * *

Als ich (Stephen) im Jahre 1994 erstmals die Polyvagal-Theorie vorstellte, vertrat ich die Auffassung, die Suche nach Sicherheit sei ein zentraler Aspekt unserer Evolution. Auch erklärte ich schon damals, die Mechanismen, die diese Suche nach Sicherheit förderten – etwa die Fähigkeit, Sicherheit ausstrahlendes soziales Verhalten auszudrücken –, seien feste Bestandteile unserer speziellen, für Säugetiere charakteristischen Anatomie.

Ich war der Ansicht, diese durch die Evolution entstandenen und nach der Zeit der alten Reptilien umgeformten Werkzeuge hätten uns geholfen, in einer von Unsicherheit geprägten Welt als Spezies zu überleben.

Letztlich ist dies die Grundlage der Polyvagal-Theorie: daß Säugetiere in einer von Unsicherheit geprägten Welt spezifische Mechanismen für die Suche nach Sicherheit entwickelten und daß diese Mechanismen eng mit sozialem Verhalten sowie mit Gesundheit und Wohlbefinden verbunden sind.

Ob Sie es glauben oder nicht: Das war eine radikal neue Idee. Und wie bei jeder neuen Theorie, so war es auch hier: Sie vorzustellen ist eine Sache, sie zu verifizieren etwas völlig anderes.

Deshalb wendete ich mich der komparativen Neuroanatomie zu, die Nervensysteme und Gehirne verschiedener Arten von Tieren vergleicht, um die allmählichen physischen Veränderungen im Laufe der Evolution zu verfolgen.

Schauen wir uns beispielsweise verschiedene Säugetier- und Reptilienarten an, stellen wir fest, daß bestimmte Teile ihres Gehirns und ihres Nervensystems physisch gleich oder unterschiedlich sind. Aufgrund eines solchen Vergleichs können wir erkennen, welche Aspekte unserer Neuroanatomie denjenigen unserer Reptilienvorfahren entsprechen und welche sich später entwickelten und insofern für moderne Säugetiere einzigartig sind.

Durch den Vergleich der Gehirne und Nervensysteme verschiedener Säugetier- und Reptilienarten können wir auch erkennen, wo bestimmte neuronale Strukturen oder Zelltypen im Gehirn zuerst aufgetaucht sind, bevor sie sich ausgebreitet haben oder in einer später entwickelten Spezies an einen anderen Ort gewandert sind.

Die Polyvagal-Theorie beschäftigt sich damit, wie die Evolution moderne Säugetiere wie den Menschen in soziale Wesen verwandelte und wie durch diesen Wandel eine Anatomie entstand, die soziales Verhalten als Kanal für Homöostase, Heilung und langfristiges Überleben unterstützt.

Deshalb ist in diesem Buch kaum von Vögeln die Rede. Zwar sind viele Vogelarten tatsächlich sehr sozial, aber sie entwickelten sich erst Millionen von Jahren nach den Säugetieren von den Reptilien weg, und die ihr soziales Verhalten fördernden Mechanismen haben eigenständige evolutionäre Wurzeln. Deshalb liegt das Studium der Vögel und moderner Reptilien außerhalb des Bereichs der Polyvagal-Theorie.

Klargestellt sollte auch werden, daß die Polyvagal-Theorie keinerlei Hypothesen darüber formuliert, was die evolutionären Veränderungen hervorrief, durch welche die Säugetiere zu sozialen Wesen wurden. Für sie steht im Mittelpunkt, was wir auf der Grundlage von komparativer Neuroanatomie beobachten können, und sie zieht Schlüsse aus einer geschätzten phylogenetischen Zeitachse.[3] Wahrscheinlich werden viele derzeitige Annahmen bezüglich des Zeitstrahls unserer genetischen Geschichte später verändert werden, wenn neue Techniken der Molekularanalyse differenziertere Ergebnisse liefern.

* * *

Der Fokus meiner vergleichenden neuroanatomischen Forschung betraf die Verlagerung der kardioinhibitorischen Strukturen im Laufe der Evolution. Dabei handelt es sich um Anteile des Gehirns und des Nervensystems, die das Herz verlangsamen und den Körper in einen parasympathischen Zustand versetzen. Diese Fasern bilden einen wichtigen Teil des Vagusnervs.

Sowohl alte Reptilien als auch moderne Säugetiere haben einen Vagusnerv, der unsere Fähigkeit, die Herzfrequenz zu verlangsamen und in einen parasympathischen Zustand einzutreten, fördert.

Doch der Polyvagal-Theorie entspricht die Auffassung, daß die bei Säugetieren vorhandenen Strukturen, die uns in Zeiten der Sicherheit zur Ruhe bringen (und die außerdem Entwicklung und Regeneration fördern), eine *nur* bei Säugetieren existierende Fähigkeit beinhalten, das ANS auf eine Weise zu nutzen, die bei den ursprünglichen Reptilien noch nicht existierte.

Die alten Reptilien, von denen die Säugetiere evolutionsgeschichtlich abstammen, verfügten über keine neuronalen Mechanismen, die ihnen das Abschalten von Reaktionen auf Gefahr ermöglichten, um Artgenossen näher sein, Co-Regulation erleben und mütterliches Verhalten entwickeln zu können. Im übrigen ist es den meisten Reptilien nicht möglich, Herzfrequenz und Atmung zu koordinieren.

Nun sind zwar die *meisten* heutigen Reptilienarten nicht zu mütterlichem Verhalten und zur Synchronisation von Herzfrequenz und Atmung in der Lage, einige wenige Arten aber doch. Beispielsweise zeigen Alligatoren und Krokodile eine Art mütterlichen Verhaltens, und bei Waranen existiert ein synchronisiertes Atem-Herzfrequenz-Muster.[4]

Eine Auseinandersetzung mit unserer Phylogenese als Wirbeltiere gibt uns jedoch Aufschluß darüber, daß wir zwar Vorfahren mit diesen Reptilien (so wie mit allen Reptilien) gemeinsam haben, daß diese aber nicht unsere direkten Vorfahren sind. Dies legt nahe, daß sich die wenigen Reptilien, die diese Verhaltensweisen zeigen, unabhängig von uns Säugetieren entwickelt haben und daß ihr Verhalten auf der Grundlage anderer neuronaler Mechanismen als den von der Polyvagal-Theorie beschriebenen entstanden ist. Im Einklang mit der Polyvagal-Theorie existieren keine Hinweise darauf, daß kardioinhibitorische Fasern aus dem dorsalen Vaguskern bei Reptilien oder Säugetieren einen Atemrhythmus haben.*

Aber was spielt das alles für eine Rolle? Warum ist es wichtig zu verstehen, daß der vagale Mechanismus, mit dessen Hilfe wir Atmung und Herzfrequenz regulieren und synchronisieren, nur durch den modernen ventralen Vagus bei Säugetieren vermittelt wird?

Die Antwort lautet: Sobald wir diesen Mechanismus verstehen, können wir ihn auch messen. Wenn wir über eine objektive Methode, die Aktivierung des (Grünen) Parasympathischen Nervensystems zu messen, verfügen, können wir verschiedene mit der Polyvagal-Theorie verbundene Hypothesen testen und sie buchstäblich in Echtzeit beobachten. Beispielweise können wir die Verbindung zwischen unserem autonomen Zustand und Elementen des Systems für soziale Verbundenheit untersuchen, etwa den durch die Mimik ausgedrückten Affekt und die auditive Verarbeitung.

Die wichtigsten Anhaltspunkte für die Messung der beruhigenden Wirkungen des Vagus sind die Herzratenvariabilität (HRV) und die Respiratorische Sinusarrhythmie (RSA).

---

* Selbst wenn der dorsale Vagus einen respiratorischen Rhythmus hätte, widerspräche das nicht der Polyvagal-Theorie, weil diese die Synchronisation des kardiorespiratorischen Rhythmus dem ventralen Vagus, nicht dem dorsalen Vagus zuordnet.

Entscheidend ist in diesem Zusammenhang, daß die Beobachtung der kardiorespiratorischen Interaktion bei phylogenetisch alten Wirbeltieren für die Polyvagal-Theorie irrelevant ist, weil das Auftauchen eines respiratorischen Rhythmus aus dem ventralen Vaguskomplex in der Evolutionsgeschichte ausschließlich die Entwicklung der Säugetiere betrifft.

Interessanterweise hat ein Forschungsteam (Monteiro et al. 2018) kardiorespiratorische Interaktionen über eine myelinisierte Nervenbahn entdeckt, die aus dem dorsalen Kern des Vagus eines primitiven Lungenfischs stammt. Die Autoren dieser Studie nahmen an, ihre Entdeckung stehe zur Polyvagal-Theorie in Widerspruch. Die Polyvagal-Theorie hat jedoch keine Annahmen über myelinisierte Nervenbahnen entwickelt, die bei vor den Reptilien entstandenen Wirbeltierklassen aus anderen Bereichen als dem des ventralen Vaguskerns *(Nucleus ambiguus)* austreten. Im übrigen gibt es auch keine Berichte über myelinisierte dorsale Vagusfasern bei Amphibien oder Reptilien den anderen beiden vor den Säugetieren entstandenen Wirbeltierklassen. Letzteres deutet darauf hin, daß diese myelinisierten Nervenbahnen in den oben erwähnten Fällen unabhängig entstanden sind und mit unserer phylogenetischen Vergangenheit nichts zu tun haben.

Die RSA (die aus der HRV abgeleitet wird und eng mit ihr verbunden ist) ist im Grunde eine Messung des Grades der Synchronisierung von Herzfrequenz und Atmung – was, wie sich herausgestellt hat, ein sehr guter Anhaltspunkt für Vagusaktivität (manchmal auch »vagaler Tonus« genannt) und für die Aktivierung des Grünen Zustandes ist. Diese Meßwerte können mit Hilfe eines simplen Pulsmessers erhoben werden, was es sehr leicht macht, diese Messungen durchzuführen.

Nachdem wir nun wissen, wie die Evolution den Weg für die Entwicklung des Menschen zu einem sozialen Wesen[5] geebnet hat, können wir erforschen, wie sehr wir einander wirklich brauchen, um zu überleben und zu gedeihen – und wie diese Notwendigkeit in nahezu jeder Faser unseres Körpers gegenwärtig ist.

5
Verbundenheit und Co-Regulation als biologische Notwendigkeit

Ein »Sub«-Text dieses Buches, wenn auch nicht besonders »sub«, ist die Bedeutung (und – so müßten wir eigentlich sagen – Notwendigkeit) sicherer sozialer Interaktionen für unsere Gesundheit. Um dies besser zu verstehen, werfen wir im Folgenden einen Blick auf das bekannte Computerspiel *Die Sims*.

In *Die Sims* müssen die Spieler keine Prinzessinnen retten oder Schurken eliminieren, sondern nur durch den Tag kommen, während sie die Bedürfnisse und Wünsche eines virtuellen Avatars erfüllen. Das Konzept dieses Spiels hat offenbar einen Nerv getroffen: *Die Sims* – vom legendären Spieleentwickler Will Wright im Jahre 2000 veröffentlicht – ist nach Ansicht einiger das meistverkaufte Computerspiel aller Zeiten.

Verschiedene Statusanzeigen helfen den Spielern, sich auf die grundlegenden »Bedürfnisse« ihrer Spielfigur zu konzentrieren, etwa »Hunger«, »Harnblase« und »Energie« (damit ist im Grunde Schlaf gemeint).

Werden diese »Bedürfnisse« zu lange ignoriert, zeigt der Statusbalken, daß die Spielfigur dringend zum Kühlschrank gehen oder ein Nickerchen machen muß. Ignorieren Sie die Bedürfnisse zu lange, kann Ihre Spielfigur möglicherweise vor Schwäche nicht einmal mehr den Raum durchqueren, sondern bricht zusammen oder wird verrückt.

Ein anderes Bedürfnis, das seit der ersten Veröffentlichung von *Die Sims* existiert, wird durch eine Statusanzeige mit Namen »Sozial« repräsentiert. Diesen kann man stärken, indem man Zeit darauf verwendet, sich mit anderen Spielfiguren zu unterhalten. Versäumen Sie, dieses Bedürfnis zu erfüllen, sitzt Ihre Spielfigur irgendwann schluchzend auf dem Boden und ist auch sonst nicht bereit, sich den Anforderungen des Alltags zu stellen.

Das Spiel trifft in dieser Hinsicht ziemlich genau ins Schwarze. Wir brauchen als Menschen soziale Interaktion, um unser Potential in jeder Hinsicht ausschöpfen und so klug, gesund und glücklich sein zu können, wie unsere Anlagen es uns ermöglichen. Fehlt es uns hingegen an dieser Interaktion, enden wir möglicherweise wie eine Spielfigur in *Die Sims*.

Wenn Sie mit der Lektüre dieses Buches bis hier gekommen sind, ist Ihnen vermutlich klar, daß das Grüne System für unsere Fähigkeit, soziale Kontakte zu unterhalten, entscheidend ist. Um all dies noch ein wenig besser zu verstehen, werden wir uns nun genauer anschauen, was mit sozialer Interaktion gemeint ist – und wie das Grüne System (und der ventrale Vaguskomplex) diesem Bedürfnis zugute kommt.

Aus Sicht der Polyvagal-Theorie geht es bei sozialer Interaktion um die Förderung der Co-Regulation. Damit ist gemeint, daß unser Körper in der Lage sein muß, im Kontakt mit anderen Menschen Hinweise für Sicherheit sowohl zu senden als auch zu empfangen. Sind wir dazu in der Lage, können wir unser Nervensystem so steuern, daß wir Zustände erreichen, die Gesundheit, Entwicklung und Regeneration fördern.

Unsere Neurozeption identifiziert den Zustand der Menschen in unserer Umgebung, und dadurch werden wir dazu angeregt, selbst in einen ähnlichen Zustand einzutreten. Wenn wir uns in der Nähe von Menschen befinden, in deren Gegenwart wir uns sicher fühlen, beruhigt das unser Nervensystem – was wiederum das ihre beruhigt, hin und her, her und hin.

Nach Auffassung der Polyvagal-Theorie ist Co-Regulation durch soziales Verhalten eine biologische Notwendigkeit – ein Bedürfnis, das für uns als Menschen ebenso elementar und unabdingbar ist wie die Nahrungsaufnahme oder wie der Schlaf. Weil unser Überleben als Spezies auf unserer Fähigkeit beruht, vertrauenswürdige Menschen zu erkennen und mit ihnen zu kooperieren, ist dieses Bedürfnis in unsere DNS eingegangen, und es gelangt vom Augenblick unserer Geburt an unser ganzes Leben lang zum Ausdruck.

Die Co-Regulation ermöglicht unserem Körper, in einer von Gefahren geprägten Welt sein Gleichgewicht aufrecht zu erhalten. Dies ist schlicht und einfach unverzichtbar. Ohne soziale Interaktion, die wir als sicher empfinden (das ist deshalb entscheidend, weil Interaktionen, die wir nicht als sicher empfinden, völlig anders geartet sind), kann von niemandem erwartet werden, daß er gesund und glücklich ist oder sinnvoll denken kann.

Co-Regulation kann allerdings verschiedene Formen annehmen. Beispielsweise unterscheiden sich Verabredungen zum Essen mit Menschen, zu denen wir eine freundschaftliche Beziehung unterhalten, stark von Treffen mit Intimpartnern im Bett.

Vielleicht sollten wir uns einmal vorstellen, wie wir soziale Interaktion und die anschließende autonome Co-Regulation in Form eines Flußdiagramms in verschiedene Phasen unterteilen können. Jede dieser Phasen hat positive Auswirkungen und ist eine unverzichtbare Voraussetzung für die folgende Phase.

Wir stellen dieses Diagramm schon hier vor, obwohl Sie es wahrscheinlich erst nach vollständiger Lektüre dieses Kapitels völlig verstehen werden.

Co-Regulation

Sicherheit → Nähe → Kontakt → Bindungen

Co-Regulation, Phase 1: Interaktion von Angesicht zu Angesicht

Der erste Schritt der Co-Regulation durch soziale Interaktion besteht in der Kommunikation von Angesicht zu Angesicht.

Wenn wir uns in der Nähe von jemandem befinden, der uns ein Gefühl der Sicherheit vermittelt, aktivieren unser Grünes System und unser ventraler Vaguskomplex (VVC) die Kranialnerven, welche die Gesichts- und Kopfmuskeln steuern. Dies ermöglicht unserem System für soziale Verbundenheit, Emotionen auf eine Weise zum Ausdruck zu bringen, die unmöglich ist, wenn wir uns im Gelben oder Roten Zustand befinden, mit denen ein Mangel an affektivem Ausdruck verbunden sein soll. Wir mögen unser Herz nicht auf der Zunge tragen, aber auf unserem Gesicht ist definitiv zu erkennen, was darin vor sich geht – so wie Hunde durch Schwanzwedeln ihren Gemütszustand zu erkennen geben.

Auch andere körperliche Veränderungen treten auf, wenn unser Grüner Zustand den Körpersystemen Ressourcen zuleitet, die uns zu kompetenten Kommunikatoren einer Atmosphäre der Sicherheit machen. Unsere Mittelohrmuskeln verändern ihre Position so, daß wir die akustischen Frequenzen menschlichen Sprechens besser hören und somit unsere Aufmerksamkeit auf die vor uns stehende Person richten können (statt die Umgebung auf potentielle Gefahren hin abzusuchen). Unsere Stimme nimmt die Prosodie besser wahr und wechselt von einem monotonen Leiern zu einem einladenden melodiösen Singsang.

Und ebenso wie wir diese Veränderungen registrieren, tut es auch die Person, mit der wir reden. Nachdem ihre Neurozeption uns als sicher identifiziert hat, findet bei ihr die gleiche körperliche Transformation wie bei uns statt. Dies ist der Kern der Co-Regulation: Wir beruhigen einander, befreien einander aus einem Zustand ständiger Wachsamkeit angesichts potentieller Gefahr und versetzen uns in einen sicheren Raum der Heilung und des Glücks.

Bevor wir uns neuen Themen zuwenden, sollten wir uns vergegenwärtigen, daß moderne soziale Interaktion nicht grundsätzlich dem hier beschriebenen Muster entspricht.

Wir können heute kommunizieren, ohne daß unser Kommunikationspartner physisch anwesend ist. Schon lange sind Menschen in der Lage, zu schreiben, zu telefonieren und so gut wie alles über das Internet zu erledigen.

Doch während des längsten Teils der Menschheitsgeschichte existierte unsere Spezies in einer Welt voller Gefahren, die mit der Welt, in der wir heute leben, kaum etwas gemein hatte. Eine Welt ohne Supermärkte, Klimaanlagen und Notfalldienste, eine von starker Rivalität und großen Gefahren geprägte Welt. Eine Welt, in der die Nahrung knapp war und wo es viele Raubtiere gab. Um unter solchen Umständen überleben zu können, mußten wir Menschen kommunizieren und kooperieren können.

Soziale Verhaltensweisen wurden für unser Überleben so wichtig, daß unser Körper Mechanismen entwickelte, die uns zu sozialem Verhalten zwangen. Das führte dazu, daß diejenigen, die mit anderen Menschen kooperierten, größere Überlebenschancen hatten als diejenigen, die isoliert blieben.

Wir nehmen oft an, die von Darwin stammende Formulierung *»survival oft the fittest«* beziehe sich auf Dominanzstreben und Aggressivität. Doch Theodosius Dobzhansky, ein berühmter ukrainisch-amerikanischer Genetiker und Evolutionsbiologe, deutete die berühmte Darwinsche Idee Anfang der 1960er Jahre in einem anderen Sinne, indem er schrieb: »Der Tauglichste [Überlebensfähigste] kann auch der Zarteste [Einfühlsamste] sein« (Dobzhansky 1962/1965, dt. S. 165), denn um überleben zu können, ist man oft auf gegenseitige Hilfe und Zusammenarbeit angewiesen.[1]

Deshalb haben wir Menschen neurophysiologische Mechanismen entwickelt, die uns die Neutralisierung von Zuständen der Aggression und Verteidigung und den Wechsel in einen Zustand der Kooperation und sozialer Verbundenheit ermöglichen. Aufgrund dieser Veränderung können wir uns in Gegenwart anderer Menschen sicher fühlen. Diese Anpassung könnte die entscheidende Voraussetzung für die Bildung menschlicher Gemeinschaften und sogar für die Domestizierung von anderen Säugetieren – wie Kühen, Ziegen, Hunden und Pferden – durch den Menschen gewesen sein.

Infolge dieser evolutionsbasierten Notwendigkeit wurden Menschen zu sozialen Wesen, versehen mit einem wesenseigenen System biologischer Belohnungen und Bestrafungen, das uns bis heute zwingt, mit anderen Menschen zu kommunizieren und sozialen Umgang zu pflegen.

Wenn wir das uralte Erfordernis der Kommunikation und Kooperation erfüllen, belohnt unser Körper uns dafür mit Gesundheit und Glück, indem er unser Nervensystem in einen Zustand der Entspannung versetzt und uns so ermöglicht zu gesunden und uns mit Glückshormonen belohnt.

Sozialer Umgang macht Freude, geselliges Zusammensein ganz generell; und aus zahlreichen Studien geht hervor, daß Menschen mit starken Unterstützungsnetzwerken und gesunden Beziehungen glücklicher und gesunder sind und länger leben als Menschen, die dies nicht haben.

Ignorieren wir die zwingende Notwendigkeit, treffen uns Krankheiten, Depression und Gefühle der Einsamkeit. Längerfristige soziale Isolation gleicht Folter. Darüber befrage man einen Häftling, der in Einzelhaft war (siehe hierzu Kapitel 10) – oder man sollte sich daran erinnern, wie man selbst sich während der Corona-Pandemie fühlte, nachdem man Wochen, Monate oder sogar Jahre isoliert war (siehe Kapitel 7).

Man kann sich auch vorstellen, daß unser Körper uns mit Hilfe von Zuckerbrot und Peitsche zur Zusammenarbeit und zu sozialem Verhalten zu drängen versucht.

Das »Zuckerbrot« besteht in diesem Fall darin, daß wir Zeit in Sicherheit in der Nähe anderer Menschen verbringen, uns dabei gut fühlen und gesünder sind.

Die »Peitsche« beinhaltet, daß wir isoliert bleiben und wie eine *Sims*-Figur enden: traurig, einsam und mit einem Gefühl körperlichen Unbehagens.

Aber woher weiß unser Körper, daß wir unser Soll an sozialer Interaktion und Kooperation erfüllen – und somit das »Zuckerbrot« verdient haben?

Oder woher weiß er, daß unsere *Sims*-»Bedürfnis«-Anzeige für soziale Interaktion immer im Grünen Bereich ist?

Während des größten Teils der menschlichen Evolution existierte soziale Interaktion nur in einer einzigen Form. Vor der Existenz des Internet, des Telefons und sogar des handgeschriebenen Briefs gab es für Menschen nur eine Möglichkeit, miteinander zu kommunizieren – und zu kooperieren: die Interaktion von Angesicht zu Angesicht.

Deshalb kann unser Körper auch nur mittels Interaktion von Angesicht zu Angesicht feststellen, ob wir unser Soll an Interaktion und Kooperation erfüllt haben. Sprechen wir von Angesicht zu Angesicht mit einem anderen Menschen, widmet sich unser Nervensystem einem alten, komplexen und größtenteils unbewußten Tanz der Co-Regulation, der letztlich zur Ausschüttung von Neurotransmittern und zu einem Gefühl der Befriedigung führt – ganz zu schweigen von der Verbesserung der körperlichen und psychischen Gesundheit.

Das *Gesicht* und die *Stimme* wurden zu Schlüsseln und Triggern, die unseren eigenen Körper und die Körper anderer Menschen darüber informierten, daß wir unseren phylogenetischen Kontrakt erfüllt hatten, sozial und sicher miteinander zu interagieren.

Erinnern Sie sich an die zwölf Kranialnerven, die aus unserem Hirnstamm austreten und direkt mit wichtigen Teilen unseres Körpers verbunden sind? Falls jemand an der Bedeutung des Gesichts für das Nervensystem zweifelt, sei an dieser Stelle daran erinnert, daß viele dieser wichtigen Nerven (insbesondere die vier aus dem ventralen Vaguskomplex, die mit dem Ursprung des ventralen Vagus interagieren) direkt die Muskeln steuern, die uns die Mimik, Kopfbewegungen und vokale Äußerungen ermöglichen, die für diesen Prozeß so wichtig sind.

Somit ist ein wichtiger Teil unseres Nervensystems mit den Systemen verbunden, die uns ermöglichen, in Begegnungen von Angesicht zu Angesicht mit anderen Menschen sozial zu verkehren.

Wir wenden uns nun wieder der modernen Welt zu.

Heute verfügen die meisten von uns über die Mittel, die sie brauchen, um ihr elementares Überleben zu sichern. Dank der Supermärkte und Lieferdienste sind der Versorgung mit Nahrungsmitteln praktisch keine Grenzen gesetzt – und es ist sogar ziemlich leicht, diese Möglichkeiten zu nutzen –, und eine Kooperation mit irgend jemandem ist in dieser Hinsicht nicht erforderlich. Statt gemeinsam mit Artgenossen Nahrung zu jagen, zu sammeln oder zu räubern, reichen heute ein paar Clicks in einer App aus, um uns ein (vielleicht sogar *zu*) nährstoffreiches Mahl zu sichern, das uns direkt an die Haustür geliefert wird.

Selbst bei Arbeiten, die noch heute die Kooperation mit anderen Menschen erforderlich machen, erleichtern uns moderne Kommunikationsmittel deren Erledigung, ohne daß wir auch nur das Gesicht einer anderen Person zu sehen brauchen. Dank Telefon und Internet ist es heute möglich – und oft auch leichter –, mit anderen Menschen zu kommunizieren, ohne jemals ihr Gesicht zu sehen. Viele können alles, womit sie ihren Lebensunterhalt verdienen, ausschließlich an einem Computer erledigen.

Soweit es um das bloße Überleben geht, ist die Interaktion von Angesicht zu Angesicht für viele von uns eine bloße Option. Doch wenn wir diese nicht nutzen, kann uns das teuer zu stehen kommen. Wenn wir den inneren Gesichtserkennungsmechanismus unseres Körpers nicht durch Co-Regulation aktivieren, kann unser Nervensystem nicht erkennen, ob wir unser uraltes Kommunikations- und Kooperationsbedürfnis erfüllt haben – weshalb es uns die Befriedigung und Ausschüttung von Glückshormonen und gesundheitsfördernden Substanzen vorenthält, die die Erfüllung dieser Bedürfnisse belohnen.

Und vergessen Sie nicht das »Co« der Co-Regulation. Es kann sehr ernüchternd wirken, wenn ein freundlicher Versuch, zu einem anderen Menschen in Kontakt zu treten, von diesem nicht akzeptiert wird.

Als Akademiker (Stephen), der sein Berufsleben in Universitäten und auf Kongressen zugebracht hat, war ich häufig Zeuge solcher Vorkommnisse oder habe sie sogar selbst erlebt. Ich habe immer wieder beobachtet, wie Studenten im Aufbaustudium sich einem angesehenen Fakultätsmitglied näherten, um mit diesem ins Gespräch zu kommen, und dann erleben mußten, daß der Professor ihnen die kalte Schulter zeigte und keinerlei Beachtung schenkte. Eine solche Zurückweisung kann Studenten veranlassen, sich in Selbstkritik zu verzehren, die »Schuld« an der Zurückweisung in eigener Unzulänglichkeit zu suchen oder zu glauben, sie hätten das Interesse oder die Aufmerksamkeit des Professors gar nicht verdient. Natürlich ist der reale Hintergrund der Reaktion manchmal viel harmloser. Der Professor war drauf und dran, zu spät zu einer Verabredung zu erscheinen, oder er hat die Begrüßung gar nicht gehört. Er könnte aber auch ein Mensch mit geringem mimischem Affekt sein, und der betroffene Student könnte diesen Umstand als bewußt reserviertes Verhalten gedeutet haben.

Als Menschen sind wir im Laufe unserer Entwicklung darauf programmiert worden, reziproke soziale Interaktionen anderer Menschen zu erkennen. Glaubt unser Nervensystem, daß soziale Aktivität unmittelbar bevorsteht, bereitet es unseren Körper vor, indem es unsere Defensivreaktionen verringert und die Charakteristika des Systems für soziale Verbundenheit aktiviert. Wird die neuronale Erwartung freundlicher sozialer Aktivitäten enttäuscht, kann es im Nervensystem zu einer augenblicklichen massiven Veränderung in Richtung eines Defensivzustandes kommen, oft verbunden mit einem Gefühl, emotional verletzt worden zu sein.

Ich habe den Begriff »biologische Rüpelei« *(biological rudeness)* geprägt, um die körperliche Reaktion zu erklären, die bei uns eintritt, wenn wir einen sozialen Austausch erwarten, der dann nicht zustande kommt. Man kann sich diese Reaktion als Kaskade vorstellen, bei der ein Mangel an wahrgenommener Reziprozität auf eine spontane soziale Interaktion hin einen autonomen Zustand abrupt in einen Defensivzustand verwandelt, z. B. wenn geringfügige – und möglicherweise unbeabsichtigte – soziale Kränkungen sich zu Gewalttätigkeit entwickeln. Die Wahrscheinlichkeit solch einer negativen Reaktion ist erheblich größer, wenn Menschen ohnehin dazu neigen, in Defensivzustände zu verfallen. Dabei kann es sich um eine natürliche Veranlagung handeln oder um eine Folge dessen, daß jemand in einem gewalttätigen Umfeld oder einem Zustand permanenter Furcht lebt.

* * *

Als Menschen brauchen wir den Kontakt zu anderen Menschen ebenso wie etwas zu essen und zu trinken. Dieses Bedürfnis ist unserem Körper wesenseigen, und es kann wie ein fehlendes Teil eines Puzzles mit einem nicht ganz passenden Ersatz kompensiert werden, der oberflächlich an das tatsächlich fehlende Teil erinnert. Und in unserer modernen Welt, in der es an technologischen Annehmlichkeiten wahrlich nicht mangelt, gibt es solche Ersatzlösungen in Hülle und Fülle.

Beispielsweise leisten Videospiele (und insbesondere Online-Spiele für mehrere Mitspieler) Erstaunliches, was die Instrumentalisierung unseres Grundbedürfnisses an Kooperation und menschlichem Kontakt angeht. Bei solchen Spielen müssen sich die Mitspieler gewöhnlich zu einem Team zusammenschließen, um Rätsel zu lösen und Aufgaben zu bewältigen – wobei die Spieler oft von einem enormen Aufwand an Planung und Vorausschau profitieren. Die Spiele fungieren auch als riesige Chat-Rooms: virtuelle Foren, in denen verpixelte Avatare als Stellvertreter für Menschen fungieren, denen sie ermöglichen, einander zu begegnen, zu grüßen, und Freundschaften und manchmal sogar Liebesbeziehungen zu entwickeln. Diese Spiele sind praktisch maßgeschneidert dafür, unsere Bedürfnisse nach Kontakt zu anderen Menschen zu erfüllen.

Doch trotz ihrer aufwendigen Graphik und ihrer kunstvollen Programmierung bleiben diese Spiele grobe Simulationen, die unser Nervensystem reizen und mit unserem Bedürfnis, mit anderen Menschen zu kooperieren und zu interagieren, flirten. Sie leisten Unglaubliches, indem sie unser soziales Nervensystem davon überzeugen, daß es dabei ist, sich die erforderliche Menge an menschlicher Interaktion und Kooperation zu verschaffen. Rätsel werden gemeinsam gelöst, Worte und Emotionen werden ausgetauscht, Gespräche werden geführt.

Aber es findet keine Interaktion von Angesicht zu Angesicht statt. Und weil sie fehlt, registriert der Körper keine Co-Regulation und vermittelt auch nicht das Gefühl höchster Befriedigung oder biochemischer Belohnung.*

Vielleicht ist das der Grund, aus dem das Internet und Videospiele so suchterzeugend wirken können: Sie triggern oberflächlich das soziale Nervensystem, ohne uns jemals die konkreten Bestandteile sozialer Interaktion, nach denen unser Nervensystem sucht, zu vermitteln.

Vielleicht ist es auch der Grund, weshalb man bei Menschen, die auf Bildschirme starren, das beobachten kann, was einige scherzhaft »Zombiegesicht« nennen. Damit ist gemeint, daß jemand, der den Eindruck erweckt, seine Aufmerksamkeit sei voll und ganz auf den Bildschirm fokussiert, trotzdem ein ausdrucks- und emotionsloses Gesicht zeigen kann. Menschen, die sich in diesem Zustand befinden, mögen mit jemand anderem kommunizieren,

* Apps für Videokonferenzen wie Zoom sind eine völlig andere Sache. Sie ermöglichen etwas, das einer realen Begegnung von Angesicht zu Angesicht etwas näher kommt. Der unbewußte Tanz der Co-Regulation beinhaltet aber viel mehr, als ein Gesicht zu sehen, und diese Interaktionen sind nicht einmal annähernd so befriedigend für unser Nervensystem wie eine reale Begegnung von Angesicht zu Angesicht mit einem realen, physischen Menschen.

doch die Muskeln und Bewegungen des Systems für soziale Verbundenheit, die bei der Interaktion von Angesicht zu Angesicht im Spiel sind, bleiben bei den Betreffenden praktisch ausgeschaltet.

Ohne subtile mimische und vokale Signale kann unser Nervensystem uns die Interaktion nicht im erforderlichen Maße gutschreiben. Das Soll wird auf diese Weise nicht erfüllt, und das Gefühl des Glücks und der Wechsel des autonomen Zustandes nach Grün infolge von Kommunikation und Kooperation mit anderen Menschen wird nicht vollständig erreicht.

Bevor wir uns neuen Themen zuwenden, möchten wir klarstellen, daß wir, die Autoren dieses Buches, Videospiele mögen und Mobiltelefone besitzen. Es geht uns nicht darum, eine Art Anti-Gaming- oder Anti-Technik-Tirade zu verbreiten. Computerspiele können Freude machen und ein erfüllendes Hobby sein, und zweifellos sind sie eine fesselnde Form der Unterhaltung, des Geschichtenerzählens, der Kunst und des Lernens. Außerdem bieten sie Menschen, die physisch isoliert sind – ob aufgrund einer Behinderung oder weil sie beispielsweise infolge einer Pandemie nicht in die Öffentlichkeit können –, Möglichkeiten zu sozialer Interaktion. Einigen Menschen helfen Computerspiele, sich zu entspannen und sich zu regulieren, und anderen ermöglichen sie, den Kontakt zu Freunden aufrechtzuerhalten.

Aber keine Form digitaler Technik ist wirklich ein vollwertiger Ersatz für die Interaktion von Angesicht zu Angesicht. Und wenn wir einer Zukunft entgegengehen, die von Videoanrufen, virtueller Realität, Metaversen und anderen sozialen Simulakren geprägt ist, ist es wichtig, unser uraltes Bedürfnis, in der Nähe anderer Menschen zu sein, im Blick zu behalten und zu erfüllen und Möglichkeiten zu finden, Zeit in der physischen Gegenwart einer anderen Person zu verbringen.

Ihr Nervensystem und Ihre Gesundheit werden es Ihnen danken.

Co-Regulation Phase 2: Intimität

In Kapitel 2 ging es um die Vielfalt autonomer Zustände. Es gibt die »rein« Grünen, Gelben und Roten Zustände Soziabilität, Kampf-oder-Flucht und Shutdown/Dissoziation sowie hybride Systeme wie Spiel und Intimität.

Um uns mit der nächsten Phase der Co-Regulation vertraut zu machen, wenden wir uns nun dem »intimen« Zustand zu, der aus einer Kombination des Gefühls der Sicherheit (wobei das Grüne System aktiv ist) und körperlicher Immobilität (repräsentiert durch das Rote System) hervorgeht.

Wir ordnen Intimität als Phase 2 unseres Flußdiagramms der Co-Regulation ein, weil sie in der Regel nach Phase 1 eintritt.

In Phase 1 ermöglicht uns das Grüne System, uns in unmittelbarer Nähe eines anderen Menschen aufzuhalten, ohne uns aggressiv oder defensiv zu verhalten. Diese Nähe ist für physischen Kontakt mit echter Intimität notwendig – etwa wenn ein Kind in den Armen seiner Mutter liegt oder zwei Partner sich im Bett aneinanderkuscheln. (Sex ist zwar oft – wenn auch nicht immer – mit Intimität verbunden, aber um ihn geht es hier nicht speziell.)

Intimität beinhaltet einen Zustand der Immobilität ohne Furcht. Bereitschaft zur Intimität erfordert starkes Vertrauen zu einem anderen Menschen. Wird dieses Vertrauen nicht gewürdigt – beispielsweise aufgrund eines tätlichen Angriffs, bei dem die Nähe und der Kontakt, die durch die Intimität möglich werden, in einen Akt der Gewalttätigkeit oder etwas anderes Ungewolltes verwandelt wird –, kann sich das sowohl auf körperlicher als auch auf emotionaler Ebene sehr schädlich auswirken.

Gelungene Intimität jedoch hat erstaunlich positive Auswirkungen. Sie ermöglicht uns, einen Gesundheit, Entwicklung und Regeneration fördernden physiologischen Zustand aufrecht zu erhalten. Sie optimiert die Fähigkeiten, sich auszuruhen, sich zu entspannen, zu schlafen, zu verdauen und andere physiologische Prozesse auszuführen.

Gelungene Intimität ermöglicht weitere Augenblicke der Intimität, die abermals Gefühle des Vertrauens, der Sicherheit und der Liebe hervorrufen. In Fernsehsendungen von Psychotherapeuten heißt es häufig, jemand habe »Intimitätsprobleme«. Doch Intimität setzt im Grunde voraus, daß Menschen bereit sind, sich verletzlich zu machen, und wenn jemand in der Vergangenheit schlechte Erfahrungen mit seiner Bereitschaft zur Verletzlichkeit gemacht hat, kann es für diesen Menschen sehr schwierig sein, sich in der Zukunft erneut verletzlich zu zeigen.

Verletzungen des Vertrauens, eine zwingende Voraussetzung für Intimität, können verheerend und sehr traumatisierend wirken.

Mittlerweile ist allgemein bekannt und anerkannt, daß uns soziale Beziehungen gesünder machen. Zahlreiche Untersuchungen bestätigen, daß Menschen mit einem starken sozialen Unterstützungsnetzwerk mit fast allen körperlichen und psychischen Problemen besser fertig werden.

Warum ist das so? Warum wirken enge soziale Kontakte und gesunde intime Beziehungen regenerativ?

Großenteils hängt das mit den Mechanismen zusammen, die es unserem Nervensystem und unserem gesamten Körper ermöglichen, sich sicher zu fühlen. Wir haben bereits auf die Bedeutung der ventralen Vagusbahnen bei der Vermittlung eines autonomen Zustandes hingewiesen, der Gefühle der Sicherheit fördert. Aber der Vagus leistet das nicht allein. Er teilt sich die Verantwortung dafür mit anderen neurophysiologischen und neurochemischen Mechanismen.

Einer von diesen und von zentraler Bedeutung ist ein simples, allmählich immer berühmter werdendes Molekül mit Namen Oxytocin, oft auch »Liebes«- oder »Kuschel«-Hormon genannt.

Oxytocin: Ein Hormon, das ausschließlich bei Säugetieren existiert

Oxytocin wurde erstmals Anfang der 1950er Jahre von Vincent du Vigneaud, einem amerikanischen Biochemiker, chemisch entschlüsselt und in einem Labor synthetisiert. Dies war die erste Synthese eines Polypeptidhormons, und Vigneaud erhielt für diese Leistung 1955 den Nobelpreis für Chemie.[2]

Jahrzehntelang hatte man angenommen, Oxytocin erfülle in unserem Körper eine ziemlich eingeschränkte Aufgabe, insofern es nur für die Laktation und die Geburtswehen von Bedeutung sei. Vielleicht weil Milch und Geburt biologisch Frauen zugeordnet werden, wurde Oxytocin für relativ unwichtig gehalten, und vielleicht hielt man es deshalb auch nicht für notwendig, sich in weiteren Studien damit zu beschäftigen.

Als dann Anfang der 1990er Jahre Sue Carter, Ph. D., damals an der University of Maryland, entdeckte, daß Oxytocin (sowie das Hormon Vasopressin, mit dem Oxytocin eng verbunden ist) für soziale Monogamie eine wichtige Rolle spielt – damit ist die Fähigkeit von Säugetieren, eine Paarbindung aufzubauen, gemeint (was im Grunde nichts anderes ist als eine »wissenschaftliche« Bezeichnung für das »Sich-Verlieben«). Sie konnte kaum glauben, was sie entdeckt hatte.[3]

Heutige Leser mögen es für eine Selbstverständlichkeit halten, daß »Liebe« ein chemischer Prozeß ist, bei dem in unserem Körper und im Gehirn

Hormone, Peptide und Neurotransmitter verrückt spielen und Bauchkribbeln hervorrufen. Aber diese Sicht ist relativ modern. Jahrhundertelang ordnete man das Wesen der Liebe dem Reich der Dichter und Denker zu, wohingegen Wissenschaftler die Liebe als erlerntes Verhalten verstanden, nicht als etwas, das eine reale chemische oder neurophysiologische Grundlage hat.[4]

Dr. Carters Forschungsarbeit trug dazu bei, einer anderen Sicht der Liebe Gehör zu verschaffen.

Ihre Untersuchungen konzentrierten sich anfangs auf Präriemäuse (kleine Feldmäuse), bezogen später aber auch die Situation beim Menschen ein und ergaben, daß weibliche Mäuse, wenn sie sich paarten, schneller eine soziale Bindung eingingen als abstinente Artgenossen, die nur neben einem potentiellen Partner saßen. Zum ersten Mal beobachtete sie zusammen mit Kollegen, daß intimes Verhalten diese Tiere irgendwie zueinander trieb und ihre sozialen Bindungen stärkte.[5]

Daraufhin machte sich Sue Carter daran, die Mosaiksteine zusammenzufügen. Daß es durch Sex zu Oxytocin-Ausschüttungen kommen konnte, wußte sie, weil bei stillenden Frauen manchmal während eines Orgasmus Milch austritt und weil Oxytocin im Spiel sein muß, damit das geschehen kann. Sie entwickelte daraufhin die Hypothese, daß Oxytocin – von dem bereits vermutet wurde, es spiele bei der Entstehung einer Bindung zwischen Mutter und Kind eine Rolle – auch für die Entstehung sozialer Bindungen zwischen Erwachsenen wichtig war.[6]

Und sie lag damit richtig.

Nach etlichen Experimenten stellten sie und ihre Kollegen fest, daß Oxytocin für die intimen Bindungen zwischen Erwachsenen ebenso wichtig ist wie für die Bindung zwischen Mutter und Kind.

Heutzutage wird Oxytocin generell mit Liebe, Kuscheln, Umarmungen und allen damit verbundenen warmen und wohligen Empfindungen assoziiert. Billie Eilish hat einen Song (»*Oxytocin*«) nach diesem Hormon benannt (aus dem Text: *»Can't take it back once it's been set in motion / You know I need you for the oxytocin«)*, und Dr. Carters Arbeit mit Präriemäusen hat offenbar eine erinnerungswerte Episode aus dem Cartoon *Rick and Morty* inspiriert, in der ein Wissenschaftler mit dem Namen Rick aus Präriemaus-Hormonen einen Liebestrank herstellt (was natürlich in Wirklichkeit nicht funktioniert).

Aber da geht es um noch mehr!

Uns wird nämlich allmählich klar, daß auch die »Liebe« nur die Spitze eines Oxytocin-Eisbergs ist. Oxytocin ist zwar tatsächlich der Schlüssel zu Liebe und Paarbindungen, aber aus neueren Untersuchungen über dieses Hormon geht hervor, daß es uns auch körperlich heilen kann und uns resilienter macht; und die wissenschaftliche Erforschung dieser Zusammenhänge ist noch keineswegs abgeschlossen.[7] Fast täglich werden neue Erkenntnisse zu diesem Thema veröffentlicht.

Womit wir zu der großen Frage dieses Abschnitts zurückkehren: Warum wirken soziales Verhalten und Intimität regenerierend auf unseren Körper? Warum machen sie uns gesünder und glücklicher, verlängern unser Leben und versetzen uns in die Lage, besser mit praktisch jeder körperlichen und psychischen Krankheit fertig zu werden?

Ein Teil der Antwort ist simpel: Soziales Verhalten, etwa in Form von Interaktionen von Angesicht zu Angesicht, kann Oxytocin freisetzen. Dieses Hormon fördert die Entstehung von Verbindungen wie diejenige, die wir »Liebe« nennen, und Oxytocin steht auch in enger Verbindung zur Heilfähigkeit des Körpers und zur Fähigkeit des Autonomen Nervensystems, mit Herausforderungen fertig zu werden, mit denen uns das Leben konfrontiert.

Ein Beispiel hierfür ist, daß zwischen einem hohen Oxytocin-Spiegel und der Geschwindigkeit der Wundheilung beim Menschen eine Korrelation besteht.[8] Andere Untersuchungen bestätigen die positive Wirkung von Oxytocin bei der Behandlung von Herzerkrankungen, Schizophrenie, Diabetes und bestimmten Krebsarten. Die Liste der nachgewiesenen Wirkungen von Oxytocin wird immer länger.

Das Oxytocin-System (wir benutzen in diesem Zusammenhang das Wort »System«, weil es eher der Tatsache gerecht wird, daß es in Wahrheit um eine Art chemischen Cocktail geht, der außer Oxytocin auch andere Stoffe enthält, beispielsweise das bereits erwähnte Vasopressin) trägt dazu bei, uns vor Streß und Krankheiten zu schützen.*

---

* Oft ist die Manifestation dieser positiven Einflüsse mit Veränderungen des autonomen Zustandes verbunden (oder sie werden durch das Oxytocin gefördert), die sich als stärkere vagale Regulation niederschlagen, was zeigt, daß der ganze Körper in den Grünen Zustand wechselt. Untersuchungen an Präriemäusen haben ergeben, daß Oxytocinbehandlungen insbesondere im Beisein eines Gefährten, der ein Gefühl der Sicherheit hervorruft, die funktionelle Verbindung zwischen dem sympathischen und dem parasympathischen System fördern kann (Yee et al. 2016).

Wenn wir Streß und Druck erleben, steigt unser Oxytocin-Spiegel sprunghaft, damit wir mit der aktuellen Situation besser fertig werden. Oxytocin ist auch hochwirksam als Entzündungshemmer und Antioxidans und kann sowohl beruhigend als auch regenerierend wirken.[9] Auch Orgasmen und extremes Körpertraining zählen zu den vielfältigen Möglichkeiten, die Oxytocinproduktion zu erhöhen.[10]

Die Wirkungen von Oxytocin auf innere Organe lassen sich schon erstaunlich früh im Leben und sogar in einzelnen Zellen beobachten. Wenn man undifferenzierte Stammzellen mit Oxytocin in eine Petrischale gibt, verbinden sich beide und verwandeln sich in winzige, synchron schlagende Herzzellen. Durch die Anwesenheit von Oxytocin entstehen also winzige pulsierende »Urherzen«.[11] Diese Fähigkeit, ein Herz zu erzeugen, ist für die natürliche Fähigkeit unseres Körpers, Herzerkrankungen zu heilen und ein funktionsfähiges Autonomes Nervensystem zu kreieren, wahrscheinlich von zentraler Bedeutung.

Das Molekül, das Liebe und Beziehungen ermöglicht, vermag buchstäblich ein gebrochenes Herz zu heilen. So was kann man sich nicht einfach ausdenken.

Als Menschen sehnen wir uns nach Intimität in einer Atmosphäre der Sicherheit. Müssen wir ohne sie auskommen, verkümmern wir körperlich und psychisch und bleiben anfällig für Alltagsstreß. Falls Sie diesen Text in Gegenwart eines Menschen, den Sie lieben, lesen, ist jetzt vielleicht ein guter Zeitpunkt gekommen, das Buch zur Seite zu legen und die geliebte andere Person zu umarmen. Vielleicht hat das wohlige Gefühl des Behagens nichts mit »Schmetterlingen im Bauch« zu tun, sondern eher etwas mit Oxytocin.

Dem Oxytocin ähnliche Moleküle tauchten erstmals vor mehr als 700 Millionen Jahren auf, lange bevor Säugetiere und andere Wirbeltiere die Erde besiedelten. Das moderne Oxytocin-Molekül hingegen entwickelte sich parallel zu den Säugetieren vor etwa 150 bis 200 Millionen Jahren.[12] Mit dem Oxytocin entstand die biologische Grundlage für die Entwicklung selektiver sozialer Verbindungen, die für das, was wir Menschen »Liebe« nennen, essentiell sind. Das Autonome Nervensystem und Oxytocin sind so eng miteinander verbunden, daß nach Dr. Sue Carter das eine ohne das andere kaum möglich ist. Dr. Carter behauptet sogar, Oxytocin und »Liebe« seien biologische Metaphern für Sicherheit und Vertrauen, und beide fungierten als Kanäle für dieses tief in uns verankerte biologische Bedürfnis und als deren Ausdruck.[13]

Falls Sie sich nun nach ein wenig mehr Orientierung im Universum sehnen sollten, können wir Ihnen weiterhelfen: Dr. Sue Carter ist die Ehefrau des einen Autors dieses Buches und die Mutter des anderen. Weil die verschiedenen Wissenschaftszweige klar voneinander abgegrenzt sind, schien die Arbeit von Sue Carter als Neuroendokrinologin zunächst weit entfernt von meiner (Stephens) entwicklungspsychologischen Forschungsarbeit bezüglich des Autonomen Nervensystems zu sein. Erst nachdem wir schon jahrzehntelang miteinander verheiratet waren, wurde uns klar, daß wir im Grunde die gleichen Prozesse studierten: die sozialen Bindungen, die Vertrauen und Liebe möglich machen, und wie uns das Gefühl, daß wir uns in einem Zustand der Sicherheit befinden, buchstäblich heilen kann.

Die geheime Welt der Tierliebe

Falls Sie ein Hunde- oder Katzenliebhaber sind, können Sie sich jetzt schon einmal auf zustimmendes Nicken vorbereiten: Co-Regulation und Intimität gibt es nicht nur zwischen zwei Menschen, sondern auch bei anderen Säugetieren, und sie ist sogar zwischen verschiedenen Spezies möglich.

Ein Hund, der auf dem Bauch liegt und darauf wartet, daß Sie ihn kraulen, hat sich in einen Zustand der Immobilisierung versetzt, der Vertrauen und ein Gefühl der Sicherheit zum Ausdruck bringt. Und wer hat wohl noch nie die einzigartige (und beruhigend wirkende) Freude empfunden, die Nähe eines freundlichen Hundes zu spüren, der sich nebenan auf einem Sofa räkelt? Von diesem angenehmen Szenario gehen Signale für Sicherheit, Vertrauen und Co-Regulation aus. Es spiegelt den starken reziproken Einfluß des Oxytocins und des Systems für soziale Verbundenheit.

Untersuchungen haben längst gezeigt, daß Hundebesitzer in vielerlei Hinsicht glücklicher und gesünder sind und wahrscheinlich auch länger leben; und fast jeder versteht das Konzept des »emotionalen Stütztiers«. Tatsächlich können uns unsere haarigen Freunde echte Liebe, Nähe und Co-Regulation bieten, die uns beruhigen und in einen

Zustand der Sicherheit, der Heilung und des Glücks versetzen. Und falls Sie sich egoistisch fühlen, weil Sie Ihr Haustier in eine Oxytocin-Maschine verwandeln, sollten Sie nicht vergessen, daß es hier ja um Co-Regulation geht und Ihr Tier wahrscheinlich ebensoviel von der Bindung hat wie Sie selbst.

Das nun endende Kapitel läßt sich in einem einfachen Diagramm zusammenfassen, das auf Seite 105 zu finden ist.

Sicherheit ermöglicht physische Nähe, die ihrerseits intimen Kontakt fördert, der zu intimen Bindungen führt. Diesen Prozeß fördert Oxytocin, ein Hormon, das uns miteinander verbindet und heilend wirkt.

Aber was ist, wenn sich jemand *nie* sicher fühlt? Was geschieht, wenn wir in einem Zustand ständiger Furcht oder Aggression leben und mit dem Heilungsprozeß nie beginnen, geschweige denn ihn abschließen können? Das Gegenstück zur heilenden Kraft der Liebe ist die schädigende Macht des Traumas.

6
Trauma und Sucht

Es kommt oft vor, daß Menschen die Traumata anderer verharmlosen, weil sie das, was jene anderen erlebt haben, für »nicht so tragisch« halten und deshalb meinen, die Betroffenen sollten »darüber hinwegkommen«.

Doch ein Trauma wird nicht durch das auslösende Ereignis bestimmt, sondern ist ein Ausdruck der Reaktion unseres Nervensystems auf das Ereignis. Und solche Reaktionen können uns sehr lange begleiten.

Ein Trauma kann durch ein einzelnes Ereignis oder durch eine Ereignisfolge hervorgerufen werden. Bei den auslösenden Ereignissen kann es sich um heftige, kurze Schocks, die das ganze System treffen, handeln oder um zahlreiche scheinbar geringfügige Attacken über einen längeren Zeitraum.

Ein Trauma zu erleben beinhaltet, daß unsere Neurozeption etwas für so beängstigend oder lebensbedrohlich hält, daß das Autonome Nervensystem in einen überlebenssichernden Modus wechselt, was das Empfinden unseres Körpers über die Sicherheit der Welt, in der er sich befindet, stark verändert.

Wenn ein Trauma unsere Neurozeption und unser Sicherheitsgefühl verändert, können wir plötzlich Gefahr an Orten und in Situationen wittern, die uns vorher als sicher erschienen sind.

Ein Trauma zu erleben bedeutet, sich vielleicht nie sicher zu fühlen und nie die positiven Auswirkungen eines Gefühls der Sicherheit auf die Gesundheit zu erleben.

Ein Trauma zu erleben ist nicht nur schmerzhaft, sondern auch mit einem komplexen und (oft scheinbar zufälligen) Netz von Assoziationen verbunden, die unser Körper und unser Gehirn mit dem betreffenden Ereignis verknüpfen. Präsentieren wir einer Ratte einen völlig harmlosen Gegenstand und verabreichen ihr jedes Mal, wenn sie diesen Gegenstand sieht, einen Schock, lernt sie, beim Anblick des Gegenstandes instinktiv davonzulaufen. Und wenn wir uns in der Nähe von Dingen, Erlebnissen, Geräuschen, Anblicken,

Menschen oder ganz gleich was befinden, was unseren Körper und unser Gehirn sonst noch an ein erlebtes Trauma erinnert, verspüren wir den Impuls, davonzulaufen oder jede Sinneswahrnehmung abzuschalten. Und selbst wenn uns diese Konditionierung bewußt ist, bleibt sie auf körperlicher und instinktiver Ebene wirksam. Wir können nicht einfach beschließen, sie abzuschalten.

Wir können derartige Gefühle als Bemühungen unseres Körpers verstehen, sich zu schützen und uns von allem, was uns in noch größere Gefahr bringen könnte, fern zu halten.

Leider weiten sich solche Assoziationen mit Gefahr und Trauma bei einigen Menschen auf fast alles aus, was sie im Leben umgibt – die ganze Welt kann also Schmerzen erzeugen und Dissoziationen auslösen. Manchmal erinnern uns sogar Menschen und Orte, die wir sehr mögen, an unser Trauma. Das gleiche gilt für harmlose Anblicke, Geräusche oder Gerüche, die wir zufällig in Zusammenhang mit dem schlimmsten Erlebnis unseres ganzen Lebens wahrgenommen haben.

Traumatisiert zu werden bedeutet, daß man sich nur selten oder sogar nie mehr wirklich sicher fühlt. In Ermangelung dieses inneren Empfindens von Sicherheit überläßt ein Trauma unseren Körper weitgehend dem aggressiven Gelben und dem dissoziativen Roten System – oder erschwert es uns zumindest sehr, zurück in den Bereich des Grünen Systems zu gelangen.

Das Gelbe und das Rote System haben die Aufgabe, jeweils für kurze Zeit genutzt zu werden, um einer akuten Gefahr zu entkommen. Beide dienen dem Zweck, unser Überleben zu sichern. Für unseren Körper und unser Gehirn kann es sehr schädlich sein, wenn wir ihrem Einfluß länger ausgesetzt sind – oder sogar unser ganzes Leben lang, wie es leider oft der Fall ist.

Das Grüne System ist wichtig für unsere Fähigkeit, zu gesunden und glücklich zu sein. Wenn uns ein Trauma den Zugang zu diesem System verwehrt, werden wir physisch und emotional verletzlich für äußere Stressoren aller Art, und es wird außerdem schwerer für uns, ein erfülltes Leben zu genießen oder uns mit anderen mit Hilfe unseres Systems für soziale Verbundenheit zu co-regulieren. Letzteres ist besonders problematisch, weil Co-Regulation eine der wichtigsten Möglichkeiten ist, unseren Körper zu heilen und mit Streß fertig zu werden. Deshalb sind die Traumatisierten, die der heilenden Wirkung der Co-Regulation am dringendsten bedürfen, häufig am wenigsten in der Lage, von ihr zu profitieren.

Ein Trauma kann es uns auch erschweren, in der Welt zurechtzukommen, und es kann starke interpersonale Probleme erzeugen, wenn Menschen und Dinge, die wir sehr lieben – oder denen wir nicht aus dem Weg gehen können –, sich im Netz traumatischer Assoziationen unseres Körpers verfangen.

Wir laufen nicht immer davon

Fast alle verstehen falsch, was es mit einem Trauma auf sich hat – das gilt auch für Therapeuten, die ihren Lebensunterhalt damit verdienen, Traumatisierte zu behandeln.

Lange herrschte die Überzeugung vor, daß wir Menschen auf Streß hauptsächlich mit Aktivierung reagieren – und so auf den Gelben Pfad wechseln.

Der Polyvagal-Theorie zufolge hat unser Körper in Wahrheit viele verschiedene Möglichkeiten, mit Streß und Gefahr umzugehen. Es ist durchaus möglich, daß wir einer Bedrohung mit Hilfe der Aktivierung begegnen. Wir können uns aber auch anders verhalten, wenn unsere Neurozeption Signale aufgefangen hat, die auf eine unmittelbare Gefahr für unser Leben hindeuten: Wir können dann auch erstarren, dissoziieren oder in einen Shutdown verfallen. Das ist die Rote Reaktionsweise, häufig ein unwillkürlicher Reflex, der bis vor kurzem meist ignoriert wurde.

Außerdem können wir diese Reaktion im gesamten Tierreich beobachten. Man kann sie bei Reptilien (für die der Shutdown die wichtigste Art ist, sich bei Bedrohung zu schützen) wie auch bei anderen Säugetierarten beobachten.

Auf YouTube gibt es Videos von Mäusen, die eine Katze in ihren Klauen hält. In solch einer Situation erstarrt die Maus und wirkt wie tot. Das Sich-tot-Stellen ist eine Adaptation, die der Maus manchmal hilft, der Katze zu entkommen. Und falls die Maus nicht entkommen kann, ermöglicht ihr die unwillkürliche Shutdown-Reaktion, nahezu schmerzfrei zu sterben.*

---

* Curt Richter (1957) hat das Phänomen des plötzlichen Todes von Ratten angesichts einer Lebensgefahr als Folge des Gefühls der Hoffnungslosigkeit beschrieben. Er vertrat die Auffassung, diese Shutdown-Reaktion werde durch den Vagus vermittelt. Seine Beobachtungen wurden zur Grundlage des bekannten psychologischen Konstrukts der »erlernten Hilflosigkeit« (Seligman & Maier 1967). Allerdings scheint es keine weiteren Untersuchungen über die Rolle des Vagus bei diesem Phänomen und über eine entsprechende Wirkung beim Menschen, wie Richter sie vermutet hatte, gegeben zu haben.

Diese Immobilisierungsreaktion tritt bei Menschen häufig ein. Und solange wir sie nicht voll und ganz würdigen, können wir nicht das gesamte Ausmaß dessen verstehen, was ein Trauma im Körper anrichtet – und somit auch nicht, wie es am besten behandelt werden kann.

Über Resilienz

Jeder Mensch ist anders.

Wenn zwei Menschen die gleichen entsetzlichen Dinge erleben, kann der eine das Erlebte relativ ungeschädigt überstehen, während der andere das Trauma in seinem ganzen weiteren Leben und in seinem ganzen Körper spürt.

Abgesehen von diesen anhaltenden Auswirkungen reagieren Menschen auf traumatische Ereignisse auch im Augenblick des Geschehens unterschiedlich. Wir können dies beobachten, wenn große Menschengruppen ein traumatisches Ereignis erleben, ganz gleich, ob es sich dabei um eine Massenkarambolage auf der Autobahn oder um einen Amoklauf handelt. Einige Betroffene aktivieren ihre Kampf- oder-Flucht-Reaktion, wohingegen andere in einen Shutdown verfallen. Doch ganz gleich, wie wir in der Situation reagieren, es handelt sich in jedem Fall um einen natürlichen, unwillkürlichen Reflex, auf den wir keinen Einfluß haben.

Wenn eine Gruppe von Soldaten entsetzliche Gewalt erlebt, entwickeln nur einige ihrer Mitglieder anschließend eine Posttraumatische Belastungsstörung (PTBS). Das menschliche Nervensystem ist eine intervenierende Variable, die beeinflußt, wie wir auf die Welt reagieren; deshalb können die gleichen Stimuli und Erlebnisse bei uns allen unterschiedliche Reaktionen hervorrufen.

Ich (Seth) habe dies persönlich am 13. November 2015 erlebt. Ich hatte am Abend dieses Tages das Pech, in Paris zu sein, als es in der Stadt zu koordinierten Massenschießereien und terroristischen Angriffen kam. Das Geschehen konzentrierte sich auf den Bereich in der Nähe des Place de la République, wo ich wohnte. Als ich an jenem Abend mein Apartment verließ, um kurz irgendwo etwas zu essen, sah ich Blut auf dem Gehweg und einen Mann, der seine verletzte Hand hielt.

Innerhalb von Minuten waren überall Sirenen zu hören, und jemand brüllte das Wort »Kalaschnikow«.

Ich konnte nicht in mein Apartment zurück, weil die Polizei die Straßen sperrte; deshalb lief ich in der Nachbarschaft umher, ohne zu wissen, ob das, was ich tat, gefährlich war. Es hatte schon einige Angriffe gegeben, und es war nicht klar, ob weitere folgen würden. Ich erinnere mich, daß ich nach kurvigen Straßen Ausschau hielt, weil ich hoffte, dort sei die Gefahr, von einer verirrten Kugel getroffen zu werden, geringer.

Weil ich ein Journalist aus Amerika war, zufällig zur falschen Zeit am falschen Ort, lief ziemlich bald mein Handy heiß. Alle möglichen Fernsehleute riefen mich an und wollten wissen, was zum Teufel in Paris los war. Während ich die Reporter zurückzurufen versuchte, hörte ich mir die Life-Kommentare von Nachrichtensendern an und erfuhr so, wie viele Angriffe es an diesem Abend gegeben hatte. Erst als Anderson Cooper von CNN mir in einer Live-Schalte mitteilte, ein Kambodschanisches Restaurant in der Nähe sei Ziel einer Drive-by-Schießerei gewesen, schlug das bei mir wie eine Bombe ein: Genau dort hatte ich am Vorabend gegessen und auf der Terrasse gesessen, also genau dort, wo am nächsten Abend die Kugeln geflogen waren.

Von diesem Moment an konnte ich ein Gefühl der Sicherheit nur noch als trügerisch empfinden.

Gefühle, die ich kaum einzeln hätte benennen können, überwältigten mich. In manchen Augenblicken war mir, als würden mich meine Knie nicht mehr tragen, in anderen, als müßte ich weinen. Ich fühlte mich stark aktiviert und voller aufgewühlter Energie. Das Adrenalin setzte alles andere außer Kraft.

Allerdings fühlte ich mich auch ein wenig erleichtert. Da ich noch nie in meinem Leben mit etwas Ähnlichem konfrontiert worden war, war ich erleichtert, weil ich merkte, daß ich über die autonome Resilienz verfügte, geistig klar zu bleiben und mich nicht völlig auszuschalten. Aufgrund meiner Kenntnis der Polyvagal-Theorie – und weil ich mit anderen Traumatisierten gesprochen hatte – wußte ich, daß auch ein vollständiger Shutdown hätte eintreten können.

Ausschlaggebend für die Entstehung eines Traumas ist nicht das tatsächliche auslösende Ereignis, sondern wie unser Nervensystem auf dieses Ereignis reagiert. Es wurde bereits erwähnt, daß von zwei Menschen, die die gleiche entsetzliche Situation erleben, der eine relativ ungeschädigt daraus hervorgehen kann, während der andere das Ereignis jeden Tag erneut erlebt, und dazu auch noch in seinem ganzen Körper.

Unsere individuelle Fähigkeit, mit schwierigen Erlebnissen fertig zu werden, ohne durch sie traumatisiert zu werden, ist unsere Resilienz, die bei jedem Menschen unterschiedlich beschaffen ist.

So wie wir alle mit traumatischen Ereignissen auf unterschiedliche Weise fertig werden, manifestieren sich Traumata auch bei uns allen unterschiedlich. Kliniker wissen seit langem, daß sich eine PTBS bei Menschen in Form unterschiedlicher Symptome äußern kann. Bestimmte Symptom-Cluster treten zwar bei vielen Patienten auf, aber keine zwei Personen erleben eine PTBS genau gleich. Und wenn bei Ihnen eine PTBS diagnostiziert wird, bedeutet das nicht, daß ganz sicher eine bestimmte Symptomatik auftreten wird.

Diese Unterschiede gelten auch für Therapie. Eine bestimmte Behandlung ist bei einem Patienten erfolgreich, bei einem anderen bewirkt sie nichts.

* * *

Mit Resilienz beschäftige ich (Stephen) mich schon seit den 1970er Jahren sehr gründlich, also schon lange vor der Entwicklung der Polyvagal-Theorie. Meine frühen Versuche, Resilienz zu definieren und zu quantifizieren, könnte man sogar als Vorformen der Polyvagal-Theorie verstehen.

Doch bevor wir uns meiner Auseinandersetzung mit dieser Thematik zuwenden, sollten wir uns ein wenig mit Walter Bradford Cannon befassen, einem Harvard-Physiologen, der den Begriff »Kampf oder Flucht« geprägt und ihn durch sein Buch *The Wisdom of the Body*[1] bekannt gemacht hat.

Cannon hat auch einen anderen wichtigen Begriff, den der »Homöostase«, geprägt, den wir in diesem Buch schon mehrfach erwähnt haben und den wir uns als optimale Ausgangsbasis für unsere Gesundheit, unsere Entwicklung und unsere Regeneration vorstellen können.[2] (Wenn wir uns im Zustand der Homöostase befinden, befinden wir uns im Grünen Zustand.) Cannons Arbeit in diesem Bereich fußte großenteils auf den Erkenntnissen des französischen Physiologen Claude Bernard, der den Zustand der Homöostase als unser »inneres Milieu« *(»milieu intérieur«)*[3] bezeichnete.

Das Wichtigste an der Homöostase ist, daß unser Körper unbedingt in diesem Zustand sein *will*, sich aber manchmal gezwungen sieht, ihn zu verlassen, um sich mit unmittelbaren (und hoffentlich nur zeitweiligen) Bedrohungen auseinanderzusetzen. In einem idealen Szenario könnte unser Körper mit einer Bedrohung (oder einem anderen die Aufmerksamkeit oder unsere Ressourcen erschöpfenden Szenario) fertig werden und anschließend sofort in den Zustand der Homöostase zurückkehren, so daß wir uns wieder auf unsere Gesundung und Entwicklung konzentrieren könnten.

Ein Großteil meiner Arbeit – einschließlich derjenigen vor der Entstehung der Polyvagal-Theorie – erweitert implizit Cannons Definition der Homöostase, so daß sie nicht mehr als ein Fixpunkt, sondern als Spektrum erscheint, in dem wir uns bewegen. Der Psychiater Daniel Siegel bezeichnet dies – wie ich meine sehr treffend – als unser »Toleranzfenster«.[4]

Wir können mit *etwas* Streß fertig werden, ohne den Zustand der Homöostase verlassen zu müssen, sofern wir im Bereich unseres Toleranzfensters bleiben. Und dieser Bereich ist – wie so vieles, was mit Traumata, Streß und dem Nervensystem zusammenhängt – bei jedem Menschen anders.

Aber was genau beinhaltet unser persönliches Toleranzfenster? Und wenn wir annehmen, daß jeder Mensch sein individuelles Maß an Resilienz hat, handelt es sich dabei dann um etwas, das wir *messen* können?

In den 1970er Jahren fing ich mit der Erprobung solcher Messungen an.

Stress

Mitte der 1980er Jahre schrieb ich (Stephen) einen Artikel über das Thema Streß, in dem ich versuchte, der in diesem oft benutzten Wort enthaltenen Uneindeutigkeit auf den Grund zu gehen.[5] Es ging mir dabei nicht um semantische Spitzfindigkeiten, sondern ich suchte im Rahmen meiner Untersuchungen über die Herzratenvariabilität (HRV) nach Möglichkeiten, dieses auf den ersten Blick ziemlich abstrakt wirkende Konzept durch eine Meßmethode zu erhärten. Und wenn man etwas messen will, sollte man möglichst klar definieren, was gemessen werden soll.

Mir erschien der Begriff »Streß« immer als etwas verschwommen und verwirrend, weil er einerseits etwas bezeichnet, das uns Kummer macht (»Ich habe Streß«), und andererseits auch unsere körperliche Reaktion darauf (»Ich fühle mich gestreßt«). Der Begriff »Streß« wird also häufig benutzt, um sowohl den ursächlichen Reiz als auch die Reaktion unseres Körpers auf den Reiz zu bezeichnen.

Die Polyvagal-Theorie verlagert die Betrachtung von Streß als einer äußeren Kraft auf die Reaktion unseres Nervensystems auf Streß. Ebenso wie unser Konzept »Sicherheit« beschreibt, wie sicher sich unser Nervensystem und unser Körper fühlen (es geht also nicht um die neutrale Messung einer aktuellen Bedrohung), ist für das Konzept »Streß« im Sinne der Polyvagal-Theorie entscheidend, wie unser eigenes Nervensystem auf Streß reagiert.[6]

Dieses neue Verständnis im Sinne der Polyvagal-Theorie definiert Streß als meßbaren Zustand, in dem bestimmte homöostatische Funktionen gestört sind. Wenn wir aus unserem Grünen Zustand der Entwicklung und Regeneration vertrieben werden, erleben wir Streß.

Das Wichtigste, was wir uns in diesem Zusammenhang vergegenwärtigen müssen, ist, daß der gleiche Stressor bei einem bestimmten Menschen nur wenig oder sogar keinen Streß (also keine Störung der Homöostase) hervorrufen kann, bei jemand anderem hingegen eine massive Störung. Ebenso sind wir je nach Art unseres autonomen Zustandes in der Lage, einem bestimmten Stressor standzuhalten oder auf das gleiche Ereignis wie gelähmt zu reagieren.

Jeder Mensch hat ein anderes Toleranzfenster für den Umgang mit Streß, und dieses variiert (wie fast alles in unserem Körper) im Einklang mit unserem jeweiligen autonomen Zustand und unserem aktuellen Gefühl eigener Sicherheit. Deshalb wirkt sich Streß unterschiedlich auf uns aus, je nachdem, ob wir uns in einem Grünen, Gelben oder Roten autonomen Zustand befinden.

Natürlich wissen wir das zuletzt Gesagte intuitiv, und wahrscheinlich erleben wir es immer dann, wenn wir in einer stressigen Situation denken oder sagen: »*Jetzt nicht auch das noch!*« Es gibt Augenblicke, in denen wir mit bestimmten Dingen nicht fertig werden, weil unser Körper ohnehin überanspruchtist.

Alles begann mit einem Versuch zu verstehen, wie und warum verschiedene Neugeborene – darunter auch Frühchen – mit Streß unterschiedlich umgehen.

Im Rahmen dieser Bemühungen gelang es mir erstmals, in diesem Kontext ein Maß mit Namen Herzratenvariabilität (HRV) zu quantifizieren. Auch Geburtshelfern war schon aufgefallen, daß die HRV auf Hypoxie (unzureichende Sauerstoffzufuhr) reagierte und daß damit für den Fötus und das neugeborene Kind möglicherweise eine Gefahr verbunden war; aber die HRV war noch nie quantifiziert worden, und bis zu diesem Zeitpunkt war noch nicht bekannt, daß sie spezifische Informationen über die autonome Funktion liefern könnte.

Ich nehme an, den Lesern ist klar, was die Herzfrequenz oder Herzrate bedeutet (nämlich die Geschwindigkeit, in der unser Herz schlägt, gewöhnlich gemessen in Schlägen pro Minute). Die Herzratenvariabilität hängt damit zusammen, ist aber etwas völlig anderes.

Wenn Sie Ihre Herzfrequenz einige Minuten lang messen, werden Sie feststellen, daß sie nicht konstant ist, sondern in einem gewissen Bereich schwankt. Sie kann z. B. von einer Sekunde zur anderen von 80 zu 75 und anschließend zu 84 wechseln. Solche Schwankungen sind völlig normal.

Es geht hier nicht darum, daß die Herzfrequenz steigt, wenn wir joggen oder in anderer Weise körperlich aktiv sind, sondern um Schwankungen der Herzfrequenz im Ruhezustand, also ohne daß zusätzliche Stressoren wirksam sind.

Das Ausmaß (Spektrum) dieser Schwankungen von Herzschlag zu Herzschlag ist die Herzratenvariabilität (HRV). Variiert unsere Herzfrequenz also in einer bestimmten Zeitspanne in einem großen Schwankungsbereich, haben wir eine hohe HRV. Schwankt die Herzfrequenz hingegen im Ruhezustand in einem sehr kleinen Bereich, haben wir eine niedrige HRV.

Ende der 1960er Jahre habe ich dieses Maß als erster Wissenschaftler quantifiziert, und ich fand zwei sehr wichtige Dinge über die HRV heraus:

Erstens ist dieses Maß das, was wir als Wissenschaftler eine individuelle Differenz nennen – was bedeutet, daß dieser Wert von Mensch zu Mensch variiert. Die Herzfrequenz zweier Menschen kann in unterschiedlichen Schwankungsbereichen variieren.

Zweitens hat die HRV bei uns allen zwar eine Grundlinie, aber sie bewegt sich auf und ab, wenn wir Dinge tun, die unsere Aufmerksamkeit erfordern und mit psychischem Streß verbunden sind oder mit einem hohen Energieverbrauch einhergehen (beispielsweise weil wir laufen oder uns in anderer Form körperlich anstrengen müssen).

Ich habe auch beobachtet, daß eine höhere HRV mit besseren Werten bei Messungen etwa der Reaktionszeit verbunden ist.

Indem ich dies alles auf meine Arbeit mit neugeborenen Säuglingen übertrug, wurde mir klar, daß uns die HRV-Messung helfen könnte vorauszusagen, welche Babys überleben würden. Schon bald wurde mir klar, daß die HRV ein präziser Indikator für unsere angeborene Fähigkeit ist, mit Streß umzugehen und einen Zustand der Homöostase aufrechtzuerhalten.

Die HRV gibt Auskunft darüber, wie stark unsere Herzfrequenz in einer bestimmten Zeitspanne schwankt. Sie ist ein sehr guter Indikator für unsere Resilienz und unsere Fähigkeit, mit Stress, etwa in Form von traumatischen Ereignissen, fertig zu werden.

Diese Idee wird mittlerweile in der Wissenschaft weitgehend akzeptiert, und die Hersteller sogenannter *Wearables* machen sich die Möglichkeit, die HRV mit ihren Uhren und anderen Kardio-Monitoren zu messen, immer stärker zunutze.

Aber was um alles in der Welt hat unsere Herzfrequenz mit Traumata und unserer Fähigkeit, uns nicht von ihnen überwältigen zu lassen, zu tun?

Ich will versuchen, Ihnen dies ein wenig verständlicher zu machen, und möchte Sie deshalb bitten, sich eine simple Metallfeder vorzustellen, die auf dem Boden liegt. Sie liegt in ihrer ursprünglichen Form da und kann sowohl auseinandergezogen als auch zusammengedrückt werden, ohne daß sie zerbricht.

Je größer die Spanne ist, in der die Feder auseinandergezogen oder zusammengedrückt werden kann, um so besser kann sie mit Stressoren eines bestimmten Stärkebereichs fertig werden, ohne zu zerbrechen. Somit ist eine Metallfeder mit einem großen Dehnungs- und Stauchungsbereich resilienter als eine Feder mit einem kleineren.*

Unsere Herzfrequenz erfüllt eine ähnliche Funktion wie eine Metallfeder. Bei denjenigen unter uns mit einer höheren HRV (bei denen die Herzfrequenz in einem größeren Bereich schwankt) kann sich das Autonome Nervensystem weiten und zusammenziehen, ohne zu zerbrechen und ohne den Zustand der Homöostase zu verlassen.

---

* Eine andere Metapher aus dem Alltagsleben sind die »Knautschzonen« von Autos, die im Falle eines Zusammenstoßes mit einem anderen Fahrzeug zusammengedrückt werden und so die Wucht des Aufpralls absorbieren, was die im Auto sitzenden Personen schützt.

Diese Menschen verfügen über ein größeres Toleranzfenster, und wahrscheinlich sind sie auch resilienter gegenüber Streß und Traumata.

* * *

Wenn es um Resilienz geht – und die Vorstellung, daß Menschen unterschiedlich gut mit Streß umgehen können –, beziehen sich die meisten auf den psychologischen Aspekt der Thematik. Das erweckt den Anschein, als finde der gesamte Prozeß in unserem Kopf statt und beginne und ende im Gehirn.

Als ich (Stephen) Mitte der 1990er Jahre die Polyvagal-Theorie vorstellte, fing ich an, das Konzept der Resilienz in einem anderen Zusammenhang zu sehen, nämlich als adaptive Eigenschaft und als physiologisches System, das unseren ganzen Körper umfaßt und uns ermöglicht, auf schwierige Situationen zu reagieren und uns von ihnen zu erholen.

Im Sinne der Polyvagal-Theorie erschien mir Resilienz als etwas, das unserem Körper immanent ist und das uns helfen soll, uns von Schrecken zu erholen; gleichzeitig dient Resilienz auch dazu, die Homöostase aufrechtzuerhalten und uns zu ermöglichen, im Grünen Zustand zu bleiben.

Nun ist Resilienz uns zwar angeboren, aber sie ist nicht unveränderlich. Und unser System für soziale Verbundenheit gleicht einem Muskel, den wir trainieren müssen, um seine Kraft zu erhalten.

Und wir *können* diesen Muskel trainieren! Vielleicht erinnern Sie sich noch an das, was an früherer Stelle in diesem Buch über das Spiel gesagt wurde, und darüber, inwiefern die Polyvagal-Theorie Spiel als autonome Übung versteht, die uns ermöglicht, unsere Fähigkeit zu stärken, uns zwischen dem Grünen und dem Gelben System hin und her zu bewegen, ohne in einem Zustand der Gefahr zu verharren. In diesem Sinne trainiert Spiel (und das Spielen mit anderen) unsere Resilienz wie einen Muskel, damit sie uns bei Bedarf zur Verfügung steht.

Sicheres soziales Verhalten und Spiel mit anderen machen uns möglicherweise einem Trauma gegenüber resilienter.

Doch wenn wir den Zustand der Homöostase verlassen, büßen wir die Fähigkeit unseres Körpers, zu gesunden, sich zu entwickeln und sich zu regenerieren, ein. Drängt uns ein Ereignis oder eine Folge von Ereignissen aus dem Bereich unseres Toleranzfensters heraus – und hindert uns daran, wieder in diesen Bereich zurückzukehren –, kann es sein, daß wir die Möglichkeit, diese Fähigkeiten zu nutzen, auf Dauer verlieren.

Und genau das geschieht, wenn wir ein Trauma erleben, und deshalb ist ein Trauma so schädlich für unseren Körper und unsere physische Gesundheit – nicht nur für Gehirn und Geist.

Ein Trauma zwingt uns, den Zustand der Homöostase zu verlassen, und manchmal macht es uns auch unmöglich, in den Zustand der Regenerationsfähigkeit zurückzukehren.

* * *

Sich darüber im klaren zu sein, daß Menschen über eine unterschiedliche Resilienz verfügen, ist besonders wichtig im Hinblick auf unseren Umgang mit anderen, die unter einem Trauma leiden.

Wenn wir das Gefühl haben, jemand sei durch ein bestimmtes Ereignis nicht besonders stark verletzt worden, oder wenn wir uns sicher sind, daß das, was die andere Person erlebt hat, uns selbst nicht besonders tief getroffen hätte, ist es verführerisch, das Erlebnis der anderen Person als unbedeutend abzutun – oder zu behaupten, die andere Person sei nicht »richtig« traumatisiert worden. Heutzutage wird Traumatisierten häufig vorgehalten, sie würden die Wirkung eines Ereignisses übertrieben darstellen, weil sie sich möglichst viel Aufmerksamkeit oder Entschädigung sichern wollten.

Eine wohlwollende Auslegung solcher Äußerungen wäre, daß sie von Ignoranz zeugen. Das ändert aber nichts an ihrer fatalen Wirkung.

Ein prominenter Fernsehmoderator versuchte einmal einer Frau, die ein sehr traumatisches Erlebnis gehabt hatte, in einer Fernsehsendung klarzumachen, daß eigentlich nur Soldaten, die Kampfsituationen erlebt hätten, Traumata entwickeln könnten und daß es deshalb ihnen gegenüber respektlos sei, wenn sie den Begriff Trauma für ihr Erlebnis beanspruche.

Wir verhalten uns oft sehr ähnlich, wenn es um eigene Erlebnisse geht. Millionen von Traumatisierten fällt es schwer anzuerkennen, daß sie unter einem Trauma leiden, weil sie fürchten, es könnte ihnen als Schwäche oder Defizit ausgelegt werden. Dies war ein wichtiger Aspekt der Handlung in *Die Sopranos*: Der Chef der Mafia-Familie glaubte, wenn er einen Psychotherapeuten aufsuche, könne das als Zeichen für Schwäche verstanden werden, und andere Gangster würden ihn töten, wenn sie es herausfänden.

Deshalb setzen wir uns mit einem Trauma oft nicht angemessen auseinander, leugnen es und hoffen, es werde irgendwann von selbst verschwinden.

Aber leider verschwinden Traumata nicht einfach so.

Ein Trauma vergräbt sich in unserem Körper, und oft kommt es dann in Wut, Aggression und Traurigkeit zum Ausdruck – ganz zu schweigen von seinem Einfluß auf die körperliche Gesundheit. Bleibt es unbehandelt, hängt es wie eine dunkle Wolke über uns und allen uns nahestehenden Menschen.

Und Traumata wirken ansteckend. Ebenso wie das Gefühl sozialer Sicherheit auf andere Menschen überspringen kann, kann das auch bei einem Gefühl der Gefahr und der Traumatisierung passieren. Wir spiegeln den autonomen Zustand anderer Menschen. Sind wir beispielsweise aggressiv und defensiv, signalisiert das anderen, daß auch sie sich in diesem Zustand befinden sollten. Heute können wir das auf gesellschaftlicher Ebene beobachten, auf der viele Politiker und Medienpersönlichkeiten jede Gelegenheit nutzen, um Wut und Empörung zu verbreiten. Sie traumatisieren im Grunde die ganze Gesellschaft, indem sie unsere »Furchtbereitschaft« erhöhen – oder indem sie Furcht zu einem omnipräsenten Bestandteil unseres Lebens machen.

Wir können Traumata auch an unsere Kinder weitergeben.

Generationenübergreifende Traumata existieren. Das Leid unserer Eltern wird auf uns übertragen, weil wir ihm ständig ausgesetzt sind; möglicherweise erfolgt diese Übertragung sogar über die DNS.* Traumata werden an die Menschen weitergegeben, mit denen wir zusammenleben und die wir lieben; diese Übertragung kann durch körperliche oder emotionale Mißhandlung erfolgen oder durch erlerntes Verhalten, das beim Zusammenleben mit einem Menschen entsteht, der sich nie sicher fühlt und sich so verhält, als sei alles, womit er in Berührung kommt, eine Gefahr. Befinden wir uns in der Nähe von Menschen, die so leben, verändert sich unser Körper so, daß auch wir so leben.

Wir wollen hier nicht den Eindruck erwecken, daß Traumatisierte ihre Familien oder ihnen nahe stehende Menschen vorsätzlich schädigen oder traumatisieren. Viele Menschen geben nur das weiter, was sie aus der Zeit, in der

---

* Der relativ neue wissenschaftliche Fachbereich der Epigenetik versucht zu erklären, wie die entsprechenden Informationen von einer Generation auf die nächste übertragen werden. Die Übertragung von Verhalten auf die nächste Generation erfolgt unter anderem durch Weitergabe epigenetisch veränderter DNS an den Nachwuchs. Allerdings liegen bisher noch keine überzeugenden epigenetischen Daten vor, die dies bezogen auf Menschen dokumentieren.

sie selbst aufgewachsen sind, übernommen haben. Außerdem sollten wir uns darüber im klaren sein, daß Scham- und Schuldgefühle Menschen dazu bringen können, sich in destruktives Verhalten zurückzuziehen. Für uns alle ist es schwer, sich einzugestehen, daß wir Menschen in unserer Umgebung Leid angetan haben, insbesondere wenn das, worum es dabei geht, sich unserem Einfluß entzieht. Doch um diesen Teufelskreis zu durchbrechen, müssen wir uns diese Tatsache zunächst einmal eingestehen.

Soziale Bindungen und Traumata

Im vorigen Kapitel haben wir uns mit dem Prozeß befaßt, der uns die Co-Regulation und die Herstellung intimer Beziehungen ermöglicht – und damit, wie dies unserer Gesundheit und unserem Glück zugute kommt.

Um es noch einmal kurz zusammenzufassen: Ein Gefühl der Sicherheit ist eine Voraussetzung für physischen Kontakt, der erforderlich ist, wenn wir intime Beziehungen eingehen, die die Freisetzung von Oxytocin, eines heilend wirkenden Stoffes, fördern.*

Ein Trauma beeinträchtigt unser Sicherheitsgefühl und macht deshalb den Prozeß der Co-Regulation und die Herstellung sozialer Verbundenheit unmöglich. Deshalb haben Traumatisierte oft große Schwierigkeiten, gesunde soziale Beziehungen aufzubauen. Dies ist nicht nur nachteilig, weil (aufgrund von Schwierigkeiten, sich anderen Menschen zu nähern) die sozialen Kontakte dadurch beeinträchtigt werden, sondern kann auch dazu führen, daß die Betroffenen auf die gesundheitsfördernde Wirkung der Homöostase und des Oxytocin-Systems verzichten müssen.

Fehlen soziale Bindungen, die auf einem Gefühl der Sicherheit und des Vertrauens basieren, verfallen viele Menschen in dieser Situation in dysfunktionale Beziehungsmuster und in Verbindungen, die aus Gefühlen der Furcht und Bedrohung entstanden sind.

Natürlich sind Furcht und Bedrohung wirksame soziale Klebstoffe – sie sind nur nicht gesund. Und »gesund« ist hier nicht urteilend gemeint, sondern es geht darum, daß die genannten »Klebstoffe« uns nicht so heilen, wie dies von uns als sicher empfundene soziale Verbindungen tun.

---

* Siehe hierzu das Diagramm auf Seite 105.

Wenn sich jemand nie sicher fühlt, ist das unmittelbare Überlebensbedürfnis für diesen Menschen wichtiger als alles andere.

Zahlreiche Studien haben gezeigt, daß Menschen, die gemeinsam Gefühle der Gefährdung erleben, eher Bindungen zueinander entwickeln.[7] Diese Eigenart unserer Physiologie kann auf vorteilhafte Weise genutzt werden (beispielsweise macht die wahrgenommene »Furcht« auf einer Achterbahn oder Geisterbahn solche Attraktionen zu ausgezeichneten Schauplätzen für ein Rendezvous). Doch die starke Korrelation zwischen Furcht und Bindung verleitet uns oft dazu, uns auf ungesunde Verbindungen einzulassen.

In vielen Fällen wirkt die Ursache unserer wahrgenommenen Bedrohungen auch heilsam. Zu Mißhandlungen neigende Partner werden häufig unversehens wütend und aggressiv, um im nächsten Moment zu einer liebevollen und ruhigen Haltung zu wechseln. Durch den ständigen Wechsel zwischen einer Bedrohung und deren Wegfall können wir in eine gefährliche Beziehung hineingezogen werden, die mit dem Bedürfnis unseres Nervensystems nach unmittelbarer Befreiung von einer Gefahr spielt.

Zu Mißhandlungen neigende Partner benutzen häufig ein Narrativ, dem zufolge ihr Opfer echte Liebe nicht verdient oder daß niemand außer ihnen sie diesem Menschen geben kann. Das ist natürlich eine Fiktion – und dazu oft eine Projektion eines Menschen, der selbst unter einem Trauma leidet und sich deshalb persönlich zutiefst geschädigt und wertlos fühlt.

Viele sehen ihre Peiniger und Mißhandler als die einzigen Menschen, die ihre Qual auflösen oder ihnen irgendeine Form von Liebe geben können.

Solche Empfindungen zu neutralisieren ist oft sehr schwierig. Die Autoren dieses Buches kennen Sie, unsere Leser, zwar nicht persönlich, aber ganz gleich, wie nachvollziehbar Ihnen derartige Empfindungen erscheinen mögen, wir versichern Ihnen, daß sie das nicht sind. Wir wissen, daß sie bei Ihnen nicht zutreffen können, weil sie bei niemandem zutreffen.

Durch Traumata können zwar tatsächlich starke (und sogar abhängig machende) Verbindungen entstehen, aber diese wirken nicht heilend und versetzen uns nicht in den homöostatischen Zustand, den unser Körper anstrebt, um psychische und physische Verletzungen zu heilen. Solche Verbindungen können uns auch daran hindern, andere, aus einem Zustand der Sicherheit erwachsende Bindungen zu entwickeln, die eine heilende Wirkung entfalten – und sie können uns dazu konditionieren zu glauben, Liebe könne grundsätzlich nur von einem Ort der Gefahr und von einem Trauma ausgehen.

Die Polyvagal-Theorie und Sucht/Abhängigkeit

Wir leben in einer traumatisierten Welt.

Bei vielen von uns kommt das in Form von täglichem Streß, Angstzuständen, chronischen Schmerzen, Depression oder Dissoziation zum Ausdruck. Der physiologische Normalzustand vieler Menschen ist, auf einen einfachen Nenner gebracht, schlicht unangenehm und unüberschaubar. Viele Menschen würden fast alles tun – ganz gleich, welche drastischen Maßnahmen sie dazu ergreifen müßten –, um sich anders als augenblicklich zu fühlen.

Insofern ist es kaum verwunderlich, daß wir in einer von Süchten geprägten Welt leben.

Immer neue Studien belegen, daß eine Traumavorgeschichte die Gefahr von Substanzmißbrauch oder die Entstehung einer Sucht erhöht. In einigen Untersuchungen wurde eine ziemlich dramatische Wirkung nachgewiesen, und bestimmte Forscher vertreten sogar die Auffassung, daß Süchte und Abhängigkeiten praktisch nie ohne die Existenz eines Traumas entstehen. Auch meine (Stephens) laufenden Untersuchungen dokumentieren, daß die meisten Menschen, die unter chronischen Schmerzen leiden, eine Traumavorgeschichte haben.[8] Versuche, solche Schmerzen mit Hilfe von Opiaten unter Kontrolle zu halten, führen sehr häufig in eine Abhängigkeit.

Sucht und Trauma sind zweifellos eng miteinander verbunden. Und die Polyvagal-Theorie bietet eine simple Erklärung dafür, warum das so ist:

Wenn Menschen infolge immerwährender Angstzustände und entsprechend großem Streß stark mobilisiert sind (auf dem Gelben Pfad), können »Downer« wie Opiate oder Benzodiazepine eine betäubende Wirkung haben, die zeitweilige Linderung und Regulation verschaffen.

Befinden sich Menschen hingegen in einem dissoziativen Nebel (dem Roten Pfad), können »Upper« wie Kokain oder Amphetamine auf die Betroffenen mobilisierend wirken und sie aus dem »Nebel« herausholen.

Sucht wird oft wie ein Verbrechen oder ein moralisches Versagen behandelt. Der Polyvagal-Theorie zufolge ist Suchtverhalten im Grunde ein verzweifeltes Bemühen eines Körpers, seinen physiologischen Zustand zu verändern, ihn zu regulieren und sich einfach anders zu fühlen, als er sich momentan fühlt.

* * *

Sucht spielt auch bei unserem Bedürfnis, mit Gefühlen fertig zu werden, eine Rolle.

»Gefühle« sind die Art, wie unser Bewußtsein unseren viszeralen Zustand deutet. Ist unser Autonomes Nervensystem gut reguliert und in der Lage, mit Hilfe des Grünen Systems die Homöostase aufrechtzuerhalten, erleben wir den neurophysiologischen Zustand, in dem Gefühle der Sicherheit, des Vertrauens, der Freundschaft, der Co-Regulation und der Liebe entstehen können.

Stören wir diesen Zustand jedoch, kann eine negative Kaskade entstehen, die Gefühle der Bedrohung, der Einsamkeit, des Schmerzes und der Verzweiflung hervorruft. Verspüren wir negative Gefühle dieser Art, wird es für unseren Körper zur obersten Priorität, seinen Zustand so zu verändern, daß wir uns wieder besser fühlen können.

Die effektivste und natürlichste Art der Veränderung des eigenen Zustandes, zu der unser Körper in der Lage ist, besteht in der beruhigenden Wirkung sozialen Verhaltens und der Co-Regulation. Ist diese Taktik nicht verfügbar (oder ist uns der Zugang zum Grünen System wie bei vielen Traumatisierten verwehrt), kann der Körper nach anderen Möglichkeiten suchen, vor den negativen Gefühlen zu fliehen. Und oft greift er dann auf Substanzmißbrauch zurück.

Das Bedürfnis, in einen anderen Zustand zu wechseln, ist oft nicht bewußt, sondern wird zur Überlebenssicherung vom Körper initiiert. Außerdem kommt es verstärkt bei Menschen mit einer Traumavorgeschichte vor, oft in Verbindung mit einer besonderen Anfälligkeit für physiologische Zustände, die sie an ihr Trauma erinnern (und möglicherweise verbunden mit einer tiefen Furcht davor). Wurde jemand während eines traumatischen Ereignisses immobilisiert oder körperlich gehindert, sich zu bewegen, kann bei ihm schon das Gefühl, immobilisiert oder zur Reglosigkeit gezwungen zu werden, schmerzliche Assoziationen hervorrufen und ihn dazu bringen, seinen Körper mit Hilfe entsprechender Substanzen zu mobilisieren, um sich dem Sog der auslösenden physiologischen Zustände zu entziehen.*

Problematisch an dem Versuch, unsere Gefühle und unseren autonomen Zustand mit Hilfe von Substanzen zu regulieren, ist, daß diese nur zeitweilige Linderung bieten und daß ihre Wirkung allmählich nachläßt.

Viele Menschen beginnen mit der Einnahme suchterzeugender Substanzen wie Opiaten, weil diese sie aus ihrem schmerzhaften Grundzustand befreien.

Doch sobald sich ihr Körper an die Substanz gewöhnt hat, verliert sie ihre Zauberkraft. Außerdem versetzt ein Entzug dem Autonomen Nervensystem einen massiven Schock und ruft im Körper extreme Defensivzustände hervor, wodurch die Notwendigkeit, ihn von diesen schmerzhaften Gefühlen zu befreien, noch verstärkt wird, was wiederum zu höherem Substanzmißbrauch führt.

Wenn Menschen sich von suchterzeugenden Substanzen zu lösen versuchen, sind sie besonders anfällig für Wut und Aggression. Die Entfernung von einem Zustand der Ruhe und die Hinwendung zu einem Defensivzustand, etwa dem Kampf-oder-Flucht-Zustand des Gelben Systems, ist einer der Gründe für diese Reaktion.

* * *

In diesem Buch geht es hauptsächlich darum, wie unser Körper häufig reagiert, obwohl wir uns das eigentlich nicht wünschen. Nirgendwo ist die Trennung der Verbindung zwischen Körper und Gehirn deutlicher als bei der Sucht.

Viele Menschen, die mit einer Sucht ringen, leiden unter Scham, die auf ihrer Unfähigkeit, ihr Verhalten zu steuern, basiert. Solche Gefühle erschweren es, Hilfe oder Unterstützung in Anspruch zu nehmen und die eigenen Probleme völlig zu verstehen. Scham bewirkt außerdem, daß wir uns schlecht fühlen, was die Dringlichkeit unseres Bemühens, zu verändern, wie wir uns fühlen, noch verstärken kann.

Die Polyvagal-Theorie empfiehlt, eine Sucht als Bewältigungsstrategie zu verstehen. Zwar ist diese Strategie oft verfehlt und letztlich zum Scheitern verurteilt, aber sie entspringt dem Bedürfnis unseres Körpers, unsere Sicherheit zu gewährleisten und seinen physiologischen Zustand zu regulieren.

---

* Viele nach allgemeinem Dafürhalten gesunde Verhaltensweisen, die eine natürliche beruhigende und erholsame Wirkung haben – beispielsweise Körpertraining und Sex – können Menschen mit einer Traumavorgeschichte destabilisieren.

Die Möglichkeit, daß einvernehmlicher Sex negative Gefühle hervorrufen kann, wird manchmal *postkoitale Dysphorie* – oder einfach »Post-Sex-Blues« – genannt. Dieser Zustand kann bei den Betroffenen und ihren Partnern mit Gefühlen der Verwirrung und Wut einhergehen und zum Substanzkonsum führen, mit dem Ziel, den Körper so zu mobilisieren, daß er sich aus diesem verstörenden Zustand befreit.

Wir alle kennen den Begriff Selbstmedikation – womit gemeint ist, daß Menschen, die mit psychischen oder physischen Problemen kämpfen, zu Drogen oder zu Alkohol greifen, um sich besser zu fühlen.

Dies steht insofern im Einklang mit der Polyvagal-Theorie, als nach deren Auffassung Menschen in einem Zustand autonomer Dysregulation besonders anfällig für Suchtprobleme sind. Dysregulation kann viele Ursachen haben, darunter psychische Störungen, eine Traumavorgeschichte und chronische Schmerzen.

Aus dem gleichen Grund kann Ausgrenzung wegen Zugehörigkeit zu einer bestimmten ethnischen Gruppe oder einem bestimmten Geschlecht sowie aufgrund einer Behinderung als Risiko für eine Suchterkrankung gelten. Ausgrenzung versetzt Menschen häufig in ein Gefühl ständiger Gefährdung und Angst und schränkt ihre Möglichkeiten, in ihrem Beruf, in der Schule oder in anderen Zusammenhängen soziale Kontakte zu pflegen und so Co-Regulation zu ermöglichen, ein.

Im vorigen Kapitel ging es um die Entwicklung der Fähigkeit, sich auf soziales Verhalten und Co-Regulation zu verlassen, um psychisch und körperlich gesund und glücklich zu werden und zu bleiben. Dies ist die wirksamste und gesündeste Art, unseren autonomen Zustand zu regulieren; sie steht allerdings nicht ständig allen zur Verfügung.

Wenn sich die Menschen in unserem Umfeld als gefährlich erweisen oder wenn sie uns wie Außenseiter behandeln, büßen wir möglicherweise die Fähigkeit ein, soziales Verhalten als beruhigend wirkenden Neuromodulator zu nutzen. Ohne die Möglichkeit zu gefahrlosem sozialem Verhalten muß sich unser Körper darum bemühen, seinen Zustand anderweitig zu regulieren. In dieser Situation greifen viele Menschen zu suchterzeugenden Substanzen.

Menschen, die unter Traumata, Suchterkrankungen oder psychischen Problemen leiden, haben gelegentlich auch Schwierigkeiten damit, ihren Körper in einen gesunde soziale Interaktion begünstigenden Zustand zu versetzen. Eine Neurozeption, die auf das Erkennen von Gefahren ausgerichtet ist – vielleicht weil sie in dieser Hinsicht schon viel erlebt hat –, ist weniger empfänglich für positive soziale Signale und kann prosodischen stimmlichen Ausdruck, Mimik und Gestik falsch deuten und freundlich gemeintes Nicken, Lächeln oder Anschauen als bedrohlich wahrnehmen.

Wie ein verängstigter Hund vertraut ein Nervensystem in dieser Verfassung häufig nicht darauf, daß das auf sozialen Kontakt zielende Verhalten anderer Menschen nicht gefährlich ist. Dies erschwert es Betroffenen noch stärker, das Werkzeug der Co-Regulation zu nutzen, und verstärkt das physische Bedürfnis nach Ersatzlösungen etwa in Form suchterzeugender Substanzen noch mehr.

Als Ersatz für das soziale Verhalten der Co-Regulation sind Suchtmittel denkbar schlecht geeignet. Sie können zwar Schmerz und Leiden eine Weile betäuben, aber nicht den physiologischen Zustand der Ruhe erzeugen, der die Heilungsprozesse der Homöostase unterstützt. Ebensowenig können diese Mittel die Fähigkeit unseres Körpers, auf andere Menschen Sicherheit auszustrahlen oder sie bei ihnen zu finden, verbessern.

* * *

Die Polyvagal-Theorie erklärt nicht nur, *warum* so viele Menschen zu suchterzeugenden Substanzen greifen. Sie liefert uns auch Hinweise für einen effektiven und gleichzeitig mitfühlenden Umgang mit Suchtproblemen.

Deshalb stellt das Polyvagal-Institut[9] Einrichtungen für die Behandlung von Suchterkrankungen Zertifikate aus, die sie als *»polyvagal-informed«* zertifiziert – was bedeutet, daß diese Institute beim Umgang mit ihren Patienten und bei deren Behandlung die Prinzipien der Polyvagal-Theorie berücksichtigen.

Dieser Ansatz beinhaltet, die negativen Gefühle von Patienten als Manifestationen eines grundlegend überlebenssichernden Mechanismus zu verstehen, den unser Körper im Laufe von Millionen von Jahren entwickelt hat. Ziel der Arbeit ist, sich bewußt zu machen, wenn sich der Körper in einen Defensivzustand bewegt, und nicht zuzulassen, daß ein Patient von diesem Gefühl überwältigt wird.

Einer weit verbreiteten Sichtweise zufolge ist entweder der Patient selbst oder jemand aus seinem nächsten Umfeld für seine negativen Gefühle verantwortlich. Verstehen wir diese Gefühle jedoch als natürlichen Ausdruck eines angeborenen Systems der Überlebenssicherung, das aufgrund der Aktivierung entsprechender Trigger in einen Defensivzustand verfällt, ermöglicht uns das, die aufkommenden Gefühle nicht im Sinne von Schuld oder Scham zu verstehen.

Dies verhilft den Patienten zu der Freiheit, einem Gefühl keine spezifische Intention zuschreiben zu müssen. Und das kann wichtig für unsere Fähigkeit sein, negative Gefühle so zu erleben, daß wir ihnen nicht ermöglichen, uns völlig zu überwältigen oder uns in psychische Erregung zu versetzen, während wir in völlig normalen körperlichen Empfindungen einen Sinn oder eine Schuld suchen.

Die Polyvagal-Theorie weist auch darauf hin, daß die physische Umgebung für die Genesung von Patienten entscheidend sein kann. Fühlt sich der Körper bedroht (was während eines Entzugs sicherlich der Fall ist), wird es besonders wichtig, eine Umgebung zu schaffen, in der ästhetische und auditive Signale die Neurozeption des Betroffenen darin unterstützen, sich sicher zu fühlen.

Es hat einen guten Grund, daß so viele Zentren für die Behandlung von Suchterkrankungen sich in der Nähe der atemberaubend schönen Klippen von Malibu befinden.

Das Trauma aus Sicht der Polyvagal-Theorie

Angesichts der Erkenntnisse über das Autonome Nervensystem, die auf der Polyvagal-Theorie basieren, können viele mit dem Phänomen Trauma verbundene Rätsel heute als geklärt gelten.

»Warum bin ich erstarrt oder habe ich dissoziiert, als ich überfallen wurde? Warum habe ich mich nicht gewehrt? Bin ich deshalb mitschuldig?«

Während eines traumatischen Ereignisses zu erstarren ist eine natürliche Reaktion, die unabhängig vom Bewußtsein erfolgt und keiner Absicht entspringt. Wenn das Rote System die Führung übernimmt, wird unser Körper in einen Shutdown versetzt, und manchmal werden wir sogar ohnmächtig. In anderen Fällen (insbesondere nach wiederholten traumatischen Erlebnissen) bewirkt dieses System eine Dissoziation, um ein gewisses Maß an physischer Wachheit aufrechterhalten zu können, während das Bewußtsein von der brutalen Realität der Situation abgeschirmt wird.

Diese Reaktionen sind nicht frei wählbar, und man sollte nicht glauben, daß ein Opfer den erlebten Angriff auf irgendeine Art gewollt oder provoziert hat. Das zu verstehen ist wichtig, wenn es darum geht, inwiefern wir anderen und uns selbst Schuld zuschreiben.

»Warum fühlt sich nach einem Trauma alles anders an, sieht anders aus und klingt anders?«

Unser autonomer Zustand ist der Filter, durch den wir die Welt erleben. Je nachdem, wie sicher sich unser Nervensystem fühlt, kann sich unser sensorisches Erleben völlig verändern. Dies kann zur Folge haben, daß Dinge anders aussehen, sich anders anfühlen, anders riechen, anders klingen und anders schmecken. Es kann auch dazu führen, daß wir uns wie in einem betäubenden oder dissoziativen Nebel befinden, in dem uns Dinge, die uns einmal am Herzen lagen, nicht mehr glücklich machen – oder in dem sie nun so eng mit einem traumatischen Ereignis verbunden sind, daß sie den defensiven Gelben oder Roten Zustand unseres Nervensystems aktivieren.

»Warum hat sich mein Hören nach einer Traumatisierung verändert?«

Wir werden uns nun unter den bereits erwähnten Veränderungen der Sinneswahrnehmungen das Hören herausgreifen.

Das Mittelohr enthält Muskeln, die uns helfen, in einer lärmigen Umgebung die menschliche Sprache zu verstehen. Diese Muskeln verändern ihre Position, wenn wir aus dem Grünen System in das Gelbe wechseln, um unseren Ohren (die nun auf das plötzliche Auftauchen einer Gefahr eingestellt sind) das Identifizieren sehr niedriger Frequenzen zu ermöglichen, die von Raubtieren (Tigern und anderen großen Räubern) stammen können.

Wenn wir uns *nie* sicher fühlen (was bei Menschen, die unter einem Trauma leiden, häufig der Fall ist), bleiben die Mittelohrmuskeln oft in dieser Position. Die Folge ist eine Störung der auditiven Verarbeitung, die bei Traumatisierten sehr häufig vorkommt (und oft als mysteriös angesehen wird) und die oft als Hypersensibilität gegenüber Hintergrundgeräuschen zum Ausdruck kommt.

Noch eine kleine Bemerkung nebenbei, bevor wir uns unserem nächsten Thema zuwenden: Die Autoren dieses Buches haben mit zahlreichen Menschen gesprochen, die große Schwierigkeiten mit den knarzenden und knakkenden Geräuschen in einem leeren alten Haus haben, wenn sie sich allein darin aufhalten. Da niederfrequente Geräusche von unserem Nervensystem als Bedrohungen wahrgenommen und verarbeitet werden, geht es hier um das gleiche Phänomen.

»Warum triggern bestimmte Dinge mein Trauma?«

Unser Nervensystem lernt ständig und stellt Verbindungen zur Umgebung und dem, was wir erleben, her.

Wenn ein Kind etwas Bitteres ißt, das bei ihm Übelkeit hervorruft, wird es durch dieses Erlebnis wahrscheinlich davon abgehalten, dies in nächster Zeit erneut zu kosten. Ebenso kann fast alles, was wir mit einem schmerzlichen oder traumatischen Vorfall assoziieren, unsere Neurozeption dazu veranlassen, in Zukunft eine Gefahr zu wittern. Das kann durch einen Geruch, eine Farbe, einen Ort, eine Person, kurz gesagt fast alles verursacht werden. Und es gilt auch für Menschen oder Dinge, die wir sehr schätzen.

Wenn wir mit bestimmten banalen Erlebnissen, die wir aufgrund eines Traumas mit Gefahr assoziieren, nicht fertig werden, ist das kein Zeichen von Schwäche, und wir sollten auch anderen Menschen wegen solcher Probleme keine Vorwürfe machen, weil das starke Schmerzen verursachen kann.

»Warum bin ich immer so besorgt?«

Ein Trauma bringt unser Nervensystem dazu, Anzeichen für eine Gefahr zu erkennen, wo keine Gefahr ist. In diesem Zustand können alltägliche Stressoren wie der Berufsverkehr, Abgabetermine oder Warnmeldungen in den sozialen Medien durch eben die neuronalen Pfade geleitet werden, die eigentlich für tatsächlich lebensbedrohliche Ereignisse reserviert und für seltene und echte Notlagen gedacht sind.

Wenn wir unser ganzes Leben in diesem Zustand verbringen, erscheinen uns alltägliche Herausforderungen wie existentielle Bedrohungen. Das ist, so knapp wie möglich formuliert, das Wesen von Angst.

»Warum war ich so erschüttert von einem Ereignis, das jemand anders völlig unbeeindruckt ignorieren konnte?«

Bei uns allen ist die Resilienz unterschiedlich stark, und Situationen, die ein Mensch leicht bewältigen kann, können bei einem anderen ein lebenslanges Trauma hervorrufen. Wenn jemand bezogen auf traumatische Ereignisse und Streß eine geringere Resilienz hat, ist das kein Zeichen für Schwäche, sondern ein normaler und durchaus meßbarer Unterschied. Resilienz können wir auch durch soziale Interaktion und physisches Spiel wie einen Muskel trainieren, und das ist eine Möglichkeit, sich gegen zukünftige traumatische Ereignisse zu wappnen.

»Warum fällt es mir nach einem Trauma so schwer, soziale Kontakte zu pflegen und Beziehungen zu anderen Menschen aufzubauen?«

In Kapitel 5 haben wir uns damit beschäftigt, wie Menschen sichere soziale Verbindungen entwickeln können, die zu echter Gesundung führen. Der Schlüssel zu diesem Prozeß ist die Fähigkeit, sich in Gegenwart anderer Menschen sicher zu fühlen. Weil das Menschen, die unter einem Trauma leiden, sehr schwerfallen kann, ist es für sie auch schwierig, sozialen Umgang zu pflegen und gute Beziehungen aufzubauen.

Natürlich entsteht dadurch noch ein weiterer Teufelskreis, weil soziale Kontakte und gesunde Beziehungen für unsere Fähigkeit, mit einem Trauma und mit Streß überhaupt fertig zu werden, entscheidend sind.

»Warum halten Traumata so lange an? Und warum ist es so schwer, sie zu behandeln?«

Traumata werden häufig fälschlich als rein psychische Probleme dargestellt – und gewöhnlich werden sie auch dementsprechend behandelt, wobei eine auf Reden basierende Therapie und eine medikamentöse Behandlung als das einzig Erfolgversprechende dargestellt werden. Zwar helfen diese beiden Ansätze tatsächlich einigen Patienten, doch verstehen beide Traumata so, als würden sie im Gehirn beginnen und enden.

Wenn wir verstehen, wie uns ein Trauma verändert, können wir uns ihm als einem physiologischen Problem nähern, dessen Wirkmacht wesentlich mehr umfaßt als unser Gehirn, nämlich buchstäblich unseren ganzen Körper.

Die Polyvagal-Theorie deutet das Trauma zum Produkt eines Nervensystems um, das sich chronisch gefährdet fühlt, und nach ihrer Auffassung sind Traumabehandlungen dann am wirksamsten, wenn sie die Bedeutung eines Gefühls der »Sicherheit« in diesem Zusammenhang berücksichtigen – oder wenn sie in einer Umgebung stattfinden, in der sich die Behandelten sicher fühlen.

Und damit kommen wir zum nächsten Abschnitt unserer Darstellung.

Der Einfluß der Polyvagal-Theorie auf neue Formen der Traumabehandlung

Als ich die Polyvagal-Theorie entwickelte, dachte ich (Stephen) noch gar nicht an Traumata.

Deshalb war und ist es für mich auch heute noch erstaunlich, miterleben zu können, daß meine Forschungsarbeit in der Welt der Traumatherapie angenommen wurde und daß sich mittlerweile so viele Traumaexperten mit der Polyvagal-Theorie befassen. Dies habe ich jenen Traumatherapeuten zu verdanken, die sich schon früh mit der Polyvagal-Theorie beschäftigt haben und darin ihre Erfahrungen und ihre eigene Arbeit gespiegelt sahen. Doch wenn Sie erst einmal wissen, wie die Polyvagal-Theorie das Phänomen Trauma erklärt – und wie sie sich auf neue Formen der Traumabehandlung auswirken kann –, können Sie sie kaum noch ignorieren.

Ich bin Gründungsdirektor des Traumatic Stress Research Consortium am Kinsey Institute der Indiana University. Im Rahmen dieser Einrichtung führen wir eine Studie mit ungefähr tausend Traumatherapeuten durch. Wir stellten fest, daß die Teilnehmer »*polyvagal-informed* (der Polyvagal-Theorie bewußte) *Information*« als mit Abstand nützlichste und am häufigsten genutzte Art der Traumabehandlung bezeichneten, wobei etwa 65 Prozent der Studienteilnehmer ihre therapeutische Arbeit als »auf der Polyvagal-Theorie basierend«* bezeichneten.

Dies wirkt sich darauf aus, wie sich Psychotherapeuten mit dem Phänomen Trauma auseinandersetzen, und es fördert die Entwicklung von Techniken der Traumabehandlung.

* * *

Ein wichtiges Merkmal der Polyvagal-Theorie ist, daß sie den Empfindungen des Körpers und seinen Reaktionen auf seine Umgebung so große Bedeutung beimißt.

---

* Wir sollten diese Zahl mit einer gewissen Skepsis betrachten. Ich bin Gründungsdirektor des genannten Konsortiums, und viele der an der Studie teilnehmenden Therapeuten waren somatisch orientiert und hatten im Rahmen ihrer Ausbildung von der Polyvagal-Theorie gehört. Deshalb ist es plausibel anzunehmen, daß die Studienteilnehmer mit höherer Wahrscheinlichkeit mit der Polyvagal-Theorie vertraut waren, als die Gesamtpopulation der Traumatherapeuten es gegenwärtig ist.

Wir alle haben Freude an einem großen Spektrum körperlicher Erlebnisse und Gefühle (oder durchleiden diese). Es gibt Situationen, in denen wir Geselligkeit lieben und uns vital fühlen, voller Energie und aggressiv, in anderen fühlen wir uns wie gelähmt bis hin zur Immobilität. Wir fühlen uns gut, und wir fühlen uns schlecht. Wir fühlen uns erfüllt, und wir fühlen uns leer. Wir fühlen vieles.

Diese Gefühle sind alle universell und größtenteils adaptiv. Sie sind nicht von Natur aus »schlecht«, sondern existieren in uns, um bestimmte Funktionen erfüllen zu können, die uns wiederum helfen, zu überleben und – hoffentlich – in einen Zustand der Sicherheit zurückzukehren.

Bei Menschen, die unter einem Trauma leiden, können bestimmte körperliche Empfindungen mit dem erlebten Trauma verbunden sein. Es ist zwar nie angenehm, sich defensiv oder wütend zu fühlen, aber gesunde Menschen können sich von solchen Gefühlen oft ohne große Probleme distanzieren. Bei denjenigen, die unter einem Trauma leiden, kann schon das bloße *Spüren* einer bestimmten Empfindung (ganz gleich, ob es sich dabei um Defensivität, Wut oder etwas anderes handelt – es können sogar Empfindungen sein, die wir in der Regel als »positiv« ansehen) als schmerzhafte Trigger wirken, die massive Störung und starken Schmerz hervorrufen.

Deshalb hat Deb Dana, LCSW, klinische Beraterin des Traumatic Stress Research Consortium und Mitherausgeberin unseres Buches *Klinische Anwendungen der Polyvagal-Theorie*, ihre Therapiesitzungen auf der Grundlage der Polyvagal-Theorie so umgestaltet, daß nicht die traumatischen Geschehnisse im Mittelpunkt stehen, sondern die damit verbundenen körperlichen Empfindungen.

Dies ist eine wichtige Veränderung. Ziel der Redetherapie ist oft, eine Erklärung dafür zu finden, *warum* ein Patient bestimmte Gefühle hat.

Ziel psychotherapeutischer Arbeit auf der Grundlage der Polyvagal-Theorie, so wie Deb Dana sie betreibt, ist, die Frage, »Warum« wir uns auf eine bestimmte Art fühlen, zum »Wie« umzulenken.

Es geht darum, unsere eigenen Gefühle zu verstehen und sie vom Trauma abzukoppeln. Die Patienten müssen sich an diese universellen körperlichen Gefühle gewöhnen, damit diese weniger destruktiv wirken. Wir alle erleben negative und positive Gefühle. Das Problem besteht für Traumatisierte darin, daß ihre negativen Gefühle es ihnen unmöglich machen können, ihren alltäglichen Verrichtungen nachzugehen.

Der erste Schritt auf dem Weg zur Überwindung dieses Problems ist, des eigenen körperlichen Zustandes bewußt zu werden, ohne dabei auf Beurteilungen wie »gut« oder »schlecht« zurückzugreifen. Deb Dana bringt ihren Patienten bei, sich den emotionalen Zuständen mit einer von Neugier und Forschergeist geprägten Haltung zu nähern: *»Dies ist eine körperliche Empfindung. Sie ist nicht gut und nicht schlecht. Aber sie ist nun einmal das, was ich empfinde, und genau so fühlt sie sich an.«*

Ohne dieses Gewahrsein beschuldigen wir uns selbst wegen unserer negativen Gefühle. Wir werfen uns selbst oder Menschen, die uns nahestehen, vor, daß wir uns schlecht fühlen. Ein Mensch, den wir lieben, oder die Umgebung, in der wir uns befinden, kann uns unabsichtlich triggern, und das kann unseren Körper und unser Gehirn dazu bringen zu glauben, die betreffende Person oder die Umstände seien das Problem. So können echte interpersonale Probleme und zahlreiche Konflikte entstehen. Außerdem kann auf diese Weise in unseren sämtlichen Interaktionen ein Negativitäts-Bias aktiviert werden, weil wir ständig auf der Suche nach jemandem sind, dem wir die Schuld an unseren negativen Gefühlen geben können.

Schuldzuweisungen sind eine Bewältigungsstrategie. Doch so leicht es ist, als Bewältigungsstrategie darauf zurückzugreifen, so ineffektiv ist es auch.

Ein Patient, der sich seiner körperlichen Empfindungen völlig bewußt ist, kann diese unabhängig von Schuldzuweisungen erleben, und ihm ist – hoffentlich – klar, was sie tatsächlich aktiviert.

Sobald dieses Gewahrsein besteht, geht es als nächstes darum, dem Patienten zu helfen, die Fähigkeit zu entwickeln, in diese Empfindungen einzutreten und sich wieder aus ihnen zu lösen, statt in ihnen stecken zu bleiben. Es wirkt sich positiv auf das Leben der Patienten aus, wenn sie solche Gefühle ohne massive Beeinträchtigung ihres Zustandes erleben können.

Das Ein- und Austreten in diese Zustände und Gefühle und ihre Beeinflussung kann durch Atmung und Bewegung gefördert werden. Ein Patient, der dies beherrscht, ist auf die Modifikation seiner eigenen oft schmerzhaften körperlichen Empfindungen besser vorbereitet, so daß er Hindernisse geschickt umgehen kann, wie ein Schiff, das dem sicheren Hafen zustrebt, ohne vorher zu zerschellen.

Diese Art von Therapie wirkt wie ein Übungsprogramm (von Deb Dana in Form einer Leiter veranschaulicht), das es Patienten ermöglicht, sich ihrer körperlichen Empfindungen bewußt zu werden und ihre Gefühle allmählich aus dem Kontext des Schmerzes und des Traumas zu befreien. Die Patienten werden dazu angeleitet, Gefühle, die sie mit einem Trauma assoziieren, in einer sicheren Umgebung in kurzen, allmählich länger werdenden Zeitspannen zu »spüren«. Wagen sie sich dabei zu weit vor, werden sie von Deb Dana zurückgezogen.

Die Patienten gewöhnen sich allmählich daran, diese Gefühle nur noch als *Gefühle* wahrzunehmen, also nicht mehr als Trauma-Trigger. Sobald das erreicht ist, verlieren die Gefühle ihre zerstörerische Kraft. Wir können sie dann anerkennen, würdigen, spüren und wertschätzen. Und anschließend können wir uns wieder von ihnen entfernen.

Verbreitete Symptome

Viele der Symptome, mit denen wir uns in Zusammenhang mit Traumata beschäftigen, spielen auch bei vielen anderen medizinischen Diagnosen und psychischen Störungen eine Rolle. Dazu zählen Autismus, Schizophrenie, Depression, Borderline-Persönlichkeitsstörung. Sie alle werden mit folgenden Symptomen in Verbindung gebracht: auditive Hypersensibilität, Beeinträchtigung der Fähigkeit, die menschliche Stimme aus Hintergrundgeräuschen herauszufiltern, starke Einschränkung der Mimik, Verhaltensregulationsprobleme, eingeschränkte Prosodie der Stimme und ein autonomer Grundzustand, der mit erhöhter Herzfrequenz und schwächerer Regulation des Herzens durch den Vagus verbunden ist.

Viele dieser häufig vorkommenden Symptome betreffen die physischen Aspekte des Systems für soziale Verbundenheit und unsere Fähigkeit, Emotionen zu erkennen und auszudrücken.

Wenn von diesen Problemen und ihrer »Behandlung« die Rede ist, geht es in vielen Fällen nicht darum, jemanden zu »heilen«. In Zusammenhang mit der Neurodiversität rückt heute immer stärker ins Bewußtsein der Öffentlichkeit, daß viele Menschen anders sind als der fiktive Normalmensch und daß dagegen grundsätzlich nichts einzuwenden ist.

Sensorische und autonome Hypervigilanz sind im evolutionären Sinne manchmal von Vorteil, wenn man bedenkt, daß Menschen mit diesen Eigenschaften besser darauf vorbereitet waren, die Nähe von Raubtieren und andere Gefahren rechtzeitig zu erkennen. Wir haben uns sehr ausführlich damit auseinandergesetzt, wie stark Wachsamkeit Ressourcen beansprucht. Aber auch soziales Verhalten fordert uns eine Menge ab und kann das Erkennen potentiell tödlicher Gefahren erschweren.

Unser Ziel ist nicht grundsätzlich Heilung, sondern es geht uns darum, Menschen ein besseres Leben zu ermöglichen. Wenn es für einige aufgrund von Hypervigilanz und auditiver Hypersensibilität physisch schmerzhaft ist, ihren Alltag zu bewältigen, und wenn diese Probleme es unmöglich machen, die positiven Wirkungen eines generellen Gefühls von Sicherheit zu genießen, dann müssen wir dem unsere Aufmerksamkeit widmen. Wir sind zwar möglicherweise nicht in der Lage, ein Trauma zu »heilen«, wir können aber seine schädlichen Wirkungen verringern und vielleicht auch verhindern, daß es das Leben der Betroffenen stark beeinträchtigt.

Viele der genannten Symptome sind im übrigen so eng mit bestimmten Diagnosen verbunden, daß wir sie lange für angeborene – und sogar entscheidende – Merkmale gehalten haben. Das gilt insbesondere für auditive Probleme und Autismus. Beide galten lange als so eng miteinander verflochten, daß auditive Probleme als bei Autisten nicht behandelbar galten.

Mittlerweile ist klar geworden, daß das nicht generell zutrifft. Statt auditive Probleme als zentrales Merkmal von Autisten anzusehen, halte ich (Stephen) es für zutreffender, solche Symptome als Begleiterscheinungen eines Nervensystems in einem Zustand der Hypervigilanz anzusehen, das sich nie völlig sicher fühlt. Und wenn wir uns von der Polyvagal-Theorie leiten lassen, ist es durchaus möglich, das zu behandeln.

Die Bedeutung von Sicherheit bei einer Behandlung

Ein Therapeut, der sich an den Erkenntnissen der Polyvagal-Theorie orientiert, ist sich darüber im klaren, welche Macht unser physiologischer Zustand über uns hat. Er wirkt wie ein Filter, durch den wir die Welt erleben. Im Grunde handelt es sich um eine intervenierende Variable, die unsere Wahrnehmung von allem, was uns umgibt, und unsere Reaktionen darauf verändert. Und das gilt auch für eine Therapie.

An der Polyvagal-Theorie orientierte Therapeuten nutzen viele Behandlungsansätze. Dazu zählen *Somatic Experiencing* (SE), *Eye Movement Desensi-*

tization and Reprocessing (EMDR), Kognitiv-behaviorale Therapie, Therapie im System der inneren Familie (IFS) und noch viele andere. Ihnen allen ist gemeinsam, daß sie viele traumabasierte Probleme als Beeinträchtigung des Bedürfnisses des Körpers nach Sicherheit verstehen.

Therapeuten, die sich an der Polyvagal-Theorie orientieren, sind sich auch über die Bedeutung von Sicherheit beim Therapieprozeß im klaren: Wenn ein Gefühl der Sicherheit unseren Körper dazu bringt, in einen Zustand der Gesundheit und Regeneration zu wechseln, hat das Bemühen, Patienten ein Gefühl von Sicherheit zu vermitteln, zur Folge, daß wahrscheinlich fast jede Behandlung wirksamer wird. Das gilt für Traumata, läßt sich aber auch auf andere Probleme und medizinische Interventionen übertragen.

Im Bewußtsein dieser Zusammenhänge haben wir damit begonnen, über die Entwicklung neuer Behandlungsmethoden nachzudenken – und über die Gestaltung realer physischer Räume und Erlebnisse für Patienten, die sich in einer Behandlung befinden –, damit die Vermittlung eines Gefühls der eigenen Sicherheit als vorrangig anerkannt wird.

Stellen Sie sich einmal vor, Sie kommen in ein Krankenhaus, in dem eine große Zahl von Lichtern flimmert, in dem Patienten, denen es nicht gut geht, auf den Fluren hocken, in dem eine Atmosphäre permanenter Dringlichkeit herrscht und wo eventuell noch zusätzlich die niederfrequenten Geräusche der Belüftungsanlage und das Stöhnen Leidender allgegenwärtig ist.

Und nun stellen Sie sich einen ruhigen und heiteren Ort vor. Einen Raum, der eine Atmosphäre der Sicherheit ausstrahlt, weil er in dem Wissen gestaltet wurde, wie unsere Neurozeption und unser Nervensystem Anblicke, Geräusche und Gerüche deutet.

Im Sinne der Polyvagal-Theorie steigert wahrscheinlich schon allein ein Sicherheit vermittelndes Setting und die Behandlung eines Freundlichkeit und Sicherheit ausstrahlenden Therapeuten die Wirkkraft fast jeder Behandlungsmethode, weil dadurch unser Nervensystem dazu angeregt wird, in den Grünen Zustand der Homöostase und Heilung einzutreten.

Bedenken Sie, daß unser Körper und Gehirn schneller und besser heilen, wenn wir uns im Grünen Zustand befinden. Insofern können sich architektonische, akustische und ästhetische Eigenschaften, die uns ein Gefühl der Sicherheit vermitteln, sehr deutlich auf die Selbstheilungsfähigkeit unseres Körpers auswirken.

Abgesehen von diesen eher allgemeinen Ideen habe ich die Konzepte der Polyvagal-Theorie genutzt, um eine spezielle Intervention zu entwickeln, die bereits erfolgreich zur Verringerung beeinträchtigender Symptome genutzt wird, die in Verbindung mit Problemen wie auditive Hypersensibilität, PTBS, Schizophrenie, chronische Schmerzen, Angst, Depression, Störungen der auditiven Verarbeitung, Long-COVID, Dissoziation und sogar Parkinson auftreten.

Das Safe and Sound Protocol

Es folgen zwei simple Fragen:

> *Wenn ein neugeborenes Kind aufgebracht ist und weint, wie sprechen Sie dann mit ihm, um es zu beruhigen?*
>
> *Wenn ein geliebter Hund ein »guter Junge« oder ein »gutes Mädchen« ist, wie geben sie ihm das dann zu verstehen?*

Ich hoffe, Sie haben sich eine Stimme vorgestellt, die *»Ich liebe dich«* oder: *»Wer ist ein lieber Hund?«* murmelt.

Nun stellen Sie sich vor, *wie* diese Stimme klingt. Monoton und streng oder melodiös?

Natürlich Letzteres.

Wenn wir uns vorstellen, jemand spräche monoton mit einem Baby, kann uns das emotional sehr aufbringen. Es widerspricht dem uns allen eigenen nährenden Instinkt, der uns dazu bringt, zu glucksen, zu lächeln und unsere Stimme auf- und abwärts zu bewegen wie ein Musiker, der ein Instrument beherrscht. Wir wissen instinktiv, daß sich das Wesen, an das wir uns auf diese Weise wenden, aufgrund dessen sicher und geliebt fühlt, selbst wenn es noch zu jung – oder zu sehr Hund – ist, um die Bedeutung bestimmter Worte zu verstehen.

In den beschriebenen Szenarien ist nicht wichtig, *was* wir sagen, sondern *wie* wir es sagen. Unsere Prosodie erledigt diese Arbeit.

* * *

Die vokale Prosodie gibt Aufschluß über die Variabilität unserer Sprachmelodie. Wenn wir stark prosodisch sprechen, klingt unsere Stimme melodiös und bewegt sich in ihrer Tonhöhe deutlich nach oben und nach unten. Der Klang einer Stimme mit starker Prosodie ist das genaue Gegenteil des Klangs einer monotonen Stimme

Man mag die Prosodie für einen unwesentlichen Aspekt der menschlichen Stimme halten, doch sie ist unglaublich wichtig für unser Nervensystem, weil die Prosodie unserer Neurozeption signalisiert, daß es gefahrlos möglich ist, mit einem anderen Menschen Umgang zu pflegen. Prosodische Geräusche fungieren als parasympathischer Trigger und locken uns in einen Zustand der Ruhe.*

Der dieser Veränderung zugrunde liegende Prozeß ist ein auf unserer Anatomie basierender unbewußter Reflex.

Wie bereits in Kapitel 2 erwähnt wurde, ermöglichen uns winzige Muskeln in unseren Ohren, Sprachlaute zu erkennen, wodurch soziale Kommunikation möglich wird. Wenn wir uns sicher fühlen und uns im Grünen Zustand befinden, hören wir tatsächlich besser, was andere Menschen zu uns sagen. Fühlen wir uns hingegen bedroht und wechseln deshalb in den Gelben Zustand, entfällt diese Eigenschaft der winzigen Ohrmuskeln, und wir reagieren hypersensibel auf sehr niedrige Schallfrequenzen, die wir mit Gefahr assoziieren (etwa mit dem Knurren eines Raubtiers oder den Schritten eines Verfolgers).

Dies ist einer der Gründe, aus denen so viele Menschen, die unter einer PTBS leiden, auch Probleme mit der auditiven Signalverarbeitung und mit Hypersensibilität haben. Wenn sich der Körper eines Menschen *nie* sicher fühlt, sind die winzigen Ohrmuskeln nie in der Lage, sich von ihrer extremen Sensibilität für Gefahren und der damit verbundenen gesteigerten Wachsamkeit zu lösen. So ergeht es vielen Soldaten, die aus einem Krieg zurückkehren und dann in einer lauten Umgebung große Schwierigkeiten haben. Man findet es auch bei Kindern, die in ihrem Elternhaus mißhandelt worden oder in einer gefährlichen Umgebung aufgewachsen sind. Sie sind oft außerstande, bestimmte Wörter klar zu hören, und ihnen wird häufig vorgeworfen, sie seien schlechte Zuhörer – oder sie werden schlicht und einfach als dumm

* Wir konnten dokumentieren, daß eine Mutter mit stärker prosodischer Stimme ihr akut gestreßtes Kind besser beruhigen kann (Kolacz et al. 2021).

bezeichnet. Manchmal glauben sie das sogar selbst, weil sie nicht begreifen, was wirklich vor sich geht.

Auditive Hypersensibilität ist auch unter Menschen mit Autismus sehr verbreitet. Doch obgleich viele, die sich mit Autismus beschäftigen, die auditive Hypersensibilität schon seit langem für ein zentrales (und sogar definierendes) Merkmal dieses Zustandes halten, bin ich zu der Auffassung gekommen, daß es sich um etwas anderes handeln muss: ein Resultat dessen, daß ein Körper in einer Situation, die er nicht als sicher empfindet, mobilisiert wurde.

Dies hat mich (Stephen) dazu angeregt, das **Safe and Sound Protocol** (SSP) zu entwickeln, eine therapeutische Intervention, die versucht, die zentralen Merkmale von prosodischem Klang – und seine Fähigkeit, uns zu beruhigen – zu nutzen, um dem Nervensystem ein Gefühl der Sicherheit zu vermitteln.

Mein Plan war dabei, beruhigende Geräusche zu einer Art Essenz des Vertrauens zu reduzieren, die uns ebenso beruhigen könnte wie der Singsang einer Mutter, die ihr Kind beruhigen kann – oder wie das gute Zureden, das einen Hund dazu bringen kann, vor Freude heftig mit dem Schwanz zu wedeln. Die Grundsätze der Polyvagal-Theorie ließen mich vermuten, das Nervensystem lasse sich auf diese Weise in einen Zustand der Sicherheit versetzen und man könnte die damit verbundenen positiven Wirkungen nutzen.

Als ich Ende der 1990er Jahre anfing, diese Intervention zu entwickeln, verfolgte ich zunächst ein sehr begrenztes Ziel: eine Möglichkeit zur Behandlung der oft mit Autismus verbundenen Probleme der auditiven Verarbeitung und der Hypersensibilität zu entwickeln. Ich nahm an, die Nutzung dieser Geräusche mit dem Ziel, dem Nervensystem ein Gefühl der Sicherheit zu vermitteln, könnte dabei nützlich sein und eventuell Millionen von Menschen mit Hörproblemen helfen.

Schon bei den ersten Versuchen erzielten wir erstaunliche Resultate. Wir konnten fast sofort Verringerungen der auditiven Hypersensibilität feststellen, weiterhin Verbesserungen der auditiven Verarbeitung sowie der Verhaltenskontrolle und die Entwicklung spontanen sozialen Verhaltens.

Zuvor nicht sprechfähige autistische Kinder fingen spontan an zu sprechen. Eltern berichteten über Anrufe verwunderter Lehrer, die es nicht fassen konnten, daß diese zuvor stillen und nicht reagierenden Kinder nun aufmerksam und engagiert am Unterricht teilnahmen.

Und das ist noch nicht alles. Eine merkwürdige Art von Magie findet statt, wenn man einem Nervensystem, das sich nur selten oder nie sicher fühlt, diese destillierte Essenz von Vertrauen und Sicherheit übermitteln kann. Abgesehen von den geschilderten auditiven Verbesserungen gelang es uns auch, eine Verbesserung der Regulation des Herzens durch den Vagus zu messen, nachdem die Probanden das SSP absolviert hatten – ein Hinweis darauf, daß viele unterschwellige physiologische Veränderungen stattfanden.

Ein zentraler Grundsatz der Polyvagal-Theorie lautet, daß das Gefühl der eigenen Sicherheit unseren Körper in vielerlei Hinsicht zu transformieren und zu heilen vermag und daß diese Wirkungen nicht in den Ohren beginnen und enden – und sich auch nicht auf Autisten beschränken.

Diese Intervention, die seit dem Jahre 2016 von einem Unternehmen mit Namen *Integrated Listening Systems** vermarktet wird, das nun von *Unyte Health*, einem anderen Unternehmen, übernommen wurde, wird mittlerweile von Klinikern, Psychotherapeuten und Patienten mit sehr unterschiedlichen Bedürfnissen, Zielen und Wünschen genutzt. Es ist verblüffend zu erleben, daß die Methode bei vielen verschiedenen Problemen echte Transformationen zu erreichen vermag, womit sie meine ursprünglichen Hoffnungen bei weitem übertrifft. Insbesondere hat sie sich als überaus wirksames Mittel für die Arbeit mit Erwachsenen, die unter einem Trauma leiden, erwiesen. Abgesehen davon erhalte ich fast täglich eMails und Briefe von Klinikern und Patienten, die das SSP erfolgreich auf eine Weise genutzt haben, die mir nie in den Sinn gekommen wäre.

Und all das nur, weil sich das Nervensystem ein wenig sicherer fühlt.

---

* Weitere Informationen hinzu unter https://integratedlistening.com/ssp-safe-sound-protocol/

TEIL II

In der Welt

7
Das Pandemie-Paradox

Wir Menschen sind soziale Wesen, die sich auf ihre Artgenossen verlassen.

Einem Grundsatz der Polyvagal-Theorie zufolge ist soziale Interaktion – insbesondere von Angesicht zu Angesicht – mit als ungefährlich und vertrauenswürdig wahrgenommenen anderen Menschen von zentraler Bedeutung, wenn es um die Nutzung der Fähigkeit unseres Körpers, sich zu heilen und vom Streß des Alltags abzuschirmen, geht und darum, uns gleichzeitig eine optimale Entwicklung zu ermöglichen.

Unser Bedürfnis, mit anderen zusammen zu sein, ist nicht weniger als eine biologische Notwendigkeit, für das langfristige Überleben unserer Art unverzichtbar und sowohl unserer DNS als auch fast jedem Aspekt unserer Gesellschaft und Kultur immanent.

Sind wir von anderen Menschen isoliert, verkümmern unser Körper und unser Gehirn. Unser körperliches und psychisches Wohl leidet dann in fast jeder Hinsicht. Belastende Situationen, die wir andernfalls leicht überwinden können, wachsen sich dann möglicherweise zu langfristigen Traumatisierungen aus. Wir leben isoliert und ungesund. Wir leiden und werden egoistisch.

Seit Anfang 2020 hat die COVID-19-Pandemie Millionen von Menschen umgebracht, die globale Ökonomie stark geschädigt und Furcht und Unruhe in mittlerweile fast allen Bereichen der Welt verbreitet.

Außerdem hat uns die Pandemie zu sozialer Isolation gezwungen.

COVID-19 ist eine Infektionskrankheit, die beim engen Kontakt mit anderen Menschen übertragen wird. In der Frühzeit der Pandemie und insbesondere vor der globalen Verfügbarkeit lebensrettender Impfstoffe wurde uns empfohlen, engen Kontakt zu anderen Menschen zu meiden, um unser Überleben zu sichern und das öffentliche Gesundheitswesen zu entlasten. Man sagte uns, wenn wir diese Empfehlung beherzigten, könnten wir unser eigenes Leben und das anderer retten.

Nun kann das Corona-Virus zwar tödlich wirken, doch die Polyvagal-Theorie sagt uns, daß auch soziale Isolation schwerwiegende Konsequenzen haben kann.

Der Umgang mit anderen Menschen kann, wenn wir uns in ihrer Gegenwart sicher fühlen, unseren Körper heilen und uns helfen, Resilienz zu entwickeln. So wird der Grüne Zustand aktiviert, was sich entscheidend auf die Fähigkeit unseres Körpers, die Systeme zu stärken, die Gesundheit, Entwicklung und Regeneration fördern, auswirkt – und somit genau auf die Faktoren, die uns helfen, eine potentiell todbringende Virusinfektion zu überwinden.

Ohne soziale Interaktion wählt unser Körper eher den Gelben oder Roten Zustand als Ausgangspunkt, und das ist nicht nur schlecht für unsere Gesundheit, sondern auch für unseren Umgang mit anderen Menschen.

Wenn wir uns sicher fühlen, sind wir bereit, unsere Anteilnahme am Wohlergehen anderer zum Ausdruck zu bringen. Doch wenn wir uns im Gelben Zustand der Furcht (die durch soziale Isolation verschärft wird) befinden, sind uns Empfindungen, die unser persönliches Überleben betreffen, wichtiger als alles andere. Wir handeln dann egoistisch, wütend und reaktiv – eine Tatsache, die wir kaum ignorieren können, wenn wir uns die zunehmenden politischen und kulturellen Kontroversen in der ganzen Welt anschauen. Es sieht danach aus, als wäre alle Welt heutzutage wesentlich wütender als früher.

Es geht hier nicht darum, daß unser Bedürfnis nach sozialem Kontakt Priorität gegenüber einem vernünftigen Verhalten im Interesse der allgemeinen Gesundheit haben sollte. Die Sache wird noch zusätzlich verkompliziert, weil mittlerweile klar ist, daß COVID-19 uns nicht nur umbringen kann, sondern darüber hinaus bei den Überlebenden der Infektion die Gefahr einer dauerhaften Schädigung ihres Nervensystems und einer bleibenden Beeinträchtigung ihrer Regulationsfähigkeit besteht.

Nun wird Ihnen vielleicht klar, warum dieses Kapitel den Titel »Das Pandemie-Paradox« hat.

Wenn Sie dieses Buch in Händen halten, sind wahrscheinlich viele Ihrer Mitmenschen davon überzeugt, daß sie mit der Pandemie längst »durch« sind. Die Mehrheit der Amerikaner ist mittlerweile geimpft, wurde vom Virus infiziert (möglicherweise mehrmals) oder ist der Meinung, eine Corona-Infektion sei ein akzeptables Risiko, das sie für die Rückkehr in die (wahrgenommene) Normalität in Kauf nehmen können.

Den Autoren dieses Buches ist im übrigen klar, daß alles, was die Pandemie betrifft, inzwischen irreversibel politisiert worden ist. Wie wir mit der Pandemie umgegangen sind und wie wir weiterhin mit ihr umgehen, wurde zu einem Ersatz für politische und kulturelle Kämpfe.

Wir haben nicht vor, in diesem Buch konkrete Verhaltensempfehlungen zu verbreiten oder Urteile darüber zu fällen, wie man mit den Herausforderungen der Pandemie umgehen sollte. Wir werden uns vielmehr mit den komplexen und vielleicht erstaunlichen Veränderungen befassen, die COVID-19 und der damit verbundene Streß und die Isolation verursacht haben – und warum so viele Menschen diese ganze Situation als so quälend empfunden haben.

Die Polyvagal-Theorie stellt uns eine neuartige Linse zur Verfügung, durch die wir die wachsenden Gräben und die zunehmende Wut betrachten können, die insbesondere seit Beginn der Pandemie zu einem festen Bestandteil unserer Kultur geworden sind. Aus Sicht der Polyvagal-Theorie können wir diese Abgründe zumindest teilweise als Produkte von Nervensystemen verstehen, die darauf eingestellt sind, Gefahren zu identifizieren – statt nach Menschlichkeit, Mitgefühl und Gemeinsinn Ausschau zu halten. Wenn unser Körper nach Bedrohungen sucht und diese entdeckt, werden wir zu einer egoistischen, von Wut beherrschten und reaktiven Spezies.[1]

Die COVID-19-Pandemie hat uns wahrscheinlich fast alle in irgendeiner Hinsicht mehr oder minder stark traumatisiert. Und sie hat unser Nervensystem dadurch wahrscheinlich in einem Maße verändert, wie es in unserer Kultur wohl jahrzehntelang nicht geschehen ist.

* * *

Wenn Sie dieses Kapitel in der Erwartung lesen, eine präzise und auf Anhieb einleuchtende Antwort darauf zu finden, wie die Polyvagal-Theorie mit Pandemien wie der letzten umzugehen empfiehlt, werden Sie enttäuscht. Insbesondere vor der weltweiten Verfügbarkeit geeigneter lebensrettender Impfstoffe ging es um etwas Differenzierteres als »Alles schließen!« oder »Alles offen halten!« – den Diskurs, der in der Frühzeit der Corona-Pandemie die öffentliche Debatte beherrschte.

Soziale Isolation wurde deshalb propagiert, weil sie die Ausbreitung des tödlichen Virus eindämmen sollte; die Umsetzung der Maßnahmen berücksichtigte allerdings nicht, wie diese Menschen verändern können.

Die Fokussierung der Epidemiologen auf die unmittelbare Bedrohung durch das Virus hatte zur Folge, daß die Verhaltensempfehlungen den Besonderheiten des menschlichen Daseins nicht ausreichend Rechnung trugen – wie qualvoll beispielsweise Isolation sein kann und wie unverzichtbar soziale Interaktion für Gesundheit und Wohlbefinden der Menschen ist. Auch wurde versäumt, die Bevölkerung in ihrem Bemühen, mit der schwierigen Situation fertig zu werden, psychologisch zu unterstützen.

Infolge dessen kam es bei vielen Betroffenen zu einem Burnout.

Die Zeit des verschärften »Lockdowns« war für viele Betroffene so schmerzhaft, daß sie sich um nichts mehr kümmerten. Statt also weiterhin durch bestimmte Verhaltensweisen das Infektionsrisiko zu reduzieren, entschieden sie sich, gleich die Existenz einer Pandemie zu leugnen – auch wenn sie dadurch eine Infektion riskierten und sich den Interessen des öffentlichen Gesundheitswesens krass entgegenstellten.

Auch der persönliche Überlebensinstinkt in einem Nervensystem, das sich bedroht fühlte, brachte wahrscheinlich viele dazu, völlig zu ignorieren, wie sich ihr Verhalten auf das Wohl anderer Menschen auswirken könnte (vielleicht verstanden sie es auch gar nicht). Viele machten sich während der Pandemie die Maxime zu eigen, daß ihr Verhalten einzig und allein ihre Sache sei, wobei die Richtschnur für sie war, ob sie selbst schwer erkranken oder sogar sterben könnten.

Natürlich hat unser Handeln immer Auswirkungen auf andere Menschen. Dies ist schon in normalen Zeiten so (unsere Verbundenheit mit anderen Menschen von Geburt an ist eines der wichtigen Themen dieses Buches), aber *insbesondere* während einer globalen Pandemie.

Wenn wir jung und gesund sind, vermag eine Infektion vielleicht uns persönlich nicht viel anzuhaben; wir können das Virus aber auf stärker gefährdete Menschen übertragen, die dann so schwer erkranken, daß sie in einem Krankenhaus behandelt werden müssen oder sogar sterben. Ein Tsunami gleichzeitiger Infektionen kann – und hat das an vielen Orten auch getan – ein überlastetes Gesundheitssystem kollabieren lassen. Infolge der Pandemie überlastete Krankenhäuser konnten außerdem geplante chirurgische Eingriffe nicht immer rechtzeitig durchführen und Notfälle, die nichts mit COVID-19 zu tun hatten, nicht adäquat versorgen. Viele Corona-Patienten starben völlig isoliert von ihren nächsten Angehörigen, die sie hätten trösten und beruhigen können. Das Pflegepersonal mußte über lange Zeit mit einem

Übermaß an Streß und Traumatisierungen fertig werden, wie viele von uns es sich nicht vorstellen können.

Niemand ist glücklich darüber, daß diese Dinge geschehen sind. Aber wenn wir isoliert sind oder uns bedroht fühlen, wird die Fähigkeit unseres Nervensystems, Mitgefühl zu entwickeln und auf andere Menschen einzugehen, von unseren Bemühungen ums eigene Überleben überlagert. Und aufgrund der starken sozialen Isolation während der Pandemie waren wir als Gesellschaft schlecht darauf vorbereitet, auf die Menschen in unserer Umgebung adäquat einzugehen und die Auswirkungen unseres Verhaltens auf andere wirklich nachzuvollziehen.

* * *

Als COVID 19 Anfang 2020 ausbrach, wußten wir nur wenig über dieses Virus und seine Verbreitung.

Das ist völlig normal und zu erwarten. Die Wissenschaft sucht in solchen Fällen nach Tatsachen und ist bereit, ihre Überzeugungen und ihr Handeln mit neuen Erkenntnissen abzugleichen. Wir waren vorsichtig im Umgang mit dem Virus, weil wir mußten, wobei sich viele in der Anfangszeit empfohlene Maßnahmen später als unnötig erwiesen.

Wir desinfizierten unsere Post und Nahrungsbehälter. Wir besprühten alles, was wir anfaßten, mit Desinfektionsmitteln. Wir empfahlen Menschen, ihre Häuser und Wohnungen nicht zu verlassen, und wir versperrten sogar den Zugang zu Wanderwegen und Stränden – Orte für Aktivitäten, die, wie wir heute wissen, auch während einer Pandemie gefahrlos hätten stattfinden können.

Wir wissen heute, daß es auch in dieser und ähnlichen Situationen für Menschen Möglichkeiten gab (und gibt), problemlos zu interagieren, ihr Grünes System zu nutzen und die Gefahr einer Übertragung des Virus dabei zu minimieren. Doch statt die neuen Informationen zu schätzen und unser Verhalten ihnen anzupassen, wurden sie genutzt, um Desinformation und Mißtrauen zu verbreiten.

Zynische Politiker, die entweder nicht verstanden, wie wissenschaftliche Erkenntnisse zustande kommen, oder die so taten, als würden sie es nicht verstehen, leiteten aus dem Umstand, daß wissenschaftliche Berater nun andere Empfehlungen gaben als einige Wochen oder Monate vorher, den

Schluß ab, daß *sämtliche* Aussagen der Wissenschaft über das Virus nicht vertrauenswürdig seien.

Wissenschaftler und Beamte, zu deren Aufgaben es gehörte, aufgrund der neuesten Erkenntnisse Empfehlungen zu geben, erhielten nun Morddrohungen. Wir sehnten uns nach einfachen Antworten, und weil niemand diese geben konnte, wurden die Menschen *wütend*.

Natürlich wurde diese Wut durch die vorgeschriebene Isolation noch verstärkt. Wenn wir keine Möglichkeit zu gefahrloser sozialer Interaktion haben, die unsere Resilienz stärkt und uns den Zugang zum Grünen Zustand ermöglicht, verfällt unser Körper in den defensiven Gelben Zustand. Wir werden dann emotional und reaktiv, und es ist leichter, uns in Rage zu versetzen. Wir hören eher Menschen zu, die uns auffordern, andere Menschen zu hassen oder anzugreifen oder sie als Buhmänner darzustellen, die an allem, was in der Welt schiefgeht, die Schuld tragen.

Zur Zeit der Entstehung dieses Buches ist die Pandemie noch nicht völlig überwunden, aber sie hat nicht mehr die gleiche isolierende Wirkung wie Anfang 2020. Die Menschen wagen sich wieder unter ihresgleichen. Wir verbringen Zeit mit Freunden, pflegen geselligen Umgang und können uns wieder amüsieren.

Wir sollten hoffen, daß sich angesichts der positiven Wirkung von engem Kontakt zu Menschen, die uns bei der Co-Regulation helfen und uns ein Gefühl der Sicherheit vermitteln können, letztlich unser kühler Kopf durchsetzen wird.

Ein verletzliches Nervensystem

Empathie zu entwickeln ist hart, und es kann schwierig sein, die Erlebnisse anderer zu verstehen, wenn sie sich von unseren eigenen deutlich unterscheiden. Während der Pandemie haben wir diese Tendenz immer wieder beobachten können, wenn Menschen, die nur leicht oder noch gar nicht am Virus erkrankt waren, darauf beharrten, dieses sei für alle harmlos, nur weil sie selbst nicht besonders darunter litten.

Tatsächlich wirken sich Infektionen wie COVID-19 bei jedem Menschen anders aus. Einige litten nur unter schwachen (oder gar keinen) Symptomen, während andere daran starben. Einige kamen relativ leicht über die Erkrankung hinweg, wohingegen andere noch Monate oder Jahre später unter ihren Folgen litten.

Wie so oft fungiert unser Körper auch in diesem Fall als intervenierende Variable, die teilweise darüber entscheidet, wie uns das Virus trifft – oder eben nicht. Jeder Mensch hat eine individuelle angeborene Resilienz gegenüber Stressoren wie COVID. Der eine bekommt eine leichte Erkältung, jemand anders erkrankt lebensgefährlich.

Und ebenso wie bei praktisch jeder anderen Krankheit traf auch COVID-19 Menschen mit einer Traumavorgeschichte in der Regel besonders stark. Dies scheint auch für die Überlebenschancen, die langfristigen Folgen der Viruserkrankung selbst und die damit verbundenen psychischen Auswirkungen zu gelten, die aus dem Umgang mit allen anderen mit der Pandemie zusammenhängenden Faktoren resultierten.

Ich (Stephen) habe mich im Oktober 2020 als Co-Autor an der Publikation einer Studie in der Zeitschrift *Frontiers in Psychiatry* beteiligt, die zeigte, daß nicht mit COVID infizierte Probanden mit traumatischen Erlebnissen in der Vergangenheit über mehr destabilisierte autonome Reaktivität, über PTBS, Depression, Angst und Sorgen in Zusammenhang mit COVID-19 berichteten.[2]

In einer zweiten Studie[3] stellten wir fest, daß dies nicht nur bei mit dem Corona-Virus Infizierten der Fall war, sondern auch bei Menschen, die lediglich im Schatten einer veränderten Welt im Lockdown lebten, die ihnen nur wenig Möglichkeiten zu sicherer sozialer Interaktion und zur Co-Regulation bot. Zwar modifizierte die Pandemie wahrscheinlich bei fast allen Menschen das Nervensystem und wirkte sich auf die psychische Gesundheit aus, doch waren diejenigen mit einer Traumavorgeschichte offenbar am stärksten davon betroffen – und bei ihnen war auch die Wahrscheinlichkeit, daß sie am Virus erkrankten, am größten.

Ein Großteil der Diskussion in Zusammenhang mit COVID-19 betraf die Gefahren dieser Infektion für Hochrisikopersonen, etwa Asthma- oder Diabetes-Patienten, aber auch sehr Alte und stark Übergewichtige. Aus unserer Studie geht hervor, daß wir der Liste der hohen Risiken auch eine Traumavorgeschichte hinzufügen sollten.

Die Polyvagal-Theorie erklärt uns, daß unser einzigartiges Autonomes Nervensystem eine intervenierende Variable ist, die teilweise darüber entscheidet, wie verletzlich oder widerstandsfähig wir auf Stressoren reagieren, und daß eine Traumavorgeschichte uns für fast alles anfälliger macht. Die Studie weist darauf hin, daß dies auch bei Pathogenen wie COVID-19 der Fall ist.

Am Anfang der COVID-19-Pandemie war praktisch keiner der Studienteilnehmer, die einen niedrigen Belastungsgrad (also keine Traumavorgeschichte) hatten, infiziert. Hingegen bestand bei Probanden mit hohem Belastungsgrad eine etwa 75-prozentige Infektionswahrscheinlichkeit. Um dies in einem adäquaten Kontext darzustellen, muß gesagt werden, daß zu der Zeit, als wir die Studie durchführten, weniger als zehn Prozent der Teilnehmer mit Corona infiziert waren.

Diese Resultate wurden während der ersten Erkrankungswelle gewonnen, und wahrscheinlich hätten neue Virusvarianten – die nachweislich praktisch jeden infizieren konnten – die Diskrepanz hinsichtlich des Belastungsgrades verringert oder völlig beseitigt. Trotzdem ist das, was wir festgestellt haben, ein schockierendes Resultat.

Außerdem fanden wir heraus, daß zwar Pflegepersonal ganz generell mit einer ähnlich hohen Wahrscheinlichkeit wie die Gesamtbevölkerung mit dem Virus infiziert wurde, daß aber diejenigen, die in einem Krankenhaus arbeiteten (einem insbesondere während der Pandemie stressigen und traumatisierenden Arbeitsplatz), deutlich wahrscheinlicher erkrankten. Und selbst diejenigen unter dem Pflegepersonal, die es schafften, eine Infektion zu vermeiden, entwickelten mit hoher Wahrscheinlichkeit Symptome einer starken psychischen Belastung.

Der Grund dafür ist wohl, daß Menschen mit einer Traumavorgeschichte und diejenigen, die mit anhaltendem Streß kämpfen, oft nicht in den Genuß der heilenden und puffernden Eigenschaften des Grünen Zustandes kommen oder Schwierigkeiten haben, diese Eigenschaften zu nutzen.

Traumanachwirkungen enden nicht mit dem traumatisierenden Ereignis. Ein Trauma ruft eine physiologische Wirkung hervor, die unser Nervensystem verändert und sich auf die Reaktion unseres Körpers auf Streß und Störungen der Gesundheit auswirkt, und zwar noch lange nach dem auslösenden Ereignis.

Wir neigen dazu, uns die Wirkung von Pathogenen wie COVID-19 als unausweichliches Schicksal vorzustellen: Wir glauben, daß sie uns mit absoluter Sicherheit befallen, wenn wir mit ihnen in Kontakt kommen.

Die Pandemie hat uns gelehrt, daß dies nicht immer der Fall ist. Wir alle haben natürliche Abwehrmechanismen, die verhindern, daß wir uns mit

Viren wie Covid infizieren oder daß wir im Falle einer Infektion schwer erkranken. Diese Abwehrkräfte können durch Impfungen und soziale Co-Regulation gestärkt werden, wobei die Impfungen die Wahrscheinlichkeit, zu überleben oder nur leicht an COVID zu erkranken, stark erhöhen. Die körpereigene Abwehr kann aber auch durch Faktoren wie Vorerkrankungen einschließlich einer Traumavorgeschichte geschwächt werden.

Wahrscheinlich erklärt dies auch, warum bestimmte marginalisierte Gruppen – ganz gleich, ob es sich dabei um verfolgte Minderheiten oder um Arme handelt – eher stationär behandelt werden müssen oder an COVID in Verbindung mit anderen gesundheitlichen Problemen sterben.

Wenn es um Traumata geht, bezeichnen wir das, was geschehen ist, oft als *Ereignis.* Die Polyvagal-Theorie erkennt die potentielle Schwere und Gefahr eines traumatischen Ereignisses an, weist aber auch darauf hin, wie unser Nervensystem darauf reagieren oder sich infolgedessen verändern kann.

Traumata und Marginalisierungen können unser Nervensystem in einen Defensivzustand versetzen. Wie die Ergebnisse unserer Untersuchungen zeigen, ist das durch ein Trauma veränderte Nervensystem eine bereits bestehende Erkrankung, die unsere Abwehr gegen Erkrankungen wie eine COVID-Infektion – sowie gegen fast alles andere, womit wir konfrontiert werden können – schwächen kann.

Probleme COVID-Überlebender

Die Auswirkungen einer COVID-19-Infektion werden oft so dargestellt, als gebe es nur zwei Alternativen: Entweder du stirbst daran, oder es ist ziemlich harmlos.

Wie bei vielen anderen Krankheiten und Störungen sieht die Realität auch bei COVID etwas komplizierter aus. Wenn wir nicht an der Krankheit sterben, bedeutet das noch lange nicht, daß wir ungeschoren davonkommen.

Viele von uns haben wahrscheinlich schon von Long-COVID gehört (oder leiden vielleicht sogar selbst darunter). Dabei quält uns die Erkrankung mit lange anhaltenden Symptomen wie Erschöpfung, Benommenheit, Atembeschwerden, dem Gefühl, »daneben« oder »nicht wir selbst zu sein«, und diversen neurologischen Problemen – und all dies noch lange nach dem Abklingen der anfänglichen Infektion.

Diese Symptome ähneln denjenigen, die mit verschiedenen anderen Störungen in Verbindung gebracht werden, welche sich auf das Autonome Nervensystem auswirken, uns vom Grünen Zustand in einen Defensivzustand versetzen. Aus meiner (Stephens) Sicht deutete dies darauf hin, daß es sich bei COVID um einen autonomen Disruptor handelt und daß viele Auswirkungen von »Long-COVID« auf der Fähigkeit des Virus, das Autonome Nervensystem zu »verstören«, basieren.

Aufgrund der starken Fokussierung auf die Todesfälle beim Versuch, die Auswirkungen der Pandemie zu quantifizieren, wurden viele der nicht tödlichen Begleiterscheinungen ignoriert oder als unerheblich abgetan. Doch wenn es um Störungen geht, die unser Autonomes Nervensystem beeinträchtigen – und unsere Fähigkeit, uns sicher und gesund zu fühlen –, können diese Effekte fast jeden Aspekt unserer Gesundheit und unseres Wohlbefindens betreffen.

Nur weil etwas uns nicht umbringt, macht es uns noch lange nicht stärker.

* * *

Letztendlich war die COVID-19-Pandemie für uns alle eine außergewöhnliche Herausforderung. Unser Nervensystem faßt die Gegenwart anderer Menschen normalerweise als Möglichkeit zur Co-Regulation und Gesundung auf. Doch während der Pandemie wurde das, was wir sonst als Quelle der Heilung empfinden, zu einer potentiell tödlichen Bedrohung. Uns wurde empfohlen, soziale Kontakte weitgehend zu meiden, Umarmungen zu unterlassen und nicht gemeinsam mit anderen Menschen zu essen.

Sicher war dies nicht das letzte Mal, daß wir als Menschen mit einer globalen Pandemie oder mit einem anderen Ereignis konfrontiert werden, das uns zwingt, uns um unseres Überlebens willen zu separieren. Es ist zu hoffen, daß wir uns bewußt anschauen, wie wir ein Gefühl sozialer Verbundenheit selbst dann aufrechterhalten können, wenn wir mit einer Infektionskrankheit konfrontiert sind. Unsere physische und psychische Gesundheit kann davon abhängen.

Und obgleich das gemeinsam erlebte Trauma einer globalen Pandemie unser Nervensystem in einen Zustand der Furcht und Defensivität versetzen mag, könnte es uns auch Gelegenheit geben, echte Empathie zu entwickeln.

Wir alle haben im Laufe der letzten Jahre sehr gelitten. Wenn wir uns vergegenwärtigen, daß der Schmerz, den wir als Individuen empfunden haben (und möglicherweise immer noch empfinden) auch so gut wie alle anderen getroffen hat, könnte uns das dazu bringen, einander zugewandter zu begegnen und einzusehen, daß bei uns allen in letzter Zeit die »Zündschnur« kürzer ist und daß es deshalb wichtiger als jemals vorher ist, so gütig wie möglich zu sein und viel Sicherheit auszustrahlen.

Das Nervensystem jedes Menschen könnte erneut so beeinflußt werden, daß es in dieser neuen Welt eine Gefahr entdeckt, und wir reagieren auf solche Signale leicht selbst mit Wut und Furcht. Doch wir spiegeln die autonomen Zustände der Menschen in unserer Umgebung. Und wenn wir selbst darauf mit Wut und Furcht reagieren, wird dieses Signal in der autonomen Echokammer reflektiert. Es ist nie leicht, Liebe und Güte auszustrahlen, schon gar nicht in Zeiten wie diesen. Aber wenn wir solche Gefühle in die Echokammer mitbringen, werden wir mit Sicherheit erleben, daß sie zu uns zurückkehren – und zu den verletzten und wütenden Menschen da draußen, die sie am dringendsten brauchen.

8
Die Polyvagal-Theorie in der Arbeitswelt

Wir kennen das alle. Vielleicht sind wir im Urlaub und entspannen uns am Pool. Wahrscheinlicher noch sitzen wir zu Hause, essen vielleicht mit unserer Familie zu Abend, entspannen uns bei einem Fernsehfilm oder tun etwas anderes, um vor dem Zubettgehen zur Ruhe zu kommen.

Wie die meisten anderen Tage war auch dieser wahrscheinlich ziemlich stressig. Ein Stau in der Rush-hour, ein unangenehmer Abgabetermin oder gleich mehrere, ein aggressiver Chef. Vielleicht waren auch ein paar Arbeitskollegen krank, und Sie mußten deswegen zusätzliche Arbeit übernehmen. Sie haben neun Stunden auf den Beinen verbracht – oder die gleiche Zeitspanne in gebeugter Haltung auf einem Stuhl vor einem Computerbildschirm.

Und während Sie spüren, daß der Streß des Tages allmählich abklingt und Sie ein wenig Frieden spüren, passiert es:

Ihr Handy vibriert.

Vielleicht meldet sich Ihr Chef und drängt Sie, noch rasch etwas für ihn zu erledigen. Vielleicht ist auch nur irgendeine Spam-eMail angekommen, die Sie natürlich ignorieren können. In jedem Fall rechnen Sie jederzeit mit dem Schlimmsten.

Pawlows Hund fing auf das Läuten einer Glocke hin an zu sabbern. Und bei vielen von uns pocht das Herz stärker, wenn wir in der Tasche eine Handy-Vibration spüren.

Und bevor Sie auch nur einen Blick auf Ihr Handy werfen können, spüren Sie schon, daß Sie von einer Welle der Angst und des Schreckens überspült werden. Ihr Körper wird steif. Sie atmen schneller. Und Ihr Bauch spannt sich an.

In solchen Situationen werden Sie daran erinnert, daß Sie niemals völlig von Ihrer Arbeit abschalten können.

* * *

Heutzutage erwartet man oft von Angestellten, daß sie ständig arbeiten oder zumindest bereit sind, jederzeit auch kurzfristig eine Arbeit zu übernehmen. Büroangestellte trifft das oft in Form einer eMail nach Feierabend. Menschen, die im Einzelhandel oder in Dienstleistungsunternehmen arbeiten, kann es sogar noch übler treffen: Von ihnen wird oft erwartet, daß sie bereit sind, zu jedem beliebigen Zeitpunkt jede Schicht zu übernehmen – oft ohne jede Vorankündigung.

Falls Sie selbst nicht unter solchen Bedingungen arbeiten müssen, können Sie sich die Realität vieler Arbeitskräfte, die stundenweise beschäftigt werden, vermutlich kaum vorstellen. Einerseits dürfen diese Mitarbeiter *nur gerade eben* so viele Stunden arbeiten, daß man sie noch als Teilzeitkräfte bezeichnen kann (ohne Anspruch auf »Privilegien« wie eine Krankenversicherung), aber andererseits wird von ihnen oft erwartet, daß sie stunden- oder tagelang bereitstehen und in dieser Zeit sehr kurzfristig eingesetzt werden können.

Falls Sie in solch einer Situation Pläne für das Wochenende oder auch nur für ein Abendessen haben – nun, das sollten Sie auf jeden Fall vergessen.

Für das Privatleben eines Menschen können solche Arbeitsbedingungen katastrophal sein. Wenn Sie nicht genau wissen, wann Sie arbeiten müssen, können Sie Ihren Tagesablauf nie strukturieren und auch simple Notwendigkeiten wie die Kinderbetreuung oder die Zubereitung von Mahlzeiten kaum regeln. Sie können Ihr angebliches Teilzeiteinkommen auch nicht durch einen Zweitjob aufstocken, denn Sie müssen ja ständig abrufbar sein, werden für diese Bereitschaft aber andererseits nicht bezahlt.

Solch ein Leben ist sehr belastend und wirkt traumatisierend. So wie die eMail vom Chef kann auch der Anruf, der Sie zur Arbeit ruft, jederzeit ohne Vorankündigung eintreffen. Und wenn das passiert, spürt unser Körper es.

Selbst wenn der Anruf nicht eintrifft, kann die Aussicht, daß dies eventuell noch geschehen könnte, wie eine Wolke über unserem Kopf hängen und uns hindern, völlig abzuschalten und die angebliche Freizeit zu genießen. Der ständige Streß ist Realität und wird durch die damit verbundene finanzielle

Unsicherheit noch verstärkt.* Beides zusammen kann sich katastrophal auf unser Leben auswirken.

Wir Menschen verlassen uns wie andere Säugetiere auf eine Art Routine, um festzustellen, wann wir abschalten, uns erholen und in den heilenden Zustand der Homöostase eintreten können. Im allgemeinen deutet unser Nervensystem eine voraussehbare Situation als sicher und zufällige oder unvorhersehbare Geschehnisse als potentiell bedrohlich.

Unser Gehirn sucht nach Mustern, die es uns ermöglichen, Gefahr und Sicherheit einzuschätzen, so daß wir wissen, wann wir »aufdrehen« müssen, um unser Überleben zu sichern, und wann wir wieder zur Ruhe kommen können, um unsere Heilungskräfte anzuregen. Wenn Sie in einem Experiment eine Ratte verrückt machen (oder sogar tot umfallen lassen) wollen, brauchen Sie nur völlig dem Zufall zu überlassen, wann und warum bestimmte Dinge geschehen. Finden Ereignisse – insbesondere bestrafende oder Aufmerksamkeit fordernde – in unvorhersehbaren Abständen statt, lernt unser Gehirn schnell, daß wir *ständig* in höchster Alarmbereitschaft verharren müssen, und unser Körper kann dann nie wirklich abschalten oder sich entspannen.

Der Gelbe Zustand ist dazu gedacht, uns zu helfen, durch kurze Hochleistungsaktivitäten eine Gefahr zu bannen. Wenn Streß, Angst und Wachsamkeit unser Leben permanent bestimmen, kann sich das sehr negativ auf Körper und Gehirn auswirken. Dann leidet unsere Gesundheit, wir werden jähzornig und verharren in Aggression und Zuständen der Abwehr. Wir verlieren die Fähigkeit, zu den Bereichen unseres Gehirns in Kontakt zu treten, die uns freies und kreatives Denken ermöglichen, und büßen die Fähigkeit zur Emotionsregulation ein. Wir werden emotional und reaktiv und fühlen uns nicht mehr wie wir selbst.

Arbeitgebern mag solch eine Situation aus rein wirtschaftlichen Gründen als positiv erscheinen: Sie profitieren von der ständigen Verfügbarkeit eines Mitarbeiters, ohne für seine Krankenversicherung und andere Sozialleistungen aufkommen zu müssen.

Für den Mitarbeiter jedoch wird der Streß aufgrund seiner Arbeit im Niedriglohnsektor noch durch die Tatsache verschärft, daß er seinen Alltag nicht normal organisieren und sich folglich auch nie völlig ausruhen und erholen kann.

---

* Natürlich werden Jobs mit solchen Arbeitsbedingungen in der Regel auch schlecht bezahlt.

Der Zugang zum Grünen Zustand ermöglicht es, den ressourcenverschlingenden Auswirkungen ständiger Einsatzbereitschaft und der damit verbundenen Aktivierung des Gelben Systems zu begegnen. Fast jeder Mensch muß arbeiten, doch um gesund zu bleiben, müssen wir den Zustand der Aktivierung und anhaltender Aufmerksamkeit durch Phasen echter Entspannung ausgleichen. Unser Körper sehnt sich danach, zumindest ein paar Stunden täglich den Zustand der Homöostase zu genießen, denn er braucht diese Zeit, um Streß abzubauen und zu verhindern, daß wir völlig traumatisiert werden oder einen Burnout erleben.*

So lange unserem Gehirn klar ist, daß wir vor etwas auf der Hut sein müssen – ob es sich dabei nun um einen Säbelzahntiger oder um einen Anruf von unserem Chef handelt –, können wir nicht völlig abschalten, in den Grünen Zustand eintreten und so die Heilung aktivieren. Wir können dann nicht das Gefühl der Homöostase erleben, nach dem sich unser Körper sehnt.

Viele von uns wissen, wie übel das alles ist, weil wir es erlebt und im eigenen Körper gespürt haben. Doch die Gesellschaft rät uns, den Schmerz auszuhalten und uns weiter ins Zeug zu legen. Man versucht uns einzureden, unsere Gefühle seien belanglos und spielten keine Rolle.

Vielen von uns sagt die Polyvagal-Theorie deshalb nichts, was wir nicht ohnehin schon wissen. *Aufgrund eigener Erfahrung wissen wir*, daß es Streß verursacht und ungesund ist, nie von der Arbeit abzuschalten. Uns *ist klar*, daß wir zunehmend gezwungen werden, uns zu verausgaben, und daß fast jeder Aspekt unseres Wohlbefindens und unsere Fähigkeit, das Leben zu genießen, dadurch beeinträchtigt wird.

Die Polyvagal-Theorie tritt dem entgegen, indem sie uns auffordert, auf unseren Körper zu hören und uns darüber klar zu werden, daß ein Leben, das nicht im Schatten einer generellen Beeinträchtigung durch Streß und Angst stattfindet, kein ungerechtfertigter Vorteil ist, sondern eine echte biologische Notwendigkeit.

Die Polyvagal-Theorie sagt uns, daß dies *wichtig ist.*

* * *

* Wir müssen uns nicht rund um die Uhr in Sicherheit fühlen, brauchen es aber, täglich einige Stunden mit Co-Regulatoren zu verbringen, denen wir vertrauen, denn nur so kann sich unser Nervensystem aus einem Zustand der Bedrohung befreien, um unsere homöostatischen Funktionen zu unterstützen, die sowohl biologischer als auch psychischer Natur sind.

Der moderne Arbeitsplatz erweckt den Eindruck, auf wissenschaftlicher Grundlage so organisiert zu sein, daß wir uns dort zwangsläufig gefährdet fühlen müssen.

Man kann sich den damit verbundenen Problemen entweder aus empathischer und menschenfreundlicher Sicht (ein Angestellter, der sich sicher fühlt, ist glücklicher und gesünder!) oder aus einer pragmatischen und zynischen Perspektive nähern (ein Angestellter, der sich sicher fühlt, arbeitet besser!).

Nach Auffassung der Polyvagal-Theorie ist es in vielen Zusammenhängen auch für uns selbst von Vorteil, wenn wir anderen Menschen ein Gefühl der Sicherheit vermitteln.

Dies trifft auch auf biologischer Ebene zu, da freundliche und Sicherheit vermittelnde Verhaltensweisen von Menschen, die wir entsprechend behandeln, uns auch selbst zugute kommen. Es gilt aber auch in leichter quantifizierbaren Zusammenhängen, die eine Gesellschaft, die sich weitgehend auf Zahlen und Daten verläßt, vielleicht eher zu überzeugen vermögen.

Wenn wir ein wenig zynisch sein und unsere Argumentation durch ein Resultat stützen müssen, können wir vertreten, daß ein Arbeiter, der sich sicher fühlt, wahrscheinlich kreativer und produktiver ist und bereit ist, seinen Arbeitsplatz zu behalten. Die heute in vielen Unternehmen vorherrschende Tendenz, diese Tatsache zu ignorieren, ist kurzsichtig und kontraproduktiv, und ist weder für die Arbeitgeber noch für die Mitarbeiter von Vorteil.

Sie beobachten uns

Wenn Sie in den letzten Jahren einmal eine Kundendienst-Hotline angerufen haben, wurden Sie wahrscheinlich gebeten, nach Erledigung Ihres Anliegens noch einen Moment in der Leitung zu bleiben, um an einer kurzen Befragung teilzunehmen.

Sie kennen das: Eine Roboterstimme bittet Sie etwas wie: »Geben Sie auf einer Skala von 1 bis 5 an – auf der die 5 der höchste Wert ist –, wie zufrieden Sie mit dem Kundenberater sind, mit dem Sie gerade gesprochen haben.«

Für die meisten von uns ist diese Bewertung eine Marginalie – etwas, womit wir uns wahrscheinlich nicht lange aufhalten, sofern wir nicht in einer besonders guten oder (was häufiger vorkommt) besonders schlechten Stimmung sind.

Bei dem Angestellten am anderen Ende der Leitung hingegen kann eine solche Bewertung über die gesamte berufliche Laufbahn entscheiden. Wir haben Kundendienstberater, die die wichtige Aufgabe erfüllen, den Kontakt zum Kunden zu pflegen, zu Teilnehmern eines Wettbewerbs gemacht. Die Zahl der Kunden, die bereit sind, auf die gestellten Fragen zu antworten – und die sie positiv beantworten –, entscheidet häufig darüber, ob der Kundendienstmitarbeiter entlassen oder befördert wird.

Die Umfrage wird zu einem Damokles-Schwert, das über dem Kopf des Angestellten hängt. Und ganz gleich, wie freundlich und professionell ein Kundendienstmitarbeiter ist (was ohnehin nicht leicht ist, wenn der Betreffende, wie wir alle, einmal einen schlechten Tag hat), stets gibt ein Teil der Befragten eine schlechte Bewertung ab. Und falls die Beurteilungen an einem bestimmten Tag einmal gut ausfallen, vermag niemand zu sagen, wie es am nächsten Tag sein wird. Die Gefahr, in der Beurteilung abzurutschen, ist nie völlig gebannt.

Die moderne Arbeitswelt ist von Zahlen und Meßwerten besessen und versucht, mit ihrer Hilfe auch noch die letzte Produktivitätsreserve aus uns herauszukitzeln. In der Welt der Angestellten geschieht das oft in Form von Leistungskontrollen. Unsere Leistungen werden mit denjenigen anderer verglichen, und wir konkurrieren so praktisch mit allen unseren Kollegen. Der Chef und die Kollegen mögen sich freundlich geben, doch die Leistungstabellen und Algorithmen übernehmen die Grausamkeiten.

Selbst wenn Sie in der Welt der Excel-Tabellen gut zurechtkommen und sogar wenn Ihre Resultate zu den *besten* zählen, fordert der Leistungsdruck seinen Tribut. Wir sind immer nur so gut wie unsere letzte Beurteilung.* Und dieses Gefühl allgegenwärtiger Unsicherheit wird über genau die Nervenbahnen vermittelt, die auch die Flucht vor Raubtieren ermöglichen sollen. Wir fühlen uns auch dann gestreßt und verunsichert, wenn wir uns gar nicht an unserem Arbeitsplatz befinden. Diese Gefühle verschwinden nicht von selbst und einfach so, weil wir am Abend nach Hause gehen.

Und wir beurteilen Angestellte heutzutage nicht nur ständig, sondern verfolgen auch jede ihrer Bewegungen genau. Ganz gleich, ob es sich um die Überwachung des eMail-Verkehrs handelt oder um die Überprüfung von

---

* Diese Realität betrifft auch hochrangige Manager, die aufgrund der vierteljährlichen Erfolgsberichte ihres Unternehmens und des schwankenden Aktienkurses beurteilt werden.

Lastwagenfahrern per GPS: Viele Menschen haben das Gefühl, in ihrer Arbeitszeit ständig überwacht zu werden.

Dieses Gefühl, daß uns ständig jemand über die Schulter schaut, ist ziemlich beunruhigend und aktiviert unsere Überlebensinstinkte. Wenn wir wissen, daß wir beobachtet werden, versetzt uns das in einen Zustand der Wachsamkeit – und somit befinden wir uns im Bereich des Gelben Systems.

Das heißt nicht, daß Arbeitgeber die Leistungen ihrer Mitarbeiter nicht überprüfen sollten. Ihnen sollte aber klar sein, daß eine zu engmaschige Überwachung einen Preis fordert. Wenn wir ständig wachsam und auf der Hut sein müssen, hindert uns das, die kreativen und produktiven Kräfte des Grünen Systems zu nutzen.

Wir alle müssen hin und wieder abschalten und uns regenerieren. Heutzutage haben viele Menschen nie Gelegenheit zu dieser dringend notwendigen Erholung. Und falls Sie in einem Beruf arbeiten, der Kreativität oder die Fähigkeit, Probleme zu lösen, schätzt, erschwert das Gefühl, ständig überwacht zu werden, den Zugang zu den Gehirnfunktionen, die das für diese Berufe notwendige Verhalten unterstützen. Überwachungsmaßnahmen mögen als effektive Möglichkeiten erscheinen, Mitarbeiter zu intensiverem Engagement anzutreiben. Doch sie führen dazu, daß Leistung, Moral und die Fähigkeit, mit den Belastungen des Berufs und des Alltags fertig zu werden, abnehmen.

Häufig greifen Arbeitgeber zu Kontrollmaßnahmen, weil sie fürchten, ohne ständige Überwachung würden die Leistungen ihrer Mitarbeiter nachlassen, eine angemessenere Entlohnung würde ihre Motivation, notwendige Arbeiten zu erledigen, verringern, und das Zugeständnis einer gewissen Flexibilität könnte zur Folge haben, daß sie eine Kündigung in Erwägung zögen.

Viele Unternehmen, die stark auf Niedriglohnkräfte setzen, rechnen von vornherein mit einer hohen Mitarbeiterfluktuation. Sie erwarten, daß ihre Mitarbeiter schnell ausgebrannt oder frustriert sind oder von der Situation genug haben und deshalb kündigen. Das kümmert aber niemanden, weil das Heer der Verzweifelten, die solche Arbeitsangebote zunächst bereitwillig wahrnehmen, nahezu unerschöpflich ist.

Dieses Modell geriet durch die Corona-Pandemie und die sogenannte »große Resignation« in eine Krise, deren Ursachen unklar, aber vermutlich vielfältig sind. Wahrscheinlich entfaltete der latente Burnout in dieser Situation seine Wirkung, weil vielen klar wurde, daß sie nicht mehr permanent unter Hochdruck arbeiten konnten – daß sogar Arbeitslosigkeit und Armut diesen unerträglichen Verhältnissen vorzuziehen waren.

Während dieses Buch entsteht, haben viele Unternehmen erstmals in der neueren Wirtschaftsgeschichte große Schwierigkeiten, geeignete Mitarbeiter zu finden.* Wenn sie neue Arbeitskräfte rekrutieren und aktuell Beschäftigte von der Kündigung abhalten wollen, könnten sie den Mitarbeitern ein Gefühl der Sicherheit vermitteln und ihnen genügend Gelegenheit geben, sich zu erholen und wieder in den Zustand der Homöostase zu gelangen. Sie wären dann glücklicher und gesünder und würden ziemlich sicher besser arbeiten.

Das Pendeln zum Arbeitsplatz

Wir werden uns nun die regelmäßige Fahrt zum Arbeitsplatz und zurück ein wenig genauer ansehen.

Die Fahrt im Berufsverkehr ist für die Arbeitnehmer oft sehr belastend. Allerdings kann dieser Streß sehr unterschiedlich ausfallen.

Schauen wir uns zwei Arten von Berufspendlern an, die für ihren Weg zum Arbeitsplatz ungefähr gleich viel Zeit brauchen.

Die eine Person verbringt eine Stunde damit, aus einer Vorstadt ins Zentrum zu kommen, wobei er sich durch Staus quälen, das ständige Gelärme von Hupen ertragen, unglaubliche Mengen von Abgasen einatmen und unberechenbaren Fahrern ausweichen muß, die jederzeit und überall plötzlich auftauchen können.

Eine andere Person sitzt eine Stunde in einem Zug, hört sich derweil Podcasts an, liest ein Buch, beschäftigt sich mit Videospielen, und vielleicht ist ihr sogar ein Nickerchen vergönnt.

Die beiden Arbeitnehmer brauchen gleich viel Zeit und erzeugen (so wollen wir der Einfachheit halber einmal annehmen) gleich hohe Kosten. Doch auf ihr Nervensystem wirken die beiden Möglichkeiten, zum Arbeitsplatz zu kommen, sehr unterschiedlich.

Im Berufsverkehr ein Auto zu steuern setzt permanente Aufmerksamkeit und Wachsamkeit voraus. Wenn wir keinen Unfall riskieren wollen, können

* Wenn wir bedenken, wie der Arbeitsmarkt und die Wirtschaftszyklen funktionieren, können wir davon ausgehen, daß dieser Satz auch für die Zukunft Gültigkeit hat.

wir während solch einer Fahrt nicht einmal für eine Sekunde unsere Konzentration verringern. Deshalb befinden wir uns während solch einer Fahrt mit ziemlicher Sicherheit im Gelben Zustand.

Fahren wir hingegen im Zug, können wir abschalten und uns möglicherweise sogar entspannen. Wenn der Zug nicht zu voll und die Situation darin nicht zu chaotisch ist, können wir im Grünen Zustand verweilen und die Homöostase aufrechterhalten.

Viele Menschen nehmen lange Anfahrtswege zu ihrem Arbeitsplatz in Kauf, weil sie auf diese Weise Geld sparen oder in einem bestimmten Gemeinwesen leben wollen. Oft denken sie dabei nur an die Fahrzeit, die Kosten und die Verfügbarkeit von Wohnraum. Der Arbeitsplatz liegt eine Stunde Fahrzeit von der Familie entfernt. Sie müssen einmal mehr tanken und etwas mehr für die Wartung des Autos einkalkulieren. Dafür hat die örtliche Schule einen besseren Ruf.

Doch eine stressige Fahrt zum Arbeitsplatz raubt Kraft und läßt unser Nervensystem in einem Zustand der Wachsamkeit verharren.

So wie unsere prähistorischen Vorfahren ständig nach im Unterholz lauernden Raubtieren Ausschau hielten, fordert das Festsitzen im morgendlichen Stau das Verharren im Zustand erhöhter Wachsamkeit sowie das Ausschauhalten nach unberechenbaren Fahrern, daß wir in der Gelben Zone bleiben.

Zu allem Überfluß müssen wir die Fahrt zum Arbeitsplatz und später zurück nach Hause kurz vor bzw. nach einer längeren Streßperiode bewältigen. Aber wir alle brauchen ein wenig Zeit, um an einem Ort, wo wir uns sicher fühlen, abzuschalten. Solche Augenblicke wirken heilend auf uns. Aber wenn wir von einem belastenden Erlebnis ohne jede Pause zum nächsten wechseln müssen, wird eine begrenzte Streßphase zu einem durchgängigen Hochdruckzustand.

Die Pandemie hat viele von uns gezwungen, den Preis der täglichen Fahrt zur Arbeit einmal zu überdenken. Vielen ist erst dadurch klar geworden, was diese täglichen Fahrten mit uns machen, nachdem sie ihrem Büro über Monate (oder noch länger) ferngeblieben waren.

Dies ist wahrscheinlich ein weiterer Grund für die Große Resignation (sowie für den weit verbreiteten Wunsch vieler nach der Pandemie, auch weiterhin zu Hause zu arbeiten). Viele Menschen, die während der Pandemie ein Leben kennengelernt haben, das sie nicht zwingt, Tag für Tag einige Stunden im stockenden Verkehr zu verbringen, empfinden die Rückkehr in solch ein Leben schlicht als zu belastend und traumatisierend.*

Büroräume

Was kommt Ihnen in den Sinn, wenn Sie an ein modernes Büro denken?

Viele Büroangestellte verbringen den größten Teil ihrer Arbeitstage auf einem Stuhl sitzend und auf einen Bildschirm schauend. Sofern sie nicht der Vorstandsebene angehören, ist ihre Privatsphäre in der Regel sehr eingeschränkt. Sie sitzen in einer Art Zelle mit Wänden, die weder den Lärm vom Tippen, die Unterhaltungen der Kollegen noch die Geräusche eines in der Nähe stehenden Kopiergeräts dämpfen. In sogenannten offenen Büros sind nicht einmal die soeben erwähnten Barrieren vorhanden, und die Konzentration auf die eigene Arbeit muß mit jeder Bewegung und jedem Gemurmel in der Umgebung konkurrieren. Zwar ist nicht jedes Büro vom gleißend weißen Licht einer langen Leuchtstoffröhre erhellt (oft begleitet von einem unüberhörbaren Summgeräusch), aber oft ist das der Fall.

Die Gestaltung solcher Arbeitsplätze wird meist ausschließlich nach pragmatischen Erwägungen getroffen. Offene Büros lassen sich flexibel nutzen, und sie sind kostengünstig. Und warum sollte sich ein ertragsorientierter Arbeitgeber um so belanglose Dinge wie eine ästhetisch und akustisch angenehme Arbeitsumgebung kümmern?

Die Polyvagal-Theorie weist darauf hin, daß diese Dinge in der Tat *wichtig* sind. Unsere Neurozeption überprüft die Umgebung ständig auf Informationen, aus denen unser Nervensystem die Sicherheit der Situation und somit auch unseren erforderlichen autonomen Zustand ableiten kann. Ästhetische und akustische Aspekte – etwa die Raumbeleuchtung oder permanente Hintergrundgeräusche – spielen dabei eine sehr wichtige Rolle.

Die gleichen Maßstäbe spielen auch in anderen institutionellen Umgebungen eine Rolle, darunter Schulen und Gefängnissen, mit denen wir uns in späteren Kapiteln beschäftigen werden. Wenn wir Umgebungen schaffen, in

---

* Natürlich hat auch das eine Schattenseite: Menschen, die einige Jahre lang isoliert von zu Hause aus arbeiten, können sich nach sozialen Interaktionen und nach der Voraussehbarkeit der Abläufe in einem realen, physischen Büro sehnen.

denen wir uns sicher fühlen, kann es zu Veränderungen unserer physiologischen Grundlagen und unserer Gesundheit kommen. Und Unternehmen, die wollen, daß sich die Mitarbeiter glücklich fühlen und gesund und produktiv bleiben, sollten so etwas nicht ausblenden.

Permanentes Geplapper in der Umgebung beschäftigt unser Gehirn, ob wir es wollen oder nicht, und zieht unsere Aufmerksamkeit auf sich; es zwingt uns, unsere Fokussiertheit aufzugeben und in den Zustand der Wachsamkeit der Gelben Zone zu wechseln.

Niederfrequenten Hintergrundlärm, der von Leuchtstoffröhren, Belüftungssystemen und Bürogeräten ausgeht, deutet unsere Neurozeption als Anzeichen für Gefahr.

Das vollständige Fehlen einer visuellen Privatsphäre zwingt uns, in einem Zustand höchster Wachsamkeit zu verharren.

Und wenn wir acht, neun, zehn oder noch mehr Stunden täglich in solch einer Umgebung verbringen, fällt es uns schwer, uns jemals zu entspannen, zu erholen, in den Zustand der Homöostase zurückzukehren und ein produktiver, gesunder und fokussierter Mitarbeiter zu sein, so wie wir es eigentlich sein könnten. Einmal ganz abgesehen von unserer persönlichen Gesundheit und unserem Glücksgefühl.

Arbeitgeber sollten sich über die Konsequenzen utilitaristischer Erwägungen bei der Gestaltung moderner Büroräume im klaren sein. Büroarbeitsplätze wärmer und einladender zu gestalten löst sicher nicht alle Probleme, mit denen Mitarbeiter zu kämpfen haben, aber eine gewisse Wirkung wird es haben. Und das ist zweifellos der Mühe wert.

Und falls Sie sich gezwungen sehen, in einem unangenehmen Büroraum zu arbeiten, kann ein Kopfhörer mit Geräuschunterdrückung Wunder wirken, und vielleicht fühlt sich dann auch Ihr Nervensystem ein wenig sicherer.

Am Wasserspender

Der moderne Arbeiter ist oft ein einsamer Arbeiter.

Selbst in Gegenwart von Dutzenden von Kollegen verbringen wir unsere Tage praktisch allein, während wir auf Computerbildschirme starren und auf Tastaturen tippen. Selbst Meetings ähneln oft eher Vorlesungen als Seminaren, in denen sich die Anwesenden beteiligen können.

Das menschliche Nervensystem sehnt sich jedoch so sehr nach sozialer Interaktion, daß wir dieses Sehnen als Ausdruck einer biologischen Notwendigkeit verstehen können. Wenn wir Gelegenheit zu wirklicher sozialer Aktivität erhalten, legen wir den Schutzschild zugunsten des einladenden Grünen Zustandes ab. Unser Gehirn arbeitet dann klarer und ist einfallsreicher. Die Zeit vergeht im Fluge, und was wir tun, macht uns Spaß. Wir werden kreativer, können Probleme besser lösen, und wahrscheinlich sind wir auch produktiver.

Wenn Manager dies verstehen, können sie soziale Interaktion bewußt in den Arbeitsprozeß integrieren. Kleingruppendynamiken, die der Zusammenarbeit zugute kommen, sollten gefördert werden. Bei Meetings sollte auf Beteiligungsmöglichkeiten Wert gelegt werden. Smalltalk am Wasserspender oder an der Kaffeemaschine sollte als produktivitätssteigernd verstanden werden – nicht als Zeitverschwendung.

Unser Grüner Zustand ermöglicht soziales Verhalten, so wie soziales Verhalten uns den Wechsel in den Grünen Zustand ermöglicht. Wenn wir Gelegenheiten schaffen, dieses zirkuläre, sich selbst verstärkende System zu nutzen, fühlen sich die Mitarbeiter sicherer, produktiver und vor dem unvermeidlichen Streß eines Arbeitstags besser geschützt.

Noch vorteilhafter ist es, wenn Arbeitgeber auch spielerische Elemente in den Arbeitstag integrieren können, etwa in Form von physischen Aktivitäten, die auch den sozialen Faktor fördern.

Ein Spiel für die Mittagspause ist Basketball. So habe ich (Seth) es bei einem meiner früheren Arbeitgeber erlebt. Solche Aktivitäten ermöglichen Mitarbeitern nicht nur ein körperliches Training und Zusammenarbeit im Team, sondern helfen ihnen auch, Resilienz zu entwickeln.

Wie die Polyvagal-Theorie uns beim Sprechen in der Öffentlichkeit helfen kann

Vor Jahren machte sich der Comedian Jerry Seinfeld über Untersuchungen lustig, denen zufolge sich Menschen mehr davor fürchten, in der Öffentlichkeit zu sprechen, als zu sterben.

Er scherzte: »Dann ist bei einer Beerdigung die Person, die im Sarg liegt, normalerweise besser dran als diejenige, die die Grabrede hält!«

Aber Scherz beiseite: Vor anderen Menschen und damit im Zentrum der Aufmerksamkeit zu stehen kann sehr beängstigend wirken. Man nennt diesen Zustand, in dem der ganze Körper mit Angst reagiert, *Bühnenangst*. Bei vielen, wenn nicht gar den meisten Menschen besteht die normale Reaktion auf diese Situation darin, in einen Zustand starker Angst (in den Gelben Zustand) – oder sogar in einen vollständigen Shutdown (den Roten Zustand) – zu verfallen.

Natürlich *wissen* wir, daß Zittern und Stottern sowie ein völliger Blackout unsere Leistungsfähigkeit beeinträchtigen. Aber wie so viele andere körperliche Reaktionen werden auch diese Reflexe autonom gesteuert und erfolgen automatisch. Es ist völlig unmöglich, sie bewußt zu beeinflussen.

Das bedeutet nicht, daß wir ihnen gegenüber völlig hilflos sind.

Ich (Seth) habe in den letzten 15 Jahren viel für das Fernsehen gearbeitet, unter anderem in zahllosen Live-Übertragungen im Rahmen von Nachrichtensendungen und Morgenshows. Ich war auch eine Zeitlang Redakteur eines Wissenschafts- und Technologie-Magazins, und solche Auftritte waren ein wichtiger Bestandteil meiner beruflichen Tätigkeit. Wenn sich in den Bereichen Wissenschaft und Technik eine interessante neue Entwicklung abzeichnete, wurde ich gebeten, dem Publikum zu erklären, worum es sich dabei handelte.

Als mein Magazin mich die ersten Male zu einem Auftritt in einem Fernsehstudio schickte – das war um das Jahr 2008 –, hatte ich das Gefühl, ich müßte mich übergeben. Ich war so nervös, daß ich vor einem zweiminütigen Fernsehauftritt tagelang nicht schlafen konnte. Mein Herz raste wie wild. Insgeheim wünschte ich mir, *irgend etwas* würde passieren, wodurch mein Auftritt ausfallen würde. Ein außergewöhnlicher Hagelschauer. Ein Stromausfall in der ganzen Stadt. Eine aktuelle Eilmeldung mit der Folge, daß mein Beitrag auf einen späteren Termin verschoben würde.

Die Situation erschien mir als entsetzlich riskant. Zwar würden nur wenige Personen anwesend sein – ein paar Moderatoren und die Kameraleute –, aber alle instinktiven Empfindungen und Befürchtungen, die mit Reden in der Öffentlichkeit verbunden sind, wurden unvorstellbar verstärkt, weil die Kamera wie ein Fenster zu einem unmöglich einschätzbaren, aber potentiell unendlich großen Publikum fungierte.

Wenn alles gut ginge, würden sich vielleicht ein paar tausend Menschen den Clip anschauen. Wenn etwas schiefginge, so wußten mein Gehirn und mein Körper, könnte der Clip sich viral verbreiten und mich bei Millionen von Zuschauern zum Idioten machen.

Schluck!

Ich hatte unglaublich starke Schmerzen, ja wirklich, körperliche Schmerzen. Mich überfallen immer noch Zitteranfälle, wenn ich daran zurückdenke, wie unwohl ich mich in meinem Körper fühlte.

Letztlich schaffte ich es irgendwie, während der zweiminütigen Live-Folter ein wenig zu lächeln und zu grinsen, und offenbar war mein Auftritt immerhin so gut, daß ich nicht in die Schar der Einmal-und-nie-wieder-Fernsehgäste eingereiht wurde. Mein nächster Live-Auftritt war dann schon ein wenig leichter, und ich hatte etwas weniger Schmerzen. Beim dritten Mal wurde es noch besser. Mittlerweile freue ich mich sagen zu können, daß mir das Sprechen vor einer Kamera gelegentlich sogar Spaß macht. Durch Übung sind die beängstigenden Aspekte des anfangs so furchteinflößenden Szenarios allmählich verschwunden, und mittlerweile können solche Situationen meinen Körper nicht mehr ins Chaos stürzen.

Wir alle fürchten das Unbekannte und Unvertraute. Unser Nervensystem begegnet neuartigen Szenarien mit Angst. Wenn wir in uns nicht vertraute Umgebungen versetzt werden – insbesondere solche, von denen wir fürchten, daß sie für uns mit einem hohen Risiko verbunden sind –, ist es verständlich, daß die Furchtreaktion unseres Körpers aktiviert wird und daß wir entweder in die Angst des Gelben Zustandes oder den vollständigen Shutdown des Roten Zustandes eintreten.

Vielleicht werden tatsächlich ein paar Leute mit der außergewöhnlichen Fähigkeit geboren, ohne jede Furcht vor eine große Menge zu treten. Doch für die meisten von uns ist das Sprechen in der Öffentlichkeit etwas, das wir üben und perfektionieren müssen. Und dabei geht es nicht nur darum, daß wir gut darin werden, sondern es geht auch darum, unseren Körper jener Expositionstherapie zu unterziehen, durch die wir lernen, daß wir tatsächlich gar nicht in Gefahr sind und daß wir uns nicht in unsere physiologischen Defensivzustände zurückversetzen müssen.

Das Problem ist, daß es heute immer weniger Möglichkeiten gibt, so etwas in einem ungefährlichen Zusammenhang zu üben. Für die meisten Menschen besteht die einzige Möglichkeit, das Sprechen in der Öffentlichkeit zu trainieren, darin, tatsächlich in der Öffentlichkeit zu sprechen. Es ist gar nicht möglich, zunächst einmal vorsichtig die Zehen ins Wasser zu tauchen, es wird von uns erwartet, daß wir sofort ins kalte Wasser springen. Und wenn wir das nicht schaffen, erhalten wir wahrscheinlich nie eine zweite Chance – oder wir tun alles, was wir können, um solch ein Szenario und alle damit verbundenen Körperempfindungen in Zukunft zu vermeiden.

Ich werde häufig gefragt, wie es mir gelungen sei, mich beim Sprechen in der Öffentlichkeit und bei Fernsehauftritten wohl zu fühlen. Natürlich mußte ich wiederholt üben, mich in die gefürchtete Situation zu begeben und sie allmählich besser zu bewältigen. Aber ich werde Ihnen nun ein kleines Geheimnis verraten: Ich habe solche Konfrontationen tatsächlich in einem Umfeld *trainiert*, in dem ich Sicherheit und Unterstützung genossen habe. Ich fand eine Umgebung, die alle äußeren Charakteristika aufweist, mit denen man beim Sprechen in der Öffentlichkeit konfrontiert ist, in denen ein Versagen jedoch als akzeptables Resultat ohne jede negative Konsequenz gilt: Der perfekte Ort, um mein Nervensystem daran zu gewöhnen, auf einer Bühne zu stehen und die negativen Körperempfindungen zu überwinden, die mit dem Versuch, sich vor Publikum zu äußern, verbunden sind.

Der perfekte Trainingsort hierfür sind Karaoke-Bars. Am besten erfüllten diejenigen unter ihnen diese Funktion, in denen ich gezwungen war, vor völlig fremden Menschen auf einer Bühne zu singen – im Gegensatz zu Privatveranstaltungen, bei denen nur gute Bekannte und Freunde anwesend sind.

Ob ich ein guter Sänger bin? Nicht einmal annähernd! Doch obwohl ich nicht einmal eine Melodie richtig singen kann (ich bin bekannt dafür, daß ich beim Singen etliche Male die Tonart wechsle), haben die Karaoke-Auftritte mir geholfen, mich bei Auftritten in der Öffentlichkeit sehr wohl zu fühlen. In einer Karaoke-Bar nimmt uns niemand übel, wenn wir unseren Auftritt versemmeln. Und wenn wir das erleben, merken sich auch Gehirn und Körper das ziemlich schnell. Und als ich diese Erfahrung dann beim Sprechen vor einer Fernsehkamera nutzen mußte, ließ sich meine Karaoke-Erfahrung besser auf die neue Situation übertragen, als ich mir jemals vorgestellt hatte.

Polyvagal-Theorie und Spitzenleistungen

»Daß wir Angst davor haben, in der Öffentlichkeit zu sprechen, ist verständlich«, erklärt Michael Allison, ein Performance-Coach, der die Erkenntnisse der Polyvagal-Theorie in seine Arbeit einbezieht. »Wir riskieren eine Menge.

Wir wollen, daß man uns akzeptiert, uns vertraut, uns wertschätzt, und wir wollen in einer Gruppe bleiben. Das kann gleichbedeutend mit Überleben sein, denn aus einer Gruppe ausgeschlossen zu werden war einmal gleichbedeutend mit dem ziemlich sicheren Tod.«

Allison, zu dessen Klienten Spitzensportler und Führungskräfte zählen, hat lange darüber nachgedacht, wie sich die Erkenntnisse der Polyvagal-Theorie für Spitzenleistungen nutzen lassen; und er hat auf der Grundlage seiner Erkenntnisse eine Gebrauchsanleitung für den Umgang mit solchen Situationen entwickelt.

Als Erstes empfiehlt Michael seinen Klienten, sich zu merken, daß unsere Physiologie unsere Umgebung ständig mit Hilfe der Neurozeption überprüft und dadurch unsere Überlebenschancen verbessert. Wenn wir in Sicherheit, verbunden und geerdet sind, kann unser Körper Ressourcen für unsere Gesundheit und unsere Leistungsfähigkeit aufwenden. Sind wir hingegen überwältigt und verängstigt und fühlen uns mobilisiert, beherrschen diese Gefühle unseren Körper. Weil sie dem Einfluß unseres Bewußtseins entzogen sind, sind wir in unserem eigenen Körper sozusagen auf den Beifahrersitz verbannt und werden daran gehindert, auf Arten zu denken und zu handeln, die wir tatsächlich beeinflussen können.

Wenn wir diese Gefühle überwinden wollen, besteht der erste Schritt darin, ... nun ja, ... sie zu *spüren* und anzuerkennen. Es bringt nichts, sie zu ignorieren oder zu versuchen, sie mit Willenskraft zu vertreiben. Wir müssen sie als das, was sie sind, verstehen: als Ausdruck eines Körpers, der instinktiv und seiner Natur gemäß darauf reagiert, wo er sich befindet und was ihm dort widerfährt.

Auf dieser Grundlage bringt Allison seinen Klienten die Nutzung verschiedener Coping-Strategien bei, die den Zustand des Körpers möglicherweise so verändern können, daß der Klient besser in der Lage ist, in schwierigen Situationen gute Leistungen zu vollbringen.

Sicherheit ausstrahlen

Wenn es um die Fähigkeit geht, in der Öffentlichkeit zu sprechen, haben wir es mit einem relativ simplen Ziel zu tun: Wir müssen das, was wir über die Neurozeption wissen, nutzen, um unserem Publikum ein Gefühl der Sicherheit und der sozialen Verbundenheit zu vermitteln. Wir spiegeln den physiologischen Zustand der Menschen in unserer Umgebung. Und die beste Möglichkeit, dies zu erreichen, besteht darin, unseren Körper und unsere Stimme zu nutzen – sowie jedes andere verfügbare Werkzeug –, um das Gefühl, daß wir selbst in Sicherheit sind, uns geborgen fühlen und sozial verbunden sind, unserem Publikum zu übermitteln. Unsere Zuhörer fühlen sich dann genauso wie wir.

Folgende konkrete Möglichkeiten, dies zu erreichen, stehen uns zur Verfügung.

Das Gesicht nutzen

Unsere Mimik wird durch viele winzige Muskeln ermöglicht, durch die wir Empfindungen und Emotionen mit einem Blick ausdrücken können.

Dieses System ist wichtig für unsere Fähigkeit, auf gefahrlose Weise zu anderen Menschen in Kontakt zu treten, und es ist tief mit dem Grünen Zustand verbunden. Deshalb neigen Menschen, wenn sie sich im sozialen Grünen Zustand befinden, dazu, mit Mund und Augen ein Lächeln anzudeuten und auch auf andere Weise Gefühle auszudrücken. Und aus dem gleichen Grund ist für verängstigte Menschen, die sich im Gelben oder Roten Zustand befinden, ein ausdrucksloses Gesicht charakteristisch.

Der mimische Ausdruck ist eine unserer wichtigsten Möglichkeiten, bei anderen Sicherheit zu spüren und sie dann selbst zu spiegeln. Menschen, die oft lächeln (und zwar mit dem ganzen Gesicht, also nicht nur mit dem Mund), werden als Sicherheit ausstrahlend, charmant und charismatisch wahrgenommen. Während einer angenehmen Unterhaltung mit Freunden treten diese Erscheinungen vermutlich ganz von selbst auf. Doch wenn wir vor Angst gelähmt auf einer Bühne stehen, erfordert dies wahrscheinlich bewußte Aktivität – und viel Übung.

Deshalb empfiehlt Allison seinen Klienten, sich mit dem ganzen Gesicht auf das Lächeln zu konzentrieren (und es zu üben): Er empfiehlt ihnen, weich zu schauen, sanft den Kopf zu bewegen und bewußt ihre Gesichtsmuskeln zu beeinflussen, damit sie dies auch während eines öffentlichen Auftritts leicht und natürlich können.

Wenn andere Menschen sehen, daß diese Muskeln bei Ihnen aktiv sind, verspüren sie wahrscheinlich auch selbst Sicherheit und Wärme – und spiegeln sie Ihnen zurück.

Die Suche nach einem Sicherheit ausstrahlenden Gesicht

Natürlich kann es einen Menschen ängstigen, wenn er vor einer großen Gruppe völlig Fremder sprechen soll. Bei Interaktionen mit kleinen Gruppen hingegen ist unser Nervensystem recht gut in der Lage, zu Gefühlen der Sicherheit und Wärme in Kontakt zu treten, die von den Menschen, die sich in unserer Nähe befinden, zu uns ausstrahlen.

Das wollen wir nutzen!

Falls sich ein freundliches Gesicht in der Menge befindet, empfiehlt Allison, gezielt darauf zu fokussieren und sich vorzustellen, man spreche nur mit dieser Person. Indem wir sie anschauen, können wir unseren schweifenden Blick fokussieren und die von dieser Person ausgehenden Gefühle der Wärme und Sicherheit registrieren.

Entwickeln Sie eine Routine

Falls Sie sich schon einmal ein Spiel der NBA angeschaut haben, ist Ihnen wahrscheinlich aufgefallen, daß ein Basketball-Spieler, wenn er an der Freiwurflinie steht, ein merkwürdiges Ritual ausführt.

Gilbert Arenas ließ den Ball jeweils dreimal um seine Taille kreisen, bevor er ihn warf. Steve Nash leckte sich die Finger und kämmte damit anschließend durch sein Haar. Dirk Nowitzki summte einen Song von David Hasselhoff, »Looking for Freedom«, bevor er den Ball warf.

Fans grübeln endlos darüber, was solche seltsamen Rituale zu bedeuten haben. Handelt es sich um einen geheimen Code oder um einen unkontrollierbaren Tic? Oder steckt vielleicht eine vertragliche Verpflichtung einem Sponsor gegenüber dahinter?

Die Polyvagal-Theorie bietet eine simplere Erklärung an: Routinehandlungen und Rituale vermitteln uns ein Gefühl der Sicherheit. In einer spannungsgeladenen oder fremdartigen Situation bieten sie unserem Nervensystem etwas Wiedererkennbares und Voraussehbares, woran es sich festhalten kann – etwas, das wir schon vorher gesehen oder erlebt haben und wovon unser Körper weiß, daß er damit umgehen kann. Indem Routinehandlungen eine ungewohnte oder besonders stressige Situation ein wenig vertrauter erscheinen lassen, helfen sie unserem Körper, sich zu beruhigen.

Deshalb bevorzugen ängstliche Menschen häufig strikte Tagesabläufe, die ihnen helfen, ruhig und gefaßt zu bleiben – und aus dem gleichen Grund veranstalten NBA-Stars vor einem Freiwurf vermutlich eine Art rituellen Tanz.

Allison bringt seinen Klienten bei, diese Möglichkeit zur Entwicklung eigener Bewegungs- und Haltungsmuster zu nutzen, die der Unvorhersehbarkeit und dem Streß der Situation auf einer Bühne oder auf einem Spielfeld entgegenwirken.

Soziale Verbundenheit beim Sprechen

Eine prosodische Stimme strahlt Sicherheit aus. Der Polyvagal-Theorie zufolge signalisiert eine melodiöse Stimme anderen Menschen, daß wir uns physiologisch in einem ruhigen Zustand befinden und für andere psychisch und körperlich offen sind. Deshalb ist das Sprechen mit melodiöser Stimme – im Gegensatz zu einem monotonen Klang – die einfachste und wirksamste Möglichkeit, ein Publikum für uns zu gewinnen.

Dies hat eine biologische Wirkung, die sofort eintritt.

Eine prosodische Stimme wirkt sowohl auf den Sprecher als auch auf sein Publikum wie eine Stimulation des Vagusnervs: Sie beruhigt das Autonome Nervensystem, versetzt es in den Grünen Zustand und bereitet es auf den Wechsel in den Zustand sozialer Verbundenheit vor. Einer melodiösen Stimme zuzuhören aktiviert unser System für soziale Verbundenheit: dadurch werden die Muskeln des Gesichts und des Kopfes tonisiert, die es Zuhörern erleichtern, wirklich *zuzuhören* und das Gesprochene zu verarbeiten – und sich gleichzeitig emotional stärker mit dem Sprecher verbunden zu fühlen.

Abgesehen davon sollte man einen Vortrag mit unterhaltsamen Nebenbemerkungen würzen, welche die Zuhörer direkt ansprechen. Als Spezies sind wir von Natur aus zu reziproker Interaktion motiviert. Deshalb agiert unser Nervensystem anders, wenn wir sozial aktiv sind, statt eindimensional zu dozieren.

Sie können dies nutzen, indem Sie Ihre Zuhörer direkt und spontan ansprechen, informell und improvisiert.

Versuchen Sie, Vorträge durch eingeworfene Fragen aufzulockern, die Ihre Zuhörer dazu anregen, sich selbst einzuschalten, zuzuhören und zu interagieren. Ich (Stephen) gehe auch gern auf Anzeichen für Verbundenheit, Interesse und Neugier auf den Gesichtern meiner Zuhörer ein.*

Mit Hilfe solcher Aktionen können wir die soziale Nahrung der Co-Regulation genießen, so wie ein Kind beim Spiel mit Freunden die Freude der Reziprozität erlebt. Wird eine Atmosphäre der Reziprozität spürbar, werden lange Vorträge als persönlicher und intimer empfunden – und wir fühlen uns in Gegenwart eines uns unbekannten Publikums sicherer, das sich auch uns gegenüber sicherer fühlt.

Lies nicht ab, sondern sprich!

Selbst erfahrene und bestens ausgebildete Sprecher können steif wirken, wenn sie einen Vortrag ablesen. Auch wenn Sie Notizen brauchen, sollten Sie den größten Teil Ihres Vortrags frei formulieren, weil das auf Ihre Zuhörer spontaner, überraschender und zugewandter wirkt. In der virtuellen Welt, in der die meisten meiner (Stephens) Vorträge während der Pandemie stattfanden, habe ich Veranstalter dazu angeregt, Interview-Formate zu bevorzugen, weil diese einer natürlichen sozialen Interaktion am nächsten kommen.

Unser Nervensystem ist darauf spezialisiert, Vorhersehbarkeit als Anzeichen für Sicherheit zu deuten. Deshalb zieht alles, was von der Vorhersehbarkeit wegführt, augenblicklich unsere Neugier und Aufmerksamkeit auf sich. Und obwohl uns solche Überraschungen (etwa ein plötzlicher Donnerschlag) natürlich aufschrecken und unsere Defensivzustände aktivieren können, können sie, wenn wir uns sicher fühlen (etwa wenn eine Mutter mit ihrem kleinen Kind in einem sicheren Kontext Kuckuck spielt), auch als humorvoll oder erfreulich empfunden werden.

Atemkontrolle

Auf Seite 71 ging es darum, daß die Atmung – und insbesondere langsames Ausatmen – unserem Körper signalisiert, daß wir uns an einem Ort befinden, wo wir in Sicherheit sind. Langsames und bewußtes Ausatmen aktiviert die

---

* Während der Pandemie wurden Vorträge stark erschwert, weil sich Anzeichen für soziale Verbundenheit in einer Zoom-Konferenz nicht so leicht ablesen lassen.

Vagusbremse, verlangsamt die Herzfrequenz und versetzt unseren ganzen Körper in den Grünen Zustand.

Wenn wir gestreßt, beklommen oder unruhig sind, brauchen wir genau das.

Manchmal ist aber auch das Gegenteil erforderlich. In bestimmten Fällen *wollen* wir aktiviert und für eine Handlung mobilisiert werden. So ist es beispielsweise bei einem Sportler, der auch noch die letzten Energiereserven seines Körpers nutzen will.

In solchen Situationen ist die genau gegenteilige Art von Atmung erforderlich: Wenn einem langen Einatmen ein kurzes Ausatmen folgt, wird die sympathische Aktivität verstärkt und der Gelbe Zustand gefördert.

Aber seien Sie vorsichtig: Diese Technik ist sehr effektiv und kann zu unkontrollierbarer Hyperventilation führen, wenn sie nicht korrekt ausgeführt oder exzessiv genutzt wird.

Die Körperhaltung im Lichte der Polyvagal-Theorie

Im Jahre 2012 hielt die Sozialpsychologin Amy Cuddy einen TED-Talk über die mutmaßliche Wirkung bestimmter Körperhaltungen hinsichtlich der Stärkung unseres Vertrauens und der Verbesserung unserer Erfolgsaussichten.[1]

Der Vortrag inspirierte eine weitreichende Debatte – und führte zu unglaublich vielen Clicks. Bis Juni 2023 war der Vortrag 68 Millionen Mal angesehen worden.

Wir können uns hier zwar nicht gründlich mit den konkreten Postulaten der Forscherin auseinandersetzen (sie wurden unter Akademikern kontrovers diskutiert, und einige konnten die Resultate der ursprünglichen Studie nicht replizieren), aber die Polyvagal-Theorie *hat* eine Erklärung dafür, wie Veränderungen der Körperhaltung sich auf Gefühle und die Physiologie auswirken könnten – übrigens ebenso wie auf die Gefühle und die Physiologie der Menschen in unserer Umgebung.

»Viele Sportler, mit denen ich arbeite, rege ich dazu an, sich aufrecht hinzustellen, offen und ausladend, wobei die Vorderseite des Körpers leicht aufwärts gerichtet und offen ist, um dem Körper zu helfen, sich wohl, zuversichtlich und im Besitz der Kontrolle zu fühlen, indem sie ihre Haltung ganz bewußt in die Sicherheit signalisierende Haltung versetzen«, erklärt Allison.

Davon ausgehend, bringt er seinen Klienten bei, auch die Kopfhaltung und den Blick so zu beeinflussen, daß sie sich einerseits selbst sicher fühlen und andererseits auch anderen Gefühle der Sicherheit übermitteln. Dazu müssen sie den Kopf in einer neutralen Position aufrecht halten, mit möglichst wenig muskulärer Anstrengung und mit offenem Blick, und zum Horizont schauen, wobei sie den Augenringmuskel lockern.

Allison bringt seinen Klienten außerdem bei, auf Veränderungen ihrer Körperhaltung zu achten und sie als Signale für Veränderungen ihres autonomen Zustandes zu verstehen. Wenn wir »krumm« sitzen, kann das anzeigen, daß sich unser Körper unsicher fühlt, auch wenn uns das noch gar nicht bewußt ist.

9
Bildung und Erziehung

In einer Schule füllen wir unser Gehirn mit dem Wissen sowie den Fertigkeiten und Fähigkeiten, die wir brauchen, um uns später selbständig noch mehr Wissen anzueignen. Wir nehmen dort mit unseren Sinnen Zahlen, Buchstaben, Fakten, Erzählungen und Methoden auf und speichern sie dauerhaft im Gedächtnis.

Natürlich geht es in der Schule nicht nur darum, Zahlen und Informationen aufzunehmen und abzuspeichern. Sie ist auch ein wichtiger Ort für das Einüben sozialen Verhaltens für die Zusammenarbeit mit anderen Menschen. Kinder verlassen beim Schulbesuch zum ersten Mal ihr Zuhause, finden Freunde, lernen, Konflikte zu lösen, gemeinsam Projekte zu realisieren und mit Gleichaltrigen, Lehrern und Autoritätspersonen so zu kommunizieren, daß sie sich entwickeln, reifen und heranwachsen können.

Zumindest theoretisch ist das so.

Der Polyvagal-Theorie zufolge müssen wir, um erfolgreich zu lernen, kritisch zu denken und soziales Verhalten zu entwickeln – also all die Dinge zu tun, derentwegen wir Schulen besuchen –, uns grundsätzlich im Grünen Zustand der Sicherheit befinden. Nur dann sind wir physisch in der Lage, die höheren Gehirnfunktionen zu nutzen, auf die wir angewiesen sind, wenn wir wachsen, lernen, reifen und kooperieren wollen.

Wenn wir all dies berücksichtigen, können wir wie folgt zusammenfassen, was die Polyvagal-Theorie über Erziehung und Schulen zu sagen hat:

> *Damit ein Schüler in der Schule Erfolg haben kann, muß er sich dort sicher fühlen. Wenn sich Schüler ständig nicht sicher fühlen, sehen sie sich oft mit gewaltigen Schwierigkeiten konfrontiert.*

Das bedeutet nicht, daß Kinder, die sich nicht sicher fühlen, in der Schule in keinem Fall Erfolg haben *können*; es ist für sie nur viel schwieriger.

Die Sicht der Polyvagal-Theorie bezüglich der Schule ist recht simpel, und wenn Sie das vorliegende Buch bis hierhin gelesen und verstanden haben, ist sie auch völlig einleuchtend. Aber wenn wir das Konzept der Sicherheit wirklich verstehen und es im schulischen Rahmen priorisieren, zwingt uns das, fast jeden Aspekt der modernen Erziehung zu überdenken. Es verlagert den Schwerpunkt unseres Erziehungsmodells vom Faktenlernen zur Anerkennung der Bedeutung der Aufrechterhaltung einer Physiologie, die erforderlich ist, um die höheren Gehirnstrukturen zu nutzen und damit die Voraussetzungen für kritisches Denken, Kreativität, soziales Verhalten und die Fähigkeit, Probleme zu lösen, zu schaffen.

Wir werden diese komprimierte Zusammenfassung nun ein wenig aufschlüsseln.

Was meinen wir mit »Sicherheit«, wenn es um Schulen geht?

Der Begriff »*school safety*« (»schulische Sicherheit«) wird in den USA seit Jahrzehnten als politisches Schlagwort verwendet. Wer könnte schon etwas dagegen haben, daß für die Sicherheit von Schülern gesorgt wird?

Leider konzentrieren sich die Bemühungen und die Aufmerksamkeit hinsichtlich der schulischen Sicherheit auf oberflächliche und politisch opportune Maßnahmen, die die körperliche Sicherheit der Kinder garantieren sollen, wobei die Art, wie dies versucht wird, allerdings bewirkt, daß sich die Betroffenen sehr unsicher *fühlen*.

Wir sind nicht der Ansicht, daß es nicht wichtig ist, für die Sicherheit von Schülern zu sorgen, und wir wollen auch nicht in Frage stellen, ob Maßnahmen wie der Einsatz von Metalldetektoren oder die ständige Präsenz von Polizisten in Schulen effektiv für Sicherheit sorgen. Wir sind aber der Meinung, daß Maßnahmen für die physische Sicherheit von Schülern nicht ausreichen. Im Sinne der Polyvagal-Theorie ist es auch wichtig, dafür zu sorgen, daß sie sich sicher *fühlen*.

Leider führen aber viele der üblichen Maßnahmen zur Gewährleistung der physischen Sicherheit dazu, daß wir uns eben gerade nicht sicher fühlen und wir somit aus Sicht der Polyvagal-Theorie einen sehr hohen Preis für die physische Sicherheit zahlen. Die Sicherheitsmaßnahmen signalisieren unserem Nervensystem, daß wir uns fürchten und auf der Hut sein sollten, uns also keineswegs entspannen und auf das Lernen konzentrieren können. Sie versetzen uns in einen physiologischen Zustand der Furcht und der Hypervigilanz und verwandeln Schulen in Orte, die unser Nervensystem in einen defensiven und sogar aggressiven Zustand versetzen. Das kann es schwerer machen, zu lernen, zu kooperieren, sich adäquat zu verhalten und sozialen Umgang zu pflegen.

Wenn wir also über »Sicherheit« sprechen (ob in Schulen oder an anderen Orten), so sprechen wir im Sinne der Polyvagal-Theorie lediglich darüber, wie sicher sich unser Körper und unser Nervensystem *fühlen* – also nicht darüber, wie sicher unsere Situation tatsächlich *ist.* Der Polyvagal-Theorie gemäß ist dies die entscheidende Variable, die unsere Neurozeption nutzt, um unseren physiologischen Zustand zu verändern, der sich dann seinerseits auf unsere Gesundheit, unser Glück und unsere Fähigkeit zu gedeihen auswirkt.

Es ist wichtig, dies im vorliegenden Kapitel über Schulen klarzustellen, weil wir uns vorstellen können, daß Leser Teile dieses Buches (und die zugrunde liegenden wissenschaftlichen Erkenntnisse) aus dem Kontext reißen werden, um für die Einführung von Sicherheitsmaßnahmen einzutreten, die zwar darauf abzielen, die physische Sicherheit von Kindern zu gewährleisten, dabei aber nicht berücksichtigen, daß Leibesvisitationen, Überwachungsmaßnahmen, Sicherheitsüberprüfungen und die ständige Gegenwart von Waffen gleichzeitig bewirken können, daß sich Menschen nicht sicher *fühlen.* Im Sinne der Polyvagal-Theorie können sich solche Maßnahmen auf die Gesundheit, das Glücksgefühl und die Fähigkeit, erfolgreich zu sein, auswirken und Menschen zu allem Überfluß aggressiver und defensiver machen.

Natürlich wäre es ebenso falsch, nur die von der Polyvagal-Theorie bevorzugte Definition des »Gefühls« der Sicherheit gelten zu lassen, ohne anzuerkennen, daß manchmal Maßnahmen ergriffen werden müssen, um für die physische Sicherheit von Menschen zu sorgen.

Insofern ist es fraglos richtig, daß Schulen für die physische Sicherheit ihrer Schüler sorgen. Im Idealfall sollten sie dies aber auf eine Weise tun, die berücksichtigt, daß die Kinder sich auch sicher *fühlen.*

Warum ist es so wichtig, daß Schüler sich sicher fühlen?

Wenn Schüler sich in der Schule – oder auch zu Hause – nicht sicher fühlen, befindet sich ihr Nervensystem beim Betreten des Klassenraums im Gelben oder Roten Defensivzustand.

Der Polyvagal-Theorie zufolge beeinträchtigen diese Defensivzustände unsere Fähigkeit, höhere Gehirnfunktionen zu nutzen. Deshalb sind Kinder, die mit Bedrohungsgefühlen fertig werden müssen, in ihrem schulischen Lernen stark benachteiligt.

Oft werden solche Schüler wegen Verhaltensproblemen zur Rede gestellt. Denn wenn sich unser Nervensystem im Gelben Kampf-oder-Flucht-Zustand befindet – der für die Abwehr einer unmittelbaren Bedrohung gedacht ist –, befinden wir uns zwangsläufig in einem Zustand der Wachsamkeit und Aktivierung, verbunden mit einem stark erhöhten Adrenalinspiegel. Und unter diesen Voraussetzungen ist es nahezu unmöglich, still zu sitzen und einem Lehrer zuzuhören.

Wenn unser Körper sich darauf eingestellt hat, eine Bedrohung abzuwehren, verändert sich unsere Physiologie so, daß unsere Anatomie – was unsere Sinne, unser Gehirn und unser Nervensystem einschließt – unser Überleben bestmöglich sichern kann. Und dieser Zustand beeinträchtigt nicht nur unsere Fähigkeit, optimal zu lernen und soziale Kontakte zu pflegen, sondern verändert auch, wie wir Sprache hören, weil die Muskeln unseres Mittelohrs nicht mehr die menschliche Stimme priorisieren, sondern alles daransetzen, die niedrigen Frequenzen erkennen zu können, die unser Nervensystem mit Raubtieren assoziiert.[1]

Deshalb haben Schüler, die sich nicht sicher fühlen, oft große Schwierigkeiten damit, zu hören oder zu verarbeiten, was ein Lehrer ihnen sagt, und werden häufig als entweder dumm oder aufsässig angesehen, weil sie nicht so schnell begreifen wie die »guten« Schüler.

Beschäftigt man sich intensiver damit, welche Schüler in Förderklassen landen, stellt man mit ziemlicher Sicherheit fest, daß viele von ihnen in der Schule schikaniert werden, zu Hause mißhandelt werden oder einfach in unsicheren Vierteln oder Haushalten leben. Außerdem werden sie oft mit Faktoren ihrer Umgebung oder Wahrnehmung konfrontiert, derentwegen sich ihr Nervensystem ständig unsicher fühlt. Das kann auch auf Dingen wie

Bleivergiftung oder einer starken Luftverschmutzung beruhen. Ebenso können ständiger Verkehrs- und Sirenenlärm den Schlaf beeinträchtigen und es unmöglich machen, zu Hause einen Zustand der Homöostase oder Ruhe zu erreichen.

Lehrer und Verwaltungsbeamte rügen und bestrafen solche Schüler regelmäßig, weil diese nicht still sitzen und zuhören können, als wäre dies das Resultat einer bewußten Entscheidung. Doch das Nervensystem und unser autonomer Zustand sind nicht unserem Willen unterworfen, und unser körperlicher Zustand entspricht nicht unbedingt unseren bewußten Absichten. Und wenn Kinder in einem Kampf-oder-Flucht-Zustand der Mobilisierung und Verteidigung gefangen sind, ist es nahezu unmöglich, die Rolle eines fokussierten und folgsamen Musterschülers zu spielen.

Solche Schüler sind nicht unbedingt intellektuell gehandicapt oder darauf aus, Probleme zu verursachen. Sie fühlen sich vielmehr ständig bedroht und reagieren reflexhaft auf diese Realität, so wie dies unter entsprechenden Voraussetzungen jeder von uns tun würde. Dies zu verstehen, kann helfen, Chancen für einen anderen Umgang mit verbreiteten schulischen Problemen zu erkennen und diese Schüler gleichzeitig würdig und mitfühlend zu behandeln.

Mobbing

Schon im vorigen Abschnitt wurde Mobbing kurz erwähnt, und es dürfte klar sein warum.

Für Schüler, die gezwungen sind, viele Stunden in unmittelbarer Nähe von jemandem zu verbringen, der sie körperlich oder psychisch peinigt, ist es schwierig, sich sicher zu fühlen. Selbst relativ harmlose, unterschwellige Schikane über längere Zeit kann sich auf Kinder (und Erwachsene) traumatisierend auswirken.

Als die Autoren dieses Buches aufwuchsen, endeten die Machtspielchen zwischen Schülern gewöhnlich auf dem Schulhof. Heute, in einer Zeit, in der schon Schüler viel Zeit Online verbringen, wird Cyber-Mobbing zu einer ständigen Bedrohung, weil Mobber ihre Opfer in den »sozialen Medien« permanent drangsalieren oder beschämen können.

Wenn wir unter dem Einfluß eines Mobbers leben, begleitet uns permanent ein Gefühl der Bedrohung. Das schädigt nicht nur unsere Gesundheit und unsere Fähigkeit, in der Schule erfolgreich zu sein, sondern bringt auch uns selbst dazu, andere zu bedrohen, und erhöht die Gefahr, daß wir selbst uns schlecht benehmen.

Unser Nervensystem nimmt Menschen und Umgebungssignale sensibel wahr. Deshalb reagieren wir im Falle einer Bedrohung reflexhaft auf den aggressiven Zustand eines anderen, indem wir entweder seine Aggression spiegeln oder ihr verletzt und verletzlich begegnen. Die Polyvagal-Theorie hilft zwar, die tatsächliche Schädigung zu erklären, die Mobbing verursachen kann, aber sie erkennt auch an, daß dieses Verhalten oft die Folge von echtem Schmerz oder eines Traumas ist.

Es ist allgemein bekannt, daß viele Mobber selbst mit Peinigung, Mißhandlung oder Vernachlässigung in ihrem häuslichen Umfeld zu kämpfen haben und daß sie diese Gefühle und Bewältigungsstrategien mit in die Schule bringen, wo sich diese Art von Defensivverhalten und entsprechende Zustände wie ein Virus ausbreiten können.

So vermehren sich Mobbing und Mißhandlungen und schränken die Fähigkeit von Schülern, in der Schule sowohl auf fachlicher als auch auf sozialer Ebene erfolgreich zu sein, stark ein.

Das gleiche kann Studenten passieren, die einer drakonischen Disziplinierung ausgesetzt sind. Akademische Traditionen beharren bis heute darauf, daß Schüler und Studenten still sitzen und schweigen müssen. Und auch wenn körperliche Strafen heute nicht mehr so verbreitet sind, wird noch immer über entsprechende Vorfälle berichtet.

Im Sinne der Polyvagal-Theorie ist das Erzwingen von Gehorsam mit allen – also auch körperlichen – Mitteln mit ziemlicher Sicherheit kontraproduktiv. Ein verängstigter oder bedrohter Schüler verliert den Zugang zum Grünen Zustand, was seine Fähigkeit, zu lernen und sich gut zu benehmen, beeinträchtigt; und dies führt in einen Teufelskreis, weil immer schlechteres Benehmen härtere Disziplinierungsmaßnahmen nach sich zieht – und das Benehmen eben dadurch noch problematischer wird.

Schulmittagessen und Hunger

Viele Faktoren können bewirken, daß sich ein Schüler in der Schule nicht sicher fühlt. Eine problematische familiäre Situation kann ebenso die Ursache sein wie Mobbing. Aber auch Fehlernährung und Hunger können Gründe sein, weil sie unseren Überlebensinstinkt aktivieren.

Falls es Lesern nicht klar sein sollte: Viele der genannten Trigger sind mit Armut verbunden. Oft wird angenommen, Schüler aus wohlhabenden Elternhäusern erzielten bessere schulische Leistungen, weil sie über einige Privilegien verfügten: besser ausgestattete Schulen, teure Nachhilfe und gut ausgebildete Eltern, die ihnen bei den Hausaufgaben helfen.

Aber vielleicht ist ebenso wichtig, daß Fehlernährung und ökonomische Unsicherheit das Sicherheitsempfinden schwächen. Wenn ein Schüler sich weder Frühstück noch Mittagessen leisten kann – oder nicht sicher ist, ob seine Familie in Zukunft weiter ein Dach über dem Kopf haben wird –, ist es naheliegend, daß er in einen von der Überlebenssicherung geprägten Zustand eintritt und darin verharrt.

Denken Sie einmal daran, um wie viel aggressiver ein ausgehungerter Hund ist. Genauso geht es uns Menschen.

Mitgefühl zu entwickeln ist nicht einfach. Es fällt uns nicht leicht zu verstehen, was ein anderer Mensch durchgemacht hat. Wenn wir noch nie wirklich hungrig waren, ist uns wahrscheinlich nicht klar, was das für unser Alltagsleben bedeuten würde und wie traumatisch und erschöpfend solch eine Erfahrung sein kann.

Programme, die Kindern in Schulen ein kostenloses Frühstück und Mittagessen ermöglichen, sind zwar eine effektive Maßnahme gegen Fehlernährung, aber Staaten, Schulen, Schulbezirke und Verwaltungsbeamte neigen leider dazu, solche Programme wieder einzuschränken oder die Kinder, die davon profitieren, öffentlich zu beschämen.

Im Jahre 2016 fing ein Schulbezirk in Birmingham, Alabama, an, Kindern, die es sich nicht leisten konnten, sich etwas zu essen zu kaufen, einen Stempel mit dem Aufdruck »Ich brauche Geld fürs Mittagessen« auf eine Hand zu setzen.[2] Im Jahre 2019 führte ein Schulbezirk in Warwick, Rhode Island, die Regel ein, daß Schüler, die ihr Mittagessen nicht bezahlen konnten, statt eines warmen Mittagessens nur ein Marmeladenbrot bekamen.[3] Andere Schulbezirke verwehren Kindern, die ihr Mittagessen nicht bezahlen können, die Teilnahme an außerplanmäßigen schulischen Aktivitäten. Im Jahre 2019 verschickten Verwaltungsbeamte eines Schulbezirks in Pennsylvania Briefe an Eltern, in denen sie drohten, Kinder, die sich kein Mittagessen leisten könnten, in Pflegefamilien unterzubringen.[4]

Man braucht nicht *Der scharlachrote Buchstabe* zu lesen, um zu verstehen, wie solche öffentliche Brandmarkungen zu Schamgefühlen, Mobbing und Ausgrenzung führen können. Scham ruft effektiv Gefühle der Bedrohung und Defensivität hervor, und sie kann unschuldigen Kindern, die ohnehin unter ökonomischer Unsicherheit und Hunger leiden, immensen Schaden und irreversible Traumata zufügen. Außerdem bringt Scham Kindern bei, die Schule als einen Ort anzusehen, an dem sie Furcht und Schmerzen erleben und wo sie immer weiter von den physiologischen Zuständen weggetrieben werden, die ihnen ermöglichen würden, erfolgreich und glücklich zu sein. Gleichzeitig werden sie auf diese Weise dazu gebracht, sich gar nicht mehr zu bemühen und vielleicht sogar die Schule zu schwänzen, um mit einer Situation, die sie mit diesen negativen Gefühlen assoziieren, nicht länger konfrontiert zu werden.

Die architektonische Gestaltung einer Schule

In Kapitel 2 wurde erläutert, daß unser Nervensystem Signale aus der Umgebung aufnimmt und sie als Anzeichen für Sicherheit oder Gefahr deutet. Aufgrund dieser Signale verändert die Neurozeption unseren autonomen Zustand, indem sie ihn zwischen dem Grünen, Gelben und Roten System wechseln läßt.

Die physische Umgebung einer Schule kann unsere Physiologie – und damit unsere Fähigkeit zu lernen – radikal verändern.

Viele Schulgebäude ähneln insofern Gefängnissen, als sie nur wenige Fenster haben und nur wenig natürliches Licht in die Räume fällt. Die Geräusche werden oft an Wänden auf eine erschreckend wirkende Weise reflektiert.

Ich (Stephen) habe in den letzten Jahren viel Zeit damit verbracht herauszufinden, wie wir die Prinzipien der Polyvagal-Theorie nutzen können, um Räume so zu gestalten, daß sie sich positiver auf das Lernen auswirken. Ich habe sogar einmal in Chicago an der Entwicklung einer Schule für autistische Schüler mitgewirkt, die für diese Art sensorischen Erlebens besonders empfindlich sind.[5]

Indem man auf die akustischen Eigenschaften achtet, kann man beunruhigende Hintergrundgeräusche minimieren, etwa das Brummen von Leuchtstoffröhren oder die Vibrationen von Aufzügen und Belüftungssystemen.

Räume sollten von Sonnenlicht und Wärme durchflutet werden, wobei man gleichzeitig die Gefahr visueller Ablenkungen möglichst gering halten sollte. In jener Schule für autistische Kinder waren die Fenster in den Klassenräumen höher als gewöhnlich in die Wände eingelassen, so daß Bäume und der Himmel sichtbar waren, der Anblick des Autoverkehrs und der Passanten jedoch vermieden wurde.

Wie können Lehrer helfen?

Die Schulbildung konzentrierte sich in der westlichen Kultur lange auf das Auswendiglernen.

Die Polyvagal-Theorie erschließt eine andere Perspektive, die das Verhalten in den Vordergrund stellt, das mit dem Grünen System verbunden ist und dieses folglich auch nutzt und aktiviert. Das bedeutet, daß die Entwicklung sozialer Fähigkeiten, das Gespräch und die Lösung von Problemen in Gruppen gefördert werden.

Wird der Schulbesuch als gemeinsame Entdeckungsreise verstanden, ist es wahrscheinlicher, daß die Kinder tatsächlich etwas *lernen*. Wenn wir alle sozial aktiv sind und uns im Grünen Zustand befinden, ist unsere Physiologie darauf eingestellt, neue Informationen aufzunehmen und zu verarbeiten. Dieser Ansatz erkennt auch an, daß die Schule ein wichtiges Übungsgelände für unsere Fähigkeit ist, mit anderen Menschen zusammen zu sein und zu arbeiten.

Heranwachsende Kinder vergessen wahrscheinlich fast alle Fakten und Zahlen, die sie in der Schule gelernt haben. Hingegen vergessen sie nicht (und das ist für viele Berufswege möglicherweise die nützlichste Errungenschaft), wie sie mit anderen zusammenarbeiten und Probleme lösen können. Ganz zu schweigen vom Zuwachs an Selbstvertrauen, zu dem es durch die erfolgreiche Bewältigung von Aufgaben kommt.

Deshalb sollten Schulen und Erzieher nach Möglichkeiten suchen, die Entwicklung sozialen Verhaltens mit dem Erlernen von Inhalten zu verbinden. Und obwohl Gruppenseminare und dialogorientierte Kurse für diese Zielsetzung ideal sind, ist klar, daß diese Möglichkeiten rein logistisch schwer realisierbar sein können, wenn man mit Budget-Einschränkungen und ständig größeren Klassen fertig werden muß.

Wir sollten solche Settings durch kleinere Breakout-Bereiche und Gespräche ergänzen (die genau deshalb seit langem feste Bestandteile von College-Vorlesungen sind). Solche Gespräche sollten in Räumen stattfinden, die als einladend empfunden werden, die sensorisch nicht überwältigend wirken und die das Nervensystem nicht in einen Zustand der Bedrohung oder des Selbstschutzes versetzen.

Die Schule als autonomes Training

Befürworter künstlerischer und musikalischer Erziehung behaupten, daß Schüler, die an solchen Kursen teilnehmen, wahrscheinlich auch in anderen Fächern wie beispielsweise Mathematik bessere Leistungen erzielen.[6]

Aber warum ist das so? Wie kann das Zeichnen und Malen oder das Musizieren sich positiv auf unsere Leistungen in Algebra auswirken?

Die Polyvagal-Theorie gibt dazu folgende Erklärung:

In einer Gruppe zu musizieren und sich Musik anzuhören ist ein wirksames vagales Erlebnis. Singen aktiviert ebenso wie das Spielen eines Blasinstruments den Vagusnerv und versetzt uns in den Grünen Zustand. Das gleiche gilt für bildende Kunst, die als neuronales Training fungieren kann, das uns dazu bringt, uns auf Prozesse einzulassen, die mit dem Grünen Zustand verbunden sind.

Sobald wir uns im Grünen Zustand befinden, fällt uns wahrscheinlich fast jede Art von Lernen leichter. Außerdem sind Schüler in diesem Zustand wohl auch kooperativer und benehmen sich besser.

Pausen

In den letzten Jahrzehnten haben Schulen die Pausen- oder Spielzeiten stark verkürzt. Aber genau so wie Musik und bildende Kunst spielen Pausen eine wichtige Rolle für die Fähigkeit von Studenten, zu lernen und gute Leistungen zu erzielen.

In Kapitel 2 haben wir uns mit dem Konzept des »Spiels« als eines vagalen Trainings beschäftigt, das unsere Fähigkeit, zwischen dem Grünen und dem Gelben Zustand zu wechseln, verbessert. Dies ist wichtig für die Stärkung der

Resilienz und ermöglicht uns, schwierige Zeiten gut durchzustehen, ohne in einem Defensivzustand zu verharren.

Die Polyvagal-Theorie versteht Spiel darüber hinaus auch als soziale Aktivität. Zwar haben auch Einzelaktivitäten ihren Sinn und Zweck, doch Teamsportarten und Gruppenspiele haben sich als weitaus wirksamere vagale Übungen erwiesen.

Schulen sollten diese Aktivitäten unterstützen, und das gleiche gilt für Eltern, die sich über den Wert des Teamsports möglicherweise nicht im klaren sind. Auch wenn Ihr Kind es nicht bis in die NBA schafft, kann ein gut trainiertes Nervensystem es ihm erleichtern, in einer Klasse zuzuhören und zu lernen, und außerdem kann seine autonome Resilienz für die Zukunft davon profitieren.

10
Haftstrafen

Wir leben in einer Gesellschaft von Inhaftierten. Nach Angaben des Bureau of Prison Statistics befanden sich in den USA Ende 2020 über 5,5 Millionen Menschen entweder in einer Haftanstalt oder auf Bewährung frei.*

Die Gefahr, zu einer Haftstrafe verurteilt zu werden, liegt deutlich höher, wenn man einer ethnischen Minderheit angehört. Schwarze Männer werden mit etwa sechsfach höherer Wahrscheinlichkeit inhaftiert als weiße Männer, und bei Latinos liegt die Wahrscheinlichkeit etwa 2,5-mal höher als bei Weißen.[1] Ungefähr einer von zwölf schwarzen Männern in den Dreißigern befindet sich an jedem beliebigen Tag in einer Haftanstalt.[2]

Für Millionen von Amerikanern (ganz zu schweigen von ihren Freunden und Familienangehörigen) ist das Leben im Gefängnis brutale und unvermeidbare Realität.

Und brutal ist die Realität der Inhaftierten ohne jeden Zweifel. Die Menschen, die das Gefängnis ihr Zuhause nennen, werden permanent durch Gewalttätigkeit bedroht, sie müssen mit dem völligen Fehlen einer Privatsphäre zurechtkommen, ebenso mit einer starken Einschränkung ihres Kontakts zu Menschen, die ihnen nahestehen und die ihnen durch Co-Regulation helfen könnten, sowie mit einer physischen Umgebung, in der sie ständig unerwünschten und beängstigenden Reizen, Alarmsignalen, Lichtern und Geräuschen ausgesetzt sind. Und diese Aufzählung berücksichtigt noch nicht die besonders quälenden Folgen einer Einzelhaft.

Für mich (Stephen) ist das kein abstraktes Thema. Ich habe es persönlich kennengelernt und aus nächster Nähe beobachten können, denn ich habe im

---

* Diese Zahl liegt 11 Prozent niedriger als die des Vorjahres, was teilweise damit zusammenhängt, daß einige Haftanstalten aufgrund der Corona-Pandemie die Zahl ihrer Insassen reduziert haben.

Sommer des Jahres 1967, in den Semesterferien zwischen dem ersten und zweiten Jahr meines Graduiertenstudiums, als Gefängniswärter gearbeitet.

Ich habe in dieser Zeit miterlebt, wie es Inhaftierten erging, die im Gefängnis zu Opfern sexueller Gewalt geworden waren. Und ich konnte beobachten, wie Inhaftierte, die entlassen worden waren, nur wenige Wochen oder Monate später erneut eingeliefert wurden, von ihren ehemaligen Kollegen oft mit großem Hallo willkommen geheißen. Ich habe gesehen, wie Menschen jede Lebensfreude und Hoffnung verloren und wie eigentlich friedliche Gefangene sich eine aggressive und manchmal sogar gewalttätige Haltung aneigneten, um unter den gegebenen Umständen überleben zu können.

Wir haben nicht vor, hier die vielen Debatten über das Strafrecht in der heutigen Zeit zu führen. Die Polyvagal-Theorie zeigt jedoch klar, daß unser aktueller Umgang mit Haftstrafen nicht nur schädlich für die Gesundheit der Inhaftierten ist – auch wenn das nicht unbedingt sofort ersichtlich ist –, sondern daß diese Praxis auch kontraproduktiv ist, wenn das Ziel ist, die Zahl der Straf- und Gewalttaten zu verringern.

Es geht uns in diesem Kapitel nicht um politische Ziele, sondern in erster Linie um Information. Haftstrafen sind nun einmal eine Realität und ein fester Bestandteil der Strukturen unserer Gesellschaft. Doch wenn wir Millionen von Menschen Haftstrafen unterwerfen, sollten wir uns auch mit den unbequemen Wahrheiten und Konsequenzen befassen, die mit dieser Realität verbunden sind, und uns über die Gesundheit, die Traumata und die Möglichkeiten von Inhaftierten, als produktive und nicht gewalttätige Bürger in die Gesellschaft zurückzukehren, Gedanken machen.

Häufig versprechen wir uns von Haftanstalten, daß sie auf die Inhaftierten und die Gesellschaft insgesamt eine positive Wirkung haben. Die Polyvagal-Theorie zwingt uns zur Auseinandersetzung damit, was Haftstrafen tatsächlich bei Häftlingen bewirken – und was bei uns.

Aus biologischer Sicht sind inhaftierte Menschen nichts anderes als Menschen. Das mag banal klingen, aber wenn die Medien Kriminelle in der Regel als Ungeheuer darstellen, ist eine wichtige Differenzierung vonnöten. Diese Menschen haben das gleiche Autonome Nervensystem und die gleiche Neurozeption wie wir alle. Alles, was bei uns ein Gefühl der Sicherheit oder der Bedrohung hervorruft, hat diese Wirkung auch bei ihnen. Und wenn sie sich sicher oder in Gefahr fühlen, reagieren ihr Körper und ihr Gehirn genauso wie bei uns allen.

Wenn wir uns an der Polyvagal-Theorie orientieren, können wir somit verstehen, wie das Erlebnis der Inhaftierung einen Menschen transformieren oder traumatisieren kann und sich auf seine Fähigkeit, einen Zustand der Aggression hinter sich zu lassen und eines Tages wieder als friedliebendes Mitglied der Gesellschaft in die Welt zurückzukehren, auswirken kann.

Ein Gefängnis ist ein unsicherer Ort. Das gilt sowohl im wörtlichen Sinne, da Gewalttaten in Gefängnissen recht häufig vorkommen. Es gilt aber auch im Sinne der Polyvagal-Theorie. Unser aller Nervensystem *empfindet* die Atmosphäre in einem Gefängnis als nicht sicher.

Wenn ich an meine persönlichen Erfahrungen als Gefängniswärter zurückdenke, erinnere ich mich an die Gemeinschaftsschlaf- und -duschräume, die den Häftlingen jegliche Privatsphäre vorenthielten – und so ihrem Nervensystem jede Möglichkeit nahmen, sich auszuruhen, sich zu erholen und auch nur für eine Minute den Zustand der Homöostase zu erreichen.*

Ich denke darüber nach, wie jeder Gegenstand in eine Waffe verwandelt und ohne jede Vorwarnung benutzt werden kann. Eine mit einem Seifenstück gefüllte Socke war unter den Häftlingen ein besonders beliebtes Werkzeug, weil sie damit jemanden schlagen konnten, ohne Spuren zu hinterlassen.

Die Gefangenen verbrachten ihre Tage – und oft waren es Jahre – umgeben von Zeichen und Signalen, die ihre Neurozeption und ihr Nervensystem verständlicherweise als Gefahrensignale deuteten. Es gibt im Leben viele Signale dieser Art, und die meisten von uns haben das Glück, sie nur sehr kurz zu erleben, bevor sie an einen Ort, an dem sie sich sicher fühlen, zurückkehren können. Aber wenn Menschen jahrelang in einem Zustand der Furcht und allgegenwärtiger Gefahr leben, so wie es für Gefängnisinsassen gilt, werden die defensiven Gelben und Roten physiologischen Zustände für sie zur Normalität. Wir werden dann blitzschnell wütend und reagieren impulsiv, geringfügige Kommunikationsprobleme werden zu Triggern, die Gewalt hervorrufen, und wir verlieren praktisch die Fähigkeit, wichtige Gehirnstrukturen und anatomische Charakteristika zu nutzen, die wir brauchen, um Probleme »sozialverträglich« und diplomatisch zu lösen.

Wenn Sie eine Umgebung schaffen wollten, die Menschen aggressiver und gewalttätiger macht, könnten Sie kaum einen geeigneteren Platz als ein

* In der Haftanstalt, in der ich arbeitete, gab es nicht die typischen Zellen, sondern nur riesige Schlafsäle mit sehr vielen Betten.

modernes Gefängnis finden: einen Ort, an dem permanent Furcht und Gefahr vorherrschen und wo das Nervensystem der Bewohner nicht die geringste Möglichkeit hat, sich zu erholen und an einem Ort der Sicherheit mit ausreichender Privatsphäre in einen Zustand der Homöostase zurückzukehren. So zu leben bedeutet, daß man sich nur in den Bereichen des Gelben und des Roten Zustandes bewegen kann und daß man keine Möglichkeit hat, in den Grünen Zustand zu wechseln.

Wenn wir einen empathischen Blick auf dieses Szenario werfen, erkennen wir, daß die Gefangenen (die Menschen sind, ganz gleich, weswegen sie verurteilt worden sind) mit schwerwiegenden Beeinträchtigungen ihrer psychischen und physischen Gesundheit fertig werden müssen. Betrachten wir es aus einem egoistischen oder gesellschaftlichen Blickwinkel, so kann man es nur als unvermeidlich bezeichnen, daß diese Gefangenen aggressiver und gewalttätiger werden und darum wahrscheinlich später weitere Verbrechen begehen – ein Resultat, das sich kein vernünftiger Mensch wünschen kann.

Wenn wir das moderne System der Haftanstalten aus der Perspektive der Polyvagal-Theorie betrachten, sehen wir eine zutiefst zerrüttete Institution, die in ihrem Bemühen, Verbrechen zu verhindern, bestenfalls ineffektiv ist und diese schlimmstenfalls perpetuiert und sogar wie eine Art Produktionsstätte für eben die antisozialen und gewalttätigen Verhaltensweisen wirkt, die sie eigentlich verhindern soll.

Wir werden auch dieses Kapitel in besser verdauliche Unterkapitel aufteilen, damit einige der Faktoren, die hier im Spiel sind, verständlicher werden. Das Folgende mag einigen wie ein sentimentaler Roman erscheinen, der sich nicht über die harte Realität des Umgangs mit gefährlichen Kriminellen im klaren ist. Nichts könnte weiter von der Wahrheit entfernt sein.

Wie ich (Stephen) schon erwähnte, habe ich einmal eine Weile in einem Gefängnis gearbeitet und mit eigenen Augen sehen können, wie es dort zuging. Die Polyvagal-Theorie erkennt die unangenehme (und vielleicht politisch nicht opportune) Tatsache an, daß alle Menschen – also auch Straftäter – auf die Umgebung, in der sie leben, reagieren und ihrem Einfluß unterliegen.

Wenn wir uns an einem ständig unsicheren Ort befinden, reagieren wir mit Aggression und manchmal sogar mit Gewalt. Fühlen wir uns hingegen sicher, ist es uns besser möglich, sozialen Umgang zu pflegen, Probleme friedlich zu lösen und die höheren Gehirnfunktionen zu nutzen, die für rationales und wohldurchdachtes Verhalten erforderlich sind.

Viele, die für einen strengen Umgang mit Straftätern plädieren, behandeln diese so, als seien sie keine Menschen, als würde es sie zu weiteren Verbrechen animieren, wenn man ihnen das geringste Bißchen an Wohlbefinden, Güte oder Sicherheit zugestände. Das ist nicht nur aus moralischer Perspektive ein Fehler, sondern auch in praktischer Hinsicht. Wenn wir nicht der Tatsache Rechnung tragen, daß Inhaftierte ebenso auf ihre Umgebung reagieren wie alle anderen Menschen, begehen wir durch die Art, wie wir sie behandeln, einen schweren Fehler, den wir längerfristig nur bereuen können, weil sie dadurch in Zukunft zu einer noch größeren Gefahr werden.

Wir kommen in diesem Zusammenhang noch einmal auf die Hunde zurück: Einen Hund zu schlagen, um ihn zu bestrafen, macht ihn zwar vermutlich kurzfristig unterwürfig, aber längerfristig vergrößert dies die Gefahr, daß er sich irgendwann rächt. Das Gleiche gilt für den Umgang mit Kriminellen.

Die moderne Auffassung von Strafjustiz basiert auf der Idee, daß das Verbüßen einer Haftstrafe so unerträglich sein sollte, daß potentielle Straftäter es sich zweimal überlegen, ob sie ein Verbrechen begehen. Diese Sicht ist nicht besonders weitblickend, weil sie sich nicht klarmacht, wie viele aggressive und kriminelle Verhaltensweisen nicht auf rationalem Denken basieren, sondern darauf, daß das Nervensystem eines Menschen in einem Zustand der Defensivität und Furcht gefangen ist. Unter Gefängnisinsassen gibt es außerdem einen sehr hohen Anteil an ehemaligen Pflegekindern und Menschen, die als Kinder mißbraucht und mißhandelt wurden.

Vielleicht werden einige kriminelle Handlungen von Menschen, die in der Lage sind, potentielle Risiken und zu erwartende Belohnungen rational gegeneinander abzuwägen, gründlich durchdacht; hingegen entstammen viele andere wahrscheinlich einem instinktgeleiteten Nervensystem, das in einem defensiven oder aggressiven Zustand gefangen ist. Manchmal spielen auch Drogenkonsum oder eine psychische Störung eine Rolle, denn auch sie können das Nervensystem eines Menschen dazu bringen, verstärkt Bedrohungen wahrzunehmen, und gleichzeitig schränken sie die Nutzung der höheren Gehirnfunktionen ein.* Viele Menschen werden inhaftiert, obwohl

* Wenn wir raten müßten, würden wir wahrscheinlich sagen, daß Wirtschafts- oder Finanzkriminelle, die aufgrund rationaler Überlegungen zu ihren Straftaten gekommen sind, in der Regel kürzere Haftstrafen erhalten und in Gefängnissen besser behandelt werden als die meisten anderen Inhaftierten.

sie gar kein Verbrechen begangen haben oder weil sie sich keine gute effektive Strafverteidigung leisten können, die wohlhabendere Straftäter vor einem Gefängnisaufenthalt bewahren.

Wir alle sollten gemeinsam das Ziel verfolgen – die Kriminellen, ihre Familien und eine Gesellschaft, die sich nach Frieden und Ordnung sehnt –, gewalttätige Kriminelle aus einem biobehavioralen Zustand zu befreien, der Aggression fördert. Unser aktueller Umgang mit Haftstrafen verfestigt oft nur das Verhalten der Täter.

Unsere Gesellschaft verfolgt mit dem modernen Gefängnissystem hauptsächlich das Ziel, die Verurteilten zu bestrafen. Die Vorstellung, daß eine Haftstrafe einen Inhaftierten rehabilitieren und daß es einen Weg zu einer echten Wiedereingliederung in die Gesellschaft geben könnte, haben wir weitgehend aufgegeben. Wir haben fast alles getan, um diese Türen zu verschließen – und das gilt sogar für die Zeit nach dem Ende des Gefängnisaufenthalts. Der scharlachrote Buchstabe V für Verbrecher kann es unglaublich erschweren, eine Arbeit und eine Unterkunft zu finden. Diese unsichere Situation hinsichtlich des Broterwerbs und der Unterbringung kann ein Nervensystem, das ohnehin in einem Zustand defensiver Furcht feststeckt, noch stärker belasten.

Wir wollen nicht den Eindruck erwecken, daß man Straftaten grundsätzlich vergeben oder tolerieren sollte. Wir können aber auf der Grundlage der Polyvagal-Theorie Möglichkeiten finden, Straftäter so zu behandeln, daß sie eine Chance zur Rehabilitation und zur Wiederaufnahme in die Gesellschaft erhalten, statt daß sie erneut Straftaten begehen und so rückfällig werden.

Eine autonome Echokammer

Wir alle spiegeln den autonomen Zustand der Menschen in unserer Umgebung. In Gesellschaft von Menschen, die selbst Sicherheit empfinden und diese ausstrahlen, registriert unsere Neurozeption das Gefühl der Sicherheit und ermöglicht uns, selbst Sicherheit zu spüren und sie auf andere auszustrahlen.

Das erzeugt eine Art Flipper-Effekt, wobei zwischen Menschen, die einander physisch nahe sind, ein Gefühl der Wärme und Sicherheit übermittelt wird.

Das Gegenteil trifft aber auch zu. Gefühle der Furcht und Gefahr und der daraus resultierende Wechsel unseres Körpers in einen defensiven Zustand wirken ebenso ansteckend.

Viele Häftlinge haben in ihrem Leben Gewalttaten und übergriffige Handlungen begangen, und sie befinden sich nun zusammen mit anderen, die eine ähnliche Vergangenheit haben, in einer geschlossenen Umgebung.

Und die Umgebung selbst? Sie fühlt sich ganz einfach nicht sicher an – sogar wenn sich dort nur wenige Gefangene befinden, die ihre eigenen durch Bedrohungsempfindungen geprägten autonomen Zustände ausstrahlen.

Beengte Verhältnisse, unangenehme architektonische und ästhetische Eigenschaften und ständige alarmierende Geräusche werden von unserer Neurozeption als Gefahren gedeutet. Menschen in einer Haftanstalt sind solchen Signalen tagtäglich rund um die Uhr ausgesetzt. Sich davon zu erholen ist völlig unmöglich, und die Betroffenen sind nicht in der Lage, in den heilenden Zustand der Homöostase zu wechseln, nach dem sich ihr Körper sehnt.

Diese Faktoren machen eine Haftanstalt zu einer autonomen Echokammer, in der ein Gefühl permanenter Gefahr unter den Häftlingen (und dem Wachpersonal) kursiert und ihr Nervensystem in einen Zustand der Defensivität und der Erwartung weiterer Gewaltakte versetzt. Diese Gefühle gelangen dann in einer nie endenden Feedbackschleife in die Umgebung zurück und verstärken das Problem weiter.

Die Polyvagal-Theorie und die Einvernehmlichkeit

Im März 2022 veröffentlichte die New York Times einen Kommentar[3], in dem ein Vorschlag zur Änderung des *Model Penal Code* (des bundesgerichtlichen Strafgesetzes, an dem die Einzelstaaten ihre eigenen Strafgesetze orientieren) vorgestellt wurde, der sich auf die Frage bezog, was eine Vergewaltigung beinhaltet.

Die vom *American Law Institute* verfaßte vorgeschlagene Änderung beinhaltete, Untätigkeit könne als Einverständnis verstanden werden. Wenn sich also jemand nicht aktiv zur Wehr setzt, kann diese Person im juristischen Sinne nicht vergewaltigt worden sein.

Diese Definition ignoriert die Realitäten menschlichen Verhaltens und entsprechende wissenschaftliche Erkenntnisse.

Im Jahre 2015 habe ich (Stephen) in der Zeitschrift *Biofeedback* einen Aufsatz mit dem Titel »*When Not Saying NO Does Not Mean Yes: Psychophysiological Factors Involved in Date Rape*« veröffentlicht. Darin wird beschrieben, daß das Nervensystem in Reaktion auf eine Gefahr in eine Erstarrungsreaktion verfallen kann und daß das Ausbleiben einer Reaktion nicht gleichbedeutend mit Einwilligung ist.[4]

Noch einmal: Daß sich jemand nicht wehrt, bedeutet nicht, daß die betreffende Person nicht vergewaltigt wurde. Wenn unser Nervensystem eine große Gefahr wittert, reagieren wir darauf oft mit Erstarren, völligem Abschalten (einem Shutdown) und mit Dissoziation. Diese Art zu reagieren unterliegt nicht dem Einfluß des Willens, sondern sie erfolgt autonom (was, wie wir bereits wissen, nichts anderes als »automatisch« bedeutet).

Wenn wir dies verstehen, können wir Gesetze formulieren, die der Tatsache Rechnung tragen, daß wir als Menschen auf traumatische Szenarien reagieren, statt sich darauf zu berufen, wie wir reagieren würden, wenn wir uns in die Situation der Opfer hineinversetzen. Außerdem ermöglicht uns diese Sichtweise, auf bestimmte Verbrechen so einzugehen, daß die Opfer nicht unnötigerweise erneut traumatisiert werden – oder daß sie gezwungen werden, ihr eigenes Erleben in Frage zu stellen.

Co-Regulation und Intimbesuche

Für uns Menschen ist die physische Präsenz anderer Menschen, die uns lieben – und der physische Kontakt zu ihnen –, wichtig, wenn es um Co-Regulation und den Wechsel in den Grünen autonomen Zustand geht. Gefangene müssen dies entbehren und werden gezwungen, auf sehr engem Raum mit anderen Menschen zusammenzuleben, in deren Gegenwart sie sich möglicherweise ganz und gar nicht sicher fühlen.

In Haftanstalten gibt es strenge Regeln für Besuche und den Kontakt der Häftlinge zur Außenwelt. Telefonanrufe dürfen oft nur sehr kurz sein, und Besuche finden häufig in chaotischen und lauten Räumen statt, in denen sich noch viele andere Inhaftierte und deren Besucher aufhalten. Die Gefangenen dürfen zwar hin und wieder die ihnen Nahestehenden sehen, aber sie erhalten nur selten die Möglichkeit zur Co-Regulation mit ihnen – oder zu sozialem Kontakt mit jemandem, der keine ähnlich belastende Situation wie sie selbst durchlebt.

Und dann gibt es noch die sogenannten »Intimbesuche«, die zwar in Filmen häufiger eine Rolle spielen, in der Realität aber immer seltener werden. Erst in den 1990ern ermöglichten 17 amerikanische Bundesstaaten sie. Und im Jahre 2022 war die Zahl der Staaten, die diese Möglichkeit weiterhin anbieten, auf vier gesunken (Kalifornien, Connecticut, New York und Washington). Auch in Bundesgefängnissen sind sie nicht möglich.

Die starke Einschränkung von Intimbesuchen hat hauptsächlich politische Gründe: Intimität mit einem geliebten Menschen zu ermöglichen könnte wie eine Belohnung verstanden werden, was dem Sinn eines Gefängnisaufenthalts, einer Bestrafung, entgegensteht.

Der Polyvagal-Theorie zufolge ist jedoch die Co-Regulation mit einem geliebten Menschen – einschließlich intimer Co-Regulation – eine biologische Notwendigkeit. Es handelt sich nicht um eine ungerechtfertigte Belohnung, sondern um einen wichtigen Aspekt unserer Fähigkeit, mit Streß umzugehen und unser Nervensystem aus einem Zustand der Verteidigung und Aggression zu befreien.

Um es einmal ganz unverblümt zu sagen: Sexuelle Aktivität wirkt, vom biologischen Standpunkt aus betrachtet, beruhigend auf ein defensiv stimuliertes Nervensystem. Deshalb sollte man sich auch mit einer Hündin, die heiß ist, nicht anlegen.

Wir können durchaus nachvollziehen, daß ein Intimbesuch wie eine Belohnung für einen gefährlichen Kriminellen erscheinen könnte und daß kein Politiker in den Ruch kommen möchte, gegenüber Straftätern milde zu sein. Doch diese Sicht ignoriert die neurophysiologische Funktionsweise unseres Nervensystems und daß es gefährliche Kriminelle noch gefährlicher machen kann – übrigens ebenso wie jeden anderen Menschen.

Im Sinne der Polyvagal-Theorie ist es deshalb wichtig, Gefangenen mehr Kontakt zur Außenwelt zu ermöglichen, und dazu zählt auch mehr (Intim-)

Kontakt zu geliebten Menschen, weil Gefangene dann besser mit dem für Haftanstalten typischen Streß fertig werden, ohne in einen Zustand der Defensivität und Aggressivität zu verfallen.

Wir müssen das Grüne System trainieren, damit es seine Fähigkeiten nicht einbüßt. Deshalb sollten Besuche in Gefängnissen in einer angenehmen und einladenden Umgebung stattfinden, die weder besonders lärmig noch überfüllt ist. Gefangene sollten die Möglichkeit erhalten, Menschen, die sie lieben, physisch nahezukommen. Und selbst wenn es nicht um Intimbesuche geht, sollten Besuche grundsätzlich in einer privaten und intimen Atmosphäre ermöglicht werden.

Es geht nicht darum, Kriminelle zu belohnen – sondern darum, ihnen zu der grundlegenden Fähigkeit zu verhelfen, ihre eigene Physiologie und ihr Verhalten zu regulieren.

Und schließlich erkennen wir an, daß Besuche geliebter Menschen Gefangenen zwar in Form von Co-Regulation helfen mögen, daß sie aber nicht oft realisierbar sind. Deshalb ist es wichtig, daß Strafvollzugsbeamte und Anstaltsleitungen klar ist, wie sie Gefangenen ein Gefühl der Sicherheit vermitteln können, und vielleicht können sie ihnen auch ein wenig Co-Regulation ermöglichen.

Dies kann geschehen, indem man mit Gefangenen Gespräche unter vier Augen oder zumindest Kleingruppeninteraktionen durchführt. Wenn das Wachpersonal bei Gesprächen mit den Gefangenen Empathie ausstrahlt und zuhört, wird deren Autonomes Nervensystem beruhigt und kann sich aus dem Zustand der Verteidigung befreien. Wichtig ist auch, Gefangenen die Möglichkeit zu geben, sich von der Dynamik einer größeren Gruppe zu distanzieren. Dabei geht es nicht nur um die Aufrechterhaltung einer Privatsphäre, sondern auch um die Distanz von einer Kultur, die einen Menschen zwingt, sich aggressiv oder defensiv zu verhalten, um zu überleben oder sich anzupassen.

Eine weitere Möglichkeit, Gefangenen die Co-Regulation zu ermöglichen, betrifft den Kontakt mit Tieren. Eine im Jahre 2019 im *Prison Journal* veröffentlichte Studie ergab, daß ein Pilotprogramm des Staates Washington, bei dem ein Hundetraining angeboten wurde, den Gefangenen half, Empathie und Selbstwirksamkeit zu entwickeln und Angst zu überwinden.[5] Jeder Mensch, der sich schon einmal von einem Freund mit Pelz hat trösten lassen, wird verstehen warum.

Einzelhaft

In Kapitel 5 haben wir uns damit beschäftigt, daß Menschen für soziale Interaktion geschaffen sind. Dabei handelt es sich um eine biologische Notwendigkeit und (wie Nahrung und Wasser) um etwas, das wir *brauchen*, um überleben und körperlich und psychisch gesund bleiben zu können.

Dies konfrontiert uns mit der Problematik der Einzelhaft, einer harten Strafmaßnahme, die in Haftanstalten oft angewandt wird.

Eine vom *Bureau of Justice Statistics* in Auftrag gegebene Studie aus dem Jahre 2015 ergab, daß etwa 20 Prozent der Insassen von Bundeshaftanstalten während ihrer Haft zeitweise von Mithäftlingen isoliert wurden, teilweise in Einzelzellen. Manche Gefangene verbringen nur ein paar Tage in Isolation, andere bleiben Monate, Jahre oder sogar Jahrzehnte in solchen Zellen. Aus der gleichen Studie ging hervor, daß etwa 10 Prozent der Straftäter im Laufe eines Jahres dreißig Tage oder länger unter solchen Bedingungen leben mußten.[6]

Bei der Einzelhaft geht es nicht nur darum, einem Gefangenen, der sich etwas hat zu Schulden kommen lassen, eine Auszeit zu verordnen. Aus Sicht der Polyvagal-Theorie ist die Einzelhaft ziemlich grausam. Wenn man empirisch beweisen wollte, daß Menschen den Kontakt zu anderen Menschen brauchen, um überleben zu können, und daß Co-Regulation für Menschen biologisch unverzichtbar ist, muß man sich nur anschauen, wie es Gefangenen in der Einzel- oder Isolationshaft ergeht. Betroffene berichten immer wieder über Halluzinationen, psychische Zusammenbrüche, unkontrollierbare Wutanfälle, Dissoziation, erhöhte Suizidgefahr und schwere PTBS.

In einer Studie mit Präriemäusen, an der ich als Co-Autor beteiligt war, stellte sich heraus, daß soziale Isolation starke Auswirkungen auf die vagale Regulation hatte, beim Auftauchen anderer Präriemäuse zu übertrieben starken Reaktionen der Herzfrequenz führte und große Angst und Probleme bezüglich der Verhaltensregulation zur Folge hatte.[7] Interessant ist, daß die Gabe von Oxytocin, eines Stoffs, der im Körper normalerweise durch intime Kontakte freigesetzt wird, vor den negativen Auswirkungen einer Isolation auf das Verhalten und den autonomen Zustand schützte.[8]

Auch wir verlassen uns bezüglich der Co-Regulation auf die Gegenwart anderer Menschen. Unsere biologische Beschaffenheit und die sozialen Strukturen, in denen wir uns bewegen, basieren auf der Interaktion mit anderen.

Wenn wir auch nur kurzzeitig auf den Kontakt zu anderen Menschen verzichten müssen, hat das eine ungünstige Wirkung auf Gehirn und Körper. Unsere Fähigkeit, unseren Verstand zu nutzen und mit Konflikten friedlich umzugehen, läßt dann deutlich nach.

Aber nehmen wir einmal an, Ihnen ist die Gesundheit und das Wohlbefinden eines Strafgefangenen schlicht egal. Vielleicht sind diese Menschen in ihren Augen nichts anderes als Mörder oder Ungeheuer, die unsere Sympathie nicht verdienen.

Selbst wenn Sie eine so radikale Sicht haben, sollten wir doch alle gemeinsam darauf hinarbeiten, daß Menschen – und insbesondere Strafgefangene – sich weniger gewalttätig und monströs verhalten.

Im Sinne der Polyvagal-Theorie bewirkt eine Einzel- oder Isolationshaft das Gegenteil dessen, was damit beabsichtigt wird. Wie viele andere dysfunktionale Maßnahmen, die in modernen Gefängnissen üblich sind, ist auch die verstärkte Nutzung der Einzelhaft oft eine Folge des politisch motivierten Bemühens, als im Umgang mit Verbrechen besonders konsequent zu erscheinen. In Wahrheit verschlimmern solche Maßnahmen die Probleme nur. Werden Gefangene, die sich etwas haben zuschulden kommen lassen, mit Einzelhaft bestraft, hat das fast zwangsläufig zur Folge, daß sie sich noch auffälliger verhalten.

»Nun, vielleicht denken sie dann gründlicher über Konsequenzen nach, bevor sie ein Verbrechen begehen.«

Das können sie nicht. Die Einzelhaft versperrt Menschen den Zugang zum Grünen Zustand sozialer Verbundenheit und macht es ihnen unmöglich, die neuronalen Verbindungen zu nutzen, die solch eine rationale Analyse ermöglichen. Einzelhaft verwandelt uns in instinktbestimmte Tiere, die Gefahren und Auswirkungen ihrer Handlungen nicht richtig einschätzen können.

Vielleicht ist die Isolation in bestimmten Situationen für die Sicherheit eines Gefangenen, anderer Gefangener oder des Wachpersonals erforderlich. Doch wenn die Einzelhaft immer häufiger als Form der Bestrafung genutzt wird, so ist das grausam, kontraproduktiv und aus Sicht der Polyvagal-Theorie kaum zu rechtfertigen.

Kunst und Theater in Haftanstalten

Im Jahre 2002 wurde in der Radiosendung *This American Life* ein Bericht über eine Gruppe von Häftlingen in Missouri ausgestrahlt, die das Schauspiel *Hamlet* vorgeführt hatte.*

Die Doku konzentrierte sich auf die emotionalen Auswirkungen und die Performance-Schichten, die im Spiel sind, wenn reale Mörder literarische Mördergestalten spielen. Aus Sicht der Polyvagal-Theorie ist es jedoch fast unmöglich, nicht darüber nachzudenken, wie sich eine solche künstlerische Betätigung auf das Nervensystem von Gefangenen auswirkt.

Im vorigen Kapitel, in dem es um Schulen ging, haben wir uns damit befaßt, wie Kunstkurse dazu beitragen könnten, daß Schüler bessere Leistungen in Mathematik erzielen. Wahrscheinlich trainiert eine künstlerische Betätigung sehr effektiv das Grüne System (das wir uns, wie bereits erwähnt, wie einen Muskel vorstellen können, der ständig trainiert werden muß, um einsatzfähig zu bleiben) und erleichtert es Schülern, ihre höheren Gehirnprozesse zu nutzen. Sie sind dann wahrscheinlich zu kritischem Denken besser in der Lage und können auch in fast jedem anderen Bereich Informationen besser aufnehmen.

Und das Grüne System bestärkt uns nicht nur darin, zu denken und zu lernen, sondern ermöglicht uns auch, soziale Kontakte zu pflegen und Probleme friedlich und diplomatisch zu lösen. Befinden wir uns auf dem Grünen Pfad, sind wir besser in der Lage, mit Streß umzugehen, ohne die Kontrolle zu verlieren oder gewalttätig zu werden. Und ebenso wie Kunstprogramme in Schulen Schülern dazu verhelfen zu lernen, können sie wahrscheinlich Inhaftierten helfen, sich friedlich zu verhalten.

Dies ist in unseren Augen sowohl für die Gefängnisse als auch für die Strafgefangenen ein Gewinn.

Zwar könnte wahrscheinlich fast jede Form von Kunst in dieser Hinsicht wirksam sein, doch ist das Schauspiel vermutlich besonders geeignet, weil das Theaterspiel ein sozialer Vorgang ist und in vielfältiger Hinsicht eine echte Form von Spiel (wobei das Endergebnis der Theaterarbeit eigentümlicher-

---

* »Act V« (Episode No. 218) wurde am 9. August 2002 ausgestrahlt. www.thisamericanlife.org/210/act-tv

weise ebenfalls »Spiel« genannt wird). Spiel ermöglicht uns, unsere Fähigkeit zu nutzen, zwischen dem Grünen und dem Gelben System zu wechseln, ohne in einem dieser beiden Zustände stecken zu bleiben. Vermutlich enthalten deshalb so viele Therapieformen Elemente von Schauspiel und Rollenspiel. Spiel fungiert für uns als autonome Übung und hilft uns, unsere Resilienz zu stärken.

Auch das Theaterspiel erfordert die bewußte und strategische Modulation sowohl der Stimme als auch der Gesichtsmuskeln. Wenn man eine Rolle in einem Theaterstück spielt, muß man den Ausdruck des eigenen Gesichts und die Melodik der eigenen Stimme beeinflussen. Die Kranialnerven und die Muskelsysteme, die dies ermöglichen, machen den Zugang zum Grünen System erforderlich. Um Theater spielen zu können, muß man in der Lage sein, das System für soziale Verbundenheit zu nutzen, was es uns erleichtern kann, diesen Zugang zu erschließen, wenn wir ihn im realen Leben einmal wirklich brauchen.

Erkenntnisse der Polyvagal-Theorie auf die Situation in einer Haftanstalt bezogen

Wenn uns klar geworden ist, was in modernen Gefängnissen *falsch läuft*, müssen wir uns logischerweise fragen, wie wir Gefängnisse besser gestalten können.

Wie könnte ein von den Erkenntnissen der Polyvagal-Theorie inspiriertes Gefängnis aussehen?

Die Prinzipien, die wir bezüglich der Gestaltung von Schulen, Kliniken und Krankenhäusern formuliert haben, lassen sich auch auf Gefängnisse übertragen. Ziel wäre auch dabei ein Ambiente, das die Fähigkeit des Nervensystems, sich sicher zu fühlen und in den Grünen Zustand zu gelangen, fördert.

Folglich geht es darum, die Aufmerksamkeit auf die sensorische Umgebung zu richten. Die Architektur von Einrichtungen wie Haftanstalten ist in der Regel am Nutzen orientiert, wobei Überwachungsmöglichkeiten und Sauberkeit Priorität eingeräumt wird. Im Sinne der Polyvagal-Theorie müßte für die architektonische Gestaltung im Vordergrund stehen, welche Empfindungen das Setting auslöst. Ziel sollte stets sein, Menschen – und dazu zählen auch Straftäter – ein Gefühl der Sicherheit zu vermitteln.

Viel davon läßt sich durch die Gestaltung der Akustik erreichen. In Einrichtungen, die niederfrequentes Rumpeln, Geräusche von schweren Maschinen wie Belüftungsanlagen oder sehr hohe Kreischlaute verstärken, fühlen sich unsere Neurozeption und unser Nervensystem nicht sicher. Gelingt es, Geräusche dieser Art zu dämpfen, ermöglicht das den Inhaftierten eventuell, sich zu beruhigen, statt ständig in einem Zustand erhöhter Wachsamkeit zu verharren. Solche Maßnahmen lösen natürlich nicht alle Probleme, die in Haftanstalten existieren, aber sie lassen sich relativ leicht umsetzen und können erstaunlich helfen.

Und dann gibt es in einem Gefängnis das Problem der Privatsphäre. Natürlich gibt es einleuchtende, unter anderem Sicherheitsfragen betreffende Gründe, aus denen man Strafgefangenen nur wenig Privatsphäre zugesteht. Man sollte sich jedoch darüber im klaren sein, daß der Entzug eines privaten Rückzugsortes einen nicht geringen Preis fordert. Wir alle benötigen aus biologischer Perspektive einen sicheren und privaten Ort, wo wir essen, verdauen und schlafen können – wo wir also jene Körperfunktionen zu ihrem Recht kommen lassen können, die anatomisch eng mit dem Grünen System verbunden sind.

Ohne ein Gefühl von Sicherheit und ohne Privatsphäre schaltet unser Körper seine Defensivzustände nie völlig aus. Unser Nervensystem und unser Körper sehen es dann als notwendig an, ständig »an« zu sein und die Umgebung nach Anzeichen für Gefahren abzusuchen. Dies wirkt erschöpfend, ist ungesund und hat zur Folge, daß wir mit höherer Wahrscheinlichkeit aggressiv und ohne nachzudenken handeln.

Dem Autonomen Nervensystem kommt primär die Aufgabe zu, Ressourcen den Körpersystemen, die sie benötigen, zuzuleiten. Wenn wir uns sicher fühlen, schaltet unser Körper anatomische Systeme ein, die es ihm ermöglichen, soziale Beziehungen aufzunehmen und sich selbst physisch zu heilen. Fühlen wir uns hingegen bedroht, aktivieren wir einen defensiven oder aggressiven Modus. Der Körper kann rein physisch nicht beides gleichzeitig tun.

Wenn wir dies als binäre neuronale Entscheidung verstehen, der zufolge sich jemand, der sich sicher fühlt, wahrscheinlich sozial verhält und ruhig bleibt, wohingegen jemand, der sich bedroht fühlt, wahrscheinlich impulsiv und aggressiv handelt, so zwingt uns das, fast jeden Aspekt unserer Behandlung von Strafgefangenen neu zu bewerten.

All das läuft im Grunde auf ein recht einfaches Resümee hinaus: Wenn wir Gewalttaten und andere Verbrechen eindämmen wollen, sollten wir alles in unserer Macht Stehende tun, um Strafgefangenen ein Gefühl der Sicherheit zu vermitteln, weil das auch uns helfen würde, sich sicher zu fühlen.

Epilog

Leben im Lichte der Polyvagal-Theorie

Oft erhalte ich (Stephen) Briefe von Menschen, die mir über eigene Erlebnisse mit der Polyvagal-Theorie berichten.

Diese Briefe stammen von Ärzten und Traumatisierten, von Architekten und genesenden Süchtigen, von Grundschullehrern und Yogalehrern, von Strafgefangenen und Priestern.

Natürlich war es für mich sehr überraschend und bewegend zu erleben, daß meine Ideen von so vielen verschiedenen Menschen aus verschiedenen Fachbereichen übernommen wurden. Es war aber auch sehr aufschlußreich.

Es ist eine Sache, eine Idee zu entwickeln, und etwas völlig anderes zu erleben, wie andere Menschen solch eine Idee in ihrem Leben nutzen und auf ihre Erlebnisse anwenden. Durch diesen Dialog entwickle ich mein eigenes Verständnis der Polyvagal-Theorie weiter und lerne immer mehr darüber, wie sie in dieser unberechenbaren Welt die Realitäten des Lebens erklären und anerkennen und ihnen mit Hoffnung begegnen kann.

Deshalb ging es in den letzten Kapiteln dieses Buches darum, eine von der Polyvagal-Theorie geprägte Sicht realer Szenarien und Institutionen wie Schule und Arbeitsplatz zu beschreiben. Nun hoffen wir zwar, daß diese Kapitel von Nutzen sind, möchten aber ehrlicherweise gestehen, daß das eigentliche Ziel bei diesen Darstellungen mit den jeweiligen konkreten Anwendungsbeispielen nichts zu tun hat.

Wir hoffen vielmehr, daß die Erläuterung einer von der Polyvagal-Theorie inspirierten Sicht anhand einiger konkreter Szenarien bei unseren Lesern die Fähigkeit des Gehirns, Muster zu erkennen, aktiviert und die Leser dazu anregt, bezüglich der Anwendung der Prinzipien der Polyvagal-Theorie in ihrem Leben eigene Ideen zu entwickeln.

Trotz der neuroanatomischen und evolutionsgeschichtlichen Aspekte, die im Rahmen einer umfassenden Erläuterung der Polyvagal-Theorie angesprochen werden müssen (und wir danken Ihnen hiermit dafür, daß Sie sich auf all das eingelassen haben), ist die zentrale Idee der Polyvagal-Theorie recht simpel, und man kann sie in einem einzigen Satz zusammenfassen, der schon auf Seite 9 dieses Buches abgedruckt ist:

> *Entscheidend für unsere körperliche und psychische Gesundheit und unser Glück ist, wie sicher wir uns fühlen.*

Dies ist ein Buch über die transformierende Kraft des Gefühls der eigenen Sicherheit. Und mit dieser Sicht ist ein sehr simpler Aufruf zum Handeln verbunden:

> *Was können wir tun, damit wir selbst uns und andere Menschen sich sicher fühlen?*

Die Beantwortung dieser Frage steht im Zentrum, wenn es darum geht, ein Leben im Lichte der Polyvagal-Theorie zu führen.

Deshalb beschließen wir dieses Buch mit einer kurzen Liste von Prinzipien, die sich nach unserer Auffassung aus der Polyvagal-Theorie ergeben und die uns allen eine Blaupause für ein glücklicheres und gesünderes Leben liefert – ganz gleich, wie unsere persönlichen Lebensumstände und Erlebnisse aussehen mögen.

Wir haben alle diese Ideen im Laufe dieses Buches ausführlicher erforscht; insofern können Sie das Folgende als eine Art kurzer Zusammenfassung verstehen, die Sie jederzeit zu Rate ziehen können, wenn Sie in Sachen Polyvagal-Theorie eine kleine Auffrischung brauchen.

- Wenn wir uns sicher fühlen, kann sich unser Körper darauf konzentrieren, die Förderung von sozialer Verbundenheit, Gesundheit, Entwicklung und Regeneration zu optimieren. Das entspricht dem heilenden Zustand der Homöostase.
- Wenn wir uns nicht sicher, bedroht oder in einem Zustand der Dysregulation fühlen, aktiviert unser Körper Defensivsysteme, die unsere unmittelbaren Überlebenschancen verbessern – wenn auch auf Kosten unserer Fähigkeit, zu heilen, uns zu entwickeln und uns zu regenerieren.
- Wenn wir uns nicht sicher oder bedroht fühlen oder uns in einem Zustand der Dysregulation befinden, tut unser Körper instinktiv alles, was erforderlich ist, um dieses Gefühl zu überwinden.

- Wenn wir uns nicht sicher fühlen, leiden darunter unsere psychische und physische Gesundheit sowie viele Aspekte menschlichen Erlebens.
- In der heutigen Welt fehlt es vielen Menschen an Möglichkeiten, sich sicher zu fühlen. Dies kann in Form von Angst, Traumatisierungen, Streß, unkontrollierten Emotionen und gesundheitlichen Problemen zum Ausdruck kommen.
- Ganz gleich, ob wir uns sicher oder nicht sicher fühlen, unser Körper übermittelt diese Gefühle an die Menschen in unserer Umgebung – einschließlich unserer Kinder.
- Wir spiegeln oft die Gefühle und Zustände der Menschen in unserer Nähe. Und die Menschen in unserem Umfeld fangen die Gefühle und Zustände auf, die wir in diese »autonome Echokammer« hineinprojizieren.
- Unser autonomer Zustand und wie wir uns fühlen sind intervenierende Variablen, die unser Verhalten, unser sensorisches Erleben und unsere Fähigkeit, glücklich und gesund zu sein, beeinflussen und verändern.
- Aufgrund der Neurozeption kann die sensorische Umgebung, in der wir uns befinden – einschließlich akustischer und ästhetischer Aspekte – ein hochwirksames Werkzeug für die Veränderung unseres autonomen Zustandes, unseres Fühlens und der Funktionsweise unseres Körpers sein.
- Die Neurozeption ist ein autonomer Prozeß, der auf äußere Anzeichen für Gefahr und Sicherheit reagiert und sich der Kontrolle des Bewußtseins entzieht. Wir können aber unsere eigenen Reaktionen auf solche Signale beobachten und unser Wissen darüber, was bei uns ein Gefühl der Sicherheit oder mangelnder Sicherheit hervorruft, nutzen.
- Ein Trauma ist kein rein psychisches, sondern auch ein physisches Phänomen und kann reale Veränderungen im Körper hervorrufen.
- Wir alle verfügen von Geburt an über eine bestimmte, jeweils unterschiedliche Resilienz. Das gleiche Ereignis kann auf die eine Person zutiefst traumatisch wirken, eine andere hingegen kaum berühren.
- Viele psychische und physische Diagnosen entstehen, weil sich ein Nervensystem ständig nicht sicher fühlt.
- Viele Menschen glauben, wir würden auf Bedrohungen stets mit Flucht oder Kampf reagieren. Doch manchmal reagieren wir, wenn sich unser Körper bedroht fühlt, indem wir erstarren, dissoziieren oder in einen Shutdown eintreten. Diese Reaktion erfolgt automatisch (sie ist autonom) und unterliegt nicht der Kontrolle unseres Bewußtseins.

- Sich sicher zu fühlen ist notwendig, wenn wir ein gutes Leben führen und Bindungen zu anderen entwickeln wollen.
- Das Gefühl der Sicherheit kann sowohl bei psychischen als auch bei physischen Problemen therapeutische Interventionen unterstützen, indem es den Körper in einen Zustand versetzt, der die Gesundung fördert.
- Wenn wir uns sicher fühlen, unterstützt das unsere Fähigkeit zu lernen, uns zu entspannen, uns zu erholen und produktiv zu sein. Dies kann bei der Gestaltung von Einrichtungen wie Schulen, Krankenhäusern, Kliniken, Suchtbehandlungszentren, Arbeitsplätzen und Haftanstalten berücksichtigt werden.
- Wenn wir selbst uns bedroht fühlen, können wir anderen Menschen kaum das Gefühl vermitteln, sie seien in Sicherheit.
- Wenn andere Menschen bedrohlich auf uns wirken, fühlen sie sich häufig selbst nicht sicher.
- Wenn andere uns bedrohen, fühlen sie sich aufgrund unserer Reaktion auf sie oft noch stärker bedroht, was es wiederum wahrscheinlicher macht, daß sie auf uns losgehen.
- Um uns sicher zu fühlen und anderen das Gefühl zu vermitteln, daß sie in Sicherheit sind, muß unser Körper den Einfluß seiner Defensivsysteme einschränken.
- Unser Körper neutralisiert die Defensivsysteme, um in einen Zustand der Sicherheit zu wechseln, indem er den Vagusnerv wie eine Bremse benutzt.
- Der Vagus ist mit dem Teil des Hirnstamms verbunden, der soziale Verhaltensweisen wie den stimmlichen Ausdruck, die Mimik und unsere Fähigkeit, Gesprochenes zu hören, steuert. Deshalb können wir einige soziale Verhaltensweisen nur nutzen, wenn wir uns sicher fühlen.
- Sicheres soziales Verhalten wirkt auf den Vagus wie ein Trigger, indem es uns beruhigt und unsere Defensivsysteme deaktiviert.
- Unser Körper nutzt die Co-Regulation durch soziales Verhalten und Verbundenheit mit anderen zur Mäßigung unserer Defensivsysteme und um unserem Körper die Möglichkeit zu geben, sich sicher zu fühlen und zu heilen.
- Das Bedürfnis nach sozialem Verhalten ist ein fester Bestandteil unserer evolutionären Entwicklung und unserer DNS, und es hilft uns, praktisch jeden Aspekt unserer Gesellschaft und Kultur zu verstehen.

- In Ermangelung gesunder Beziehungen oder von Möglichkeiten zur Co-Regulation suchen wir nach anderen Möglichkeiten, unsere Defensivsysteme zu mäßigen. Oft tun wir dies, indem wir suchterzeugende Substanzen konsumieren und suchtartige Verhaltensweisen entwickeln.
- Wenn sich Menschen nicht sicher fühlen, können sie nicht auf die für kritisches Denken erforderlichen höheren Gehirnfunktionen zugreifen. Dies könnte erklären, warum Politiker und Prominente der Öffentlichkeit oft das Gefühl zu vermitteln versuchen, ihre aktuelle Situation sei nicht sicher.
- Wir können »Spiel« als neuronales Training verstehen, das uns ermöglicht, unsere mobilisierend wirkenden Defensivsysteme zu nutzen, ohne aggressiv zu werden oder uns in ihnen zu verfangen.
- Indem wir soziales Verhalten und Spiel bei Aktivitäten wie Arbeit und Schule vermischen, können wir Gehirnfunktionen, die uns ermöglichen, kreativ, produktiv und glücklich zu sein, besser nutzen.

Wir sollten alle versuchen, im Umgang mit anderen Menschen Sicherheit zu vermitteln – ebenso wie im Umgang mit uns selbst.

Danksagung

Stephen Porges

Vor fast dreißig Jahren ging die Polyvagal-Theorie (PVT) aus meiner Forschungsarbeit hervor. Sie wurde erstmals im Rahmen meiner Ansprache als Präsident der *Society for Psychophysiological Research* am 8. Oktober 1994 in Atlanta, Georgia, vorgestellt. Damals war mir noch nicht klar, daß diese Theorie von Klinikern angenommen und in Bereichen außerhalb der Wissenschaft genutzt werden würde, unter anderem in den Bereichen Erziehung, Wirtschaft und Medizin. Ich hatte die Polyvagal-Theorie als Grundlage für die Entwicklung überprüfbarer Hypothesen in wissenschaftlichen Zusammenhängen konzipiert. Im Einklang mit meinen anfänglichen Erwartungen hatte die Theorie in der Wissenschaft auch tatsächlich eine transdisziplinäre Wirkung, und sie wird in Tausenden von Publikationen verschiedener wissenschaftlicher Disziplinen zitiert. Die wichtigste Auswirkung der Polyvagal-Theorie ist und bleibt jedoch die Bereitstellung plausibler neurophysiologischer Erklärungen für persönliche körperliche Erlebnisse, und zwar insbesondere seitens Traumatisierter. Diesen Menschen hat die Polyvagal-Theorie zu verstehen geholfen, wie ihr Körper in Reaktion auf eine Gefahr für Leib und Leben unwillkürlich und adaptiv modifiziert wurde, oft unter Verlust der Resilienz, die erforderlich gewesen wäre, um in einen Zustand der Sicherheit zurückzukehren.

Die Polyvagal-Theorie hat mich persönlich zu einer Reise aufbrechen lassen, die der Erforschung des zentralen menschlichen Bedürfnisses nach Verbundenheit und Vertrauen gewidmet ist. Ich habe auf diese Weise gelernt, daß soziale Verbundenheit unser Nervensystem buchstäblich nährt und vielleicht auch der wirksamste und wichtigste »Neuromodulator« ist, der unser Nervensystem beruhigt, um Gesundheit, Entwicklung und Wiederherstellung zu unterstützen. Der Charakter der Reise hat sich im Laufe der Zeit gewandelt, und ihr Schwerpunkt verlagerte sich vom anfänglichen eigenen Entdecken durch Experimente zum Anhören der Stimmen anderer, insbesondere jener, deren Nervensystem durch nachteilige Erlebnisse verändert wurde. Welche

Implikationen die Polyvagal-Theorie für Psychotherapie, Erziehung und Gesellschaft hat, wäre nicht erkannt worden ohne die Bemühungen derjenigen, die mir ihre persönlichen Erfahrungen mitgeteilt haben. Sie haben berichtet, die Polyvagal-Theorie habe ihnen ermöglicht, ohne jedes Urteil die heroischen Reaktionen ihres Nervensystems bei seinem Bemühen um Sicherheit und Überlebenssicherung zu verstehen. Ich bin diesen Menschen und insbesondere der Kraft ihrer persönlichen Erzählungen über ihre Genesungsprozesse sehr dankbar. Von ihnen weiß ich, daß die Polyvagal-Theorie ihren bewußt agierenden höheren Gehirnarealen ermöglicht hat, ihre Erlebnisse in einem Sinnzusammenhang zu verstehen, obwohl ihr Verhalten und ihr physiologischer Zustand durch Vorgänge in ihrem Hirnstamm gesteuert werden.

Meine Erlebnisse mit Traumatisierten haben mich auf die große Bedeutung der Aspekte der Polyvagal-Theorie hinsichtlich der Kommunikation aufmerksam gemacht. Ihr Feedback deutet darauf hin, daß für viele die Polyvagal-Theorie von zentraler transformativer Bedeutung und für ihr Verständnis der eigenen Situation sehr förderlich war. Vielleicht erschließt die Polyvagal-Theorie der Menschheit die psychoedukativen Elemente, die ihnen die beiden Bereiche der Co-Regulation näher bringen: 1) die bidirektionale Gehirn-Körper-Kommunikation und 2) die bidirektionale biobehaviorale Co-Regulation. Beide sind Grundlagen der Gesundheit und der Soziabilität. Damit kommen wir zur Kommunikation, dem primären Fokus dieses Buches und dem Grund, aus dem es wichtig war, es zu schreiben.

Weil ich jahrzehntelang als Wissenschaftler tätig war, ist mein Schreibstil häufig sehr komprimiert und von dem für wissenschaftliche Texte charakteristischen »Objektivismus« geprägt. Das ist angemessen, wenn es sich um Artikel handelt, die hauptsächlich für Kollegen der eigenen wissenschaftlichen Disziplin gedacht sind. Schwieriger wird es im Falle transdisziplinärer Forschungsarbeit, wie sie für die Polyvagal-Theorie typisch ist. Ich habe mich bemüht, die mit der Polyvagal-Theorie verbundene Fachsprache für Kliniker und andere Berufsgruppen verständlich zu machen. Das ist insofern schwierig, als dabei der Konflikt zwischen einer vorwiegend wissenschaftlichen Fundierung und der Übersetzung wissenschaftlicher Erkenntnisse in eine für Nichtfachleute (beispielsweise Psychotherapeuten, Mediziner, Erzieher und Lehrer, Manager) verständliche Sprache auftaucht. Im vorliegenden Buch versuchen wir dieser Aufgabe gerecht zu werden. Es hat von der Fähigkeit meines Sohnes Seth, schriftlich und mündlich zu kommunizieren, sehr profitiert. Er ist ein erstaunlich begabter Schreiber und Denker. Wie er in diesem Buch zeigt, verfügt er über die seltene Fähigkeit, die Essenz komplexer Konzepte leicht verständlich auszudrücken. Bei der Zusammenarbeit mit Seth wurde ich Zeuge seiner Brillanz beim Übersetzen der Polyvagal-Theorie in eine für Laien leicht verständliche sprachliche Form. Als stolzer Vater bewundere ich sein Verständnis der Polyvagal-Theorie und wie es ihm gelungen ist, sich so intensiv damit zu befassen..

Ohne die Hilfe und das Engagement von Menschen, die meine Bemühungen, meine Ideen in einer kohärenten Theorie zu erfassen, unterstützt haben, hätte die Polyvagal-Theorie nicht entwickelt und erweitert werden können. Traumata und deren Behandlung standen ursprünglich nicht im Mittelpunkt meiner wissenschaftlichen Untersuchungen und meiner theoretischen Erwägungen. Ohne das lebhafte Interesse einiger Traumatherapeuten an der Polyvagal-Theorie hätte diese niemals die Traumabehandlung beeinflussen können. Daß es dazu gekommen ist, ist drei Pionieren der Traumatologie zu verdanken: Peter Levine, Bessel van der Kolk und Pat Ogden. Ich erkenne ihren Einfluß auf meine Arbeit dankbar an und möchte ihnen für die Großzügigkeit danken, mit der sie mich an ihren Bemühungen um Verständnis und Behandlung negativer Traumanachwirkungen haben teilnehmen lassen. Ihrem Engagement für ihre Klienten, ihren unermüdlichen Anstrengungen, das Wissen über ihr Fachgebiet zu erweitern, und ihrer Neugierde hinsichtlich der Prozesse, die beim Erleben von Traumata und bei der Genesung von ihnen eine Rolle spielen, ist es zu verdanken, daß sie Erkenntnisse der Polyvagal-Theorie in ihre Behandlungsmodelle integriert haben.

Insbesondere jedoch möchte ich meiner Frau und Seths Mutter, Sue Carter, danken. Sie hat mir jahrzehntelang zugehört und mit mir über die Ideen diskutiert, aus denen die Polyvagal-Theorie hervorgegangen ist. Sues wichtigste wissenschaftliche Leistung, die Entdeckung der Rolle des Hormons Oxytocin bei der Entstehung sozialer Bindungen, und ihr allgemeines Interesse an der Neurobiologie sozialen Verhaltens hat mein eigenes Denken auf die Bedeutung des Autonomen Nervensystems und des physiologischen Zustandes nicht nur hinsichtlich Gesundheit, sondern auch sozialen Verhaltens geweckt. Ohne Sues anhaltende Unterstützung, ihre Liebe und ihre intellektuelle Neugier hätte die Polyvagal-Theorie nicht entstehen können. Außerdem hat Sues liebevolle mütterliche Unterstützung zur Entstehung von Seths persönlicher Kompetenz beigetragen und mir ermöglicht, ein »hinreichend guter« Vater zu sein. Ich bin Sue für ihren Beitrag sehr dankbar, und das vorliegende Buch ist in meinen Augen ihrer Unterstützung und Liebe zu verdanken.

Wie Leser vielleicht schon vermuten, war das Zuhause der Porges-Familie ein intellektueller Brutkasten für die Neurowissenschaft der sozialen Verbundenheit mit den Schwerpunkten des Autonomen Nervensystems und der Neuropeptide Oxytocin und Vasopressin. In diesem Rahmen spielt auch noch ein weiterer Porges eine Rolle: Seths Bruder Eric. Er entschied sich dafür, »ins Familiengeschäft einzusteigen«, und wurde deshalb Neurowissenschaftler an der University of Florida. Wenig überraschend ist es da vielleicht, daß er Untersuchungen zur Vagusstimulation durchführt, bei denen es um die Verringerung von PTBS-Symptomen geht. Eric hat mit Kollegen einen innovativen, nichtinvasiven Vagusnervstimulator entwickelt (und patentieren lassen), der Vagusafferenzen im Ohr ansteuert und die körpereigenen Veränderungen der Vagusregulation durch das Herz zur Steuerung der Stimulation nutzt. Deshalb möchten wir die offene intellektuelle Kultur würdigen, die Forschungsdrang und Neugierde fördert, denn sie hat unserer ganzen Familie ermöglicht, intellektuelle Neugier zu entwickeln und zu nutzen.

Besonders danken möchte ich schließlich auch Deborah Malmud, unserer Lektorin beim Verlag Norton. Sie hat die Idee zum vorliegenden Buch enthusiastisch begrüßt und mit uns gemeinsam daran gearbeitet, unser Manuskript in ein Werkzeug für die Vermittlung der Polyvagal-Theorie zu verwandeln. Wir freuen uns, unser Buch der wachsenden Buchreihe über die Polyvagal-Theorie beim Verlag Norton hinzufügen zu können.

Seth Porges

Schon am Anfang dieses Buches schreiben wir, daß die Polyvagal-Theorie, läßt man einmal die Neuroanatomie und die komplizierte Terminologie beiseite, im Grunde eine Weltsicht ist. Sie ist eine Linse, mit deren Hilfe wir erklären können, was wir wie erleben, und das Erleben anderer Menschen verstehen können.

Als eine Art, die Welt zu sehen, ist diese Sichtweise von Optimismus und Hoffnung geprägt. Eine Sicht, die Liebe und soziales Verhalten sowie die Sorge für uns selbst und andere in unserer Umgebung als einen Weg aus einer gequälten und zerstrittenen Welt versteht. Eine Sicht, die uns erlaubt, uns zu freuen und mit Freunden und Haustieren zu spielen. Eine Sicht, die anerkennt, daß wir alle miteinander verbunden sind und daß wir diese ureigene Wahrheit über uns selbst nur auf unser eigenes Risiko ignorieren können. Eine Sicht, die das Gefühl der Sicherheit und die Co-Regulation schätzt, ausgehend von Menschen, die wir lieben und die uns lieben und uns ein Gefühl der Sicherheit vermitteln.

All das bedeutet letztlich, daß ungeachtet dessen, welche Katharsis und welchen Stolz die Veröffentlichung eines Buches bei einem Autor hervorruft, die Tatsache, daß ich dies mit meinem Vater zusammen tun konnte, diesen Effekt geradezu millionenfach vervielfältigt hat.

Deshalb möchte ich zuerst und vor allem Dr. Porges danken. Er hat mir nicht nur mein Leben geschenkt, sondern ein gutes Leben. Ich kann mir nicht vorstellen, daß ich jemals so stolz auf irgend etwas in meinem Berufsleben sein werde, wie auf diese Zusammenarbeit mit meinem Vater.

Dies mag insofern ein einzigartiger Text sein, als er nicht aus einer Reihe von Interviews oder Interaktionen zwischen den beiden Autoren hervorgegangen ist, sondern aus jahrelangen Tischgesprächen. Dr. Porges– »Dad« – ist die Art von Person, die uns ständig ein gutes Stück voraus ist. Meine ehrliche Hoffnung ist, daß dieses Buch zu einem Denkmal für einen liebenden Vater und brillanten Denker wird.

Danken muß ich auch dem Rest meiner engsten Familie (Sue, Elsa, Eric, Jenny und Minna) sowie meiner erweiterten Familie, zu der ich Freunde, Kollegen, Mitarbeiter und Co-Konspirateure zähle. Würde das Buch lediglich die Erfahrungen seiner Autoren spiegeln, wäre es so langweilig wie nutzlos. Deshalb möchte ich den vielen, die bereit waren, etwas über ihre eigene Vergangenheit und ihre Schmerzen und Freuden zu berichten, sagen: Eure Erlebnisse waren die Puzzlestücke, die dieses Buch ermöglicht haben.

Ich danke euch allen!

Glossar

Dieses Glossar ist für Leser gedacht, die sich mehr wissenschaftliche Informationen zu den Themen dieses Buches wünschen. Deshalb enthalten die Erläuterungen der Stichworte mehr fachsprachliche Formulierungen als der Text des Buches.

Appeasement (Beschwichtigung) In Zusammenhang mit der Polyvagal-Theorie wird empfohlen, den Begriff *»Stockholm-Syndrom«* durch den Begriff *Appeasement (Beschwichtigung)* zu ersetzen. Als Stockholm-Syndrom wird häufig das Phänomen bezeichnet, daß Traumatisierte eine emotionale Bindung zu Tätern aufbauen. In Zusammenhang mit der Polyvagal-Theorie hingegen erklärt der Begriff Appeasement, wie Traumatisierte zu Tätern eine emotionale Bindung entwickeln, um sich an die lebensbedrohliche Situation, in der sie sich befinden, optimal anzupassen und die Täter so zu beruhigen. Der Begriff Appeasement entmystifiziert die Erlebnisse, über die Traumatisierte berichten, und liefert eine wissenschaftliche Erklärung für Überlebensnarrative, die auf den ersten Blick widersprüchlich wirken mögen. Indem Einzelne und Familien die hochwirksamen reflexiven neurobiologischen Überlebensmechanismen des Appeasement zu verstehen lernen, können sie ihr Überleben aus einer Perspektive betrachten, die der Resilienz und einer langfristigen Genesung förderlich ist, so daß ihre Bewältigungsstrategien als überlebenssichernde Anpassungsreaktion erscheinen (siehe Bailey et al. 2023).

Autonome Afferenzen sind neuronale Verbindungen, die Informationen von den inneren Organen zum zentralen Nervensystem (d. h. zum Gehirn und Rückenmark) weiterleiten. Sie werden auch sensorische Fasern genannt, weil sie Signale von den Organen zum Hirnstamm übermitteln und so die Regulationsstrukturen des Hirnstamms über den Zustand der Organe informieren. Die afferenten Nerven im Autonomen Nervensystem, von denen viele durch den afferenten Zweig des Vagus verlaufen, fungieren als Überwachungssystem, mit dessen Hilfe das Gehirn permanent den Status der inneren Organe überprüft.

Autonome Balance ist eine Bezeichnung für einen Zustand des Gleichgewichts zwischen dem sympathischen und dem parasympathischen Zweig des Autonomen Nervensystems. Zwar sind mehrere Organe von beiden Zweigen des ANS innerviert, doch liegt der autonomen Balance ein linear-additives Modell zugrunde, dem zufolge von beiden Zweigen ein ähnlich starker Einfluß ausgeht. Weil beispielsweise das Sympathische Nervensystem die Herzfrequenz erhöht und das Parasympathische Nervensystem die Herzfrequenz mittels des Vagus (der wichtigsten neuronalen Komponente des PNS) senkt, würde man eine hohe Herzfrequenz als Manifestation einer autonomen Balance deuten, die zu sympathischer Erregung tendiert. Eine niedrige Herzfrequenz hingegen würde als Tendenz zu parasympathischer Erregung gedeutet.

Obgleich der Begriff »autonome Balance« häufig benutzt wird, wird damit häufig auf eine Dysfunktion im ANS hingewiesen (z. B. auf eine atypische autonome Balance). Aus Sicht der Polyvagal-Theorie verschleiert ein Fokussieren auf die autonome Balance jedoch die Bedeutung der phylogenetisch begründeten Reaktionshierarchie des ANS auf Herausforderungen. Ist das System für soziale Verbundenheit mit den myelinisierten ventralvagalen Bahnen aktiviert, manifestiert sich der Polyvagal-Theorie zufolge ein einzigartiger autonomer Zustand, der hinsichtlich der Regulation der Organe unterhalb des Zwerchfells eine optimale autonome Balance unterstützt. Diese optimale autonome Balance vermittels sympathischer und nicht-myelinisierter dorsal-vagaler Bahnen ist das Resultat der Aktivierung der ventralen Vagusbahnen.

Autonome efferente Nerven sind Nervenbahnen, die Informationen vom Zentralen Nervensystem (ZNS) (d. h. vom Gehirn und Rückenmark) zu den inneren Organen übermitteln. Sie werden auch motorische Fasern genannt, weil sie Signale zu Organen übermitteln, durch die diese zu einer Reaktion veranlaßt werden. Die efferenten Nerven des ANS verlaufen primär durch den Vagus und das spinale sympathische Nervensystem und haben die Aufgabe, bestimmte innere Organe zu regulieren (zu beruhigen oder zu aktivieren).

Das ***Autonome Nervensystem (ANS)*** ist ein Teil des peripheren Nervensystems, das unwillkürliche physiologische Prozesse reguliert, unter anderem die Herzfrequenz, den Blutdruck, die Atmung, die Verdauung und die sexuelle Erregung. Es umfaßt drei anatomisch verschiedene Teile: das sympathische (SNS), das parasympathische (PNS) und das enterische (ENS) Nervensystem.

Autonomer Zustand Im Bezugsrahmen der Polyvagal-Theorie sind autonomer Zustand und physiologischer Zustand austauschbare Begriffe. Die Polyvagal-Theorie beschreibt drei primäre Schaltkreise, welche die neuronale Regulation des autonomen Zustandes ermöglichen. Dabei handelt es sich um die ventral-vagalen, die dorsal-vagalen und die sympathischen Bahnen. Der autonome Zustand spiegelt die Aktivierung dieser Nervenbahnen. Grundsätzlich fokussiert jeder dieser Schaltkreise auf die primäre neuronale Regulation eines bestimmten Zustandes. Demnach fördert der ventral-vagale Schaltkreis Verhalten im Sinne des Systems für soziale Verbundenheit, das SNS unterstützt mobilisiertes Defensivverhalten (Kampf oder Flucht) und der dorsal-vagale Schaltkreis begünstigt immobilisiertes Defensivverhalten. Der autonome Zustand kann aber auch mobilisierende und immobilisierende Verhaltensweisen unterstützen, die nicht defensiv sind, sofern er mit der Aktivierung des ventral-vagalen Schaltkreises und des Systems für soziale Verbundenheit gepaart ist (siehe hierzu das Stichwort *Autonome Balance*). Somit kann durch Koppelung des Systems für soziale Verbundenheit mit dem SNS eine Mobilisierung erreicht werden, ohne daß eine Defensivreaktion initiiert wird. Dies läßt sich beim Spiel beobachten, bei dem die aggressiven Wirkungen von Bewegungen durch die soziale Verbundenheit ansprechendes Verhalten neutralisiert werden. Wird das System für soziale Verbundenheit hingegen zusammen mit dem dorsal-vagalen Schaltkreis aktiviert, ermöglichen Signale für Sicherheit (z. B. eine melodiöse Stimme und entsprechende Mimik) eine Immobilisierung ohne Auslösung einer Defensivreaktion (in Form von Shutdown, Kollabieren oder Dissoziation). Dies kann man in intimen Situationen und vertrauensvollen Beziehungen beobachten. Beziehen wir die Kopplung sozialer Verbundenheit mit Mobilisierung und Immobilisierung ein, unterstützen die drei autonomen Schaltkreise somit fünf Zustände, die mit unterschiedlichem Verhalten in Verbindung gebracht werden: soziale Verbundenheit, Kampf/Flucht, Spiel, Shutdown und Intimität. Weitere hybride Zustände, die autonome Zustände miteinander vermischen, wurden zur Erklärung der Phänomene Erstarren, Unterwerfung und Beschwichtigung *(Appeasement)* benutzt.

Bindung (Attachment) ist ein psychologisches Konstrukt, das eine starke emotionale Verbindung zwischen zwei Menschen bezeichnet, etwa die Beziehung zwischen Mutter und Kind. Die Polyvagal-Theorie fokussiert auf die Hinweise für Sicherheit, die im System für soziale Verbundenheit zutage treten, die Co-Regulation fördern und die Entwicklung einer Bindung ermöglichen. Die Prosodie der Stimme, ein positiver mimischer Ausdruck und einladende Gesten rufen aufgrund der Neurozeption Gefühle der Sicherheit und des Vertrauens hervor, die sich spontan zeigen, wenn das System für soziale Verbundenheit aktiviert wird. Funktional ist das Gefühl der Sicherheit, vermittelt durch das System für soziale Verbundenheit, eine Voraussetzung für eine Bindung.

Biologischer Imperativ (Biologische Notwendigkeit) Dies ist die Bezeichnung für Bedürfnisse, deren Erfüllung für lebende Organismen, die ihre Existenz aufrechterhalten wollen, unverzichtbar ist. In der Liste dieser Bedürfnisse tauchen oft das Überleben, die Sicherung eines eigenen Territoriums, Gesundheit und Fortpflanzung auf. Die Polyvagal-Theorie betont, daß das Bedürfnis, zu anderen in Verbindung zu treten, für Menschen eine biologische Notwendigkeit ist. Ihr zufolge wird die Physiologie durch Verbundenheit co-reguliert, um die psychische und physische Gesundheit zu optimieren. Die Polyvagal-Theorie konzentriert sich auf die Rolle des Systems für soziale Verbundenheit bei der Herstellung und Aufrechterhaltung von Verbundenheit und Co-Regulation.

Co-Regulation beinhaltet in Zusammenhang mit der Polyvagal-Theorie, daß zwei Menschen ihren physiologischen Zustand gemeinsam regulieren. Beispielsweise beruhigt in der Mutter-Säugling-Dyade nicht nur die Mutter ihr Kind, sondern die Reaktion des Säuglings auf die Vokalisationen der Mutter, ihre Mimik und ihre Gesten wirkt auch auf die Mutter beruhigend. Gelingt es der Mutter nicht, ihren Säugling zu beruhigen, wird auch der physiologische Zustand der Mutter beeinträchtigt. Co-Regulation kann sich auch auf ganze Gruppen, etwa auf Familien, beziehen. So kann nach dem Tod eines Familienmitglieds die Gegenwart von Angehörigen den biobehavioralen Zustand der trauernden Person unterstützen.

Dissolution ist ein vom Philosophen Herbert Spencer (1820–1903) zur Bezeichnung einer Art umgekehrter Evolution eingeführtes Konstrukt. Adaptiert hat den Begriff John Hughlings Jackson (1835–1911), um zu beschreiben, wie im Falle einer Schädigung oder Erkrankung des Gehirns eine Art »De-evolution« stattfindet, die evolutionsgeschichtlich ältere Schaltkreise enthemmt. Die Polyvagal-Theorie greift den Begriff der Dissolution zur Beschreibung der phylogenetisch gegliederten Hierarchie auf, in der das Autonome Nervensystem mit Hilfe zunehmend älterer Schaltkreise auf Gefahren reagiert.

Dissoziation ist ein Prozeß, bei dem das Gefühl der eigenen Präsenz verlorengeht, mit der Folge, daß die Betroffenen einen Mangel an Kontinuität zwischen Gedanken, Erinnerungen, Umgebungen und Handlungen empfinden. Bei vielen Menschen liegt eine Dissoziation im Bereich normaler physiologischer Erlebnisse und nimmt die Form von Tagträumen an. Bei einigen allerdings wirkt sie so zerstörerisch, daß es zum Verlust der persönlichen Identität kommt und schwerwiegende Probleme im Hinblick auf Beziehungen und die Funktionsfähigkeit im Alltagsleben auftreten. Eine Traumavorgeschichte ist häufig verbunden mit dissoziativen Symptomen, die im Verlauf zu einer psychiatrischen Diagnose führen können. Die Polyvagal-Theorie deutet Dissoziation in Reaktion auf Lebensgefahr als Komponente einer Defensivreaktion in Form von Erstarren oder Totstellen. Sie versteht die Dissoziation als adaptive Reaktion im Falle einer lebensbedrohlichen Herausforderung, die im Gegensatz zu einer länger anhaltenden Totstellreaktion nicht mit einer Einschränkung der neurobiologisch erforderlichen Sauerstoff- und Blutzufuhr verbunden ist. Auf der Grundlage der Polyvagal-Theorie könnte man spekulieren, daß es bei den Reaktionen auf Lebensgefahr Abstufungen gibt, die vom vollständigen Shutdown und Kollaps, ähnlich den Totstellreaktionen kleiner Säugetiere, bis zur Immobilisierung des Körpers, verbunden mit Muskelerschlaffung und Dissoziation des Bewußtseins vom physischen Ereignis reichen.

Der ***Dorsale Vaguskomplex*** ist im Hirnstamm beheimatet und besteht hauptsächlich aus zwei Kernen: dem dorsalen *Motonucleus des Vagus (Nucleus dorsalis nervi vagi)* und dem *Nucleus tractus solitarii*. Er integriert und koordiniert sensorische Informationen aus den inneren Organen über vagale sensorische Bahnen, die im Nucleus tractus solitarii enden, mit den motorischen Bahnen aus dem dorsalen Nucleus des Vagus zu den inneren Organen. Der Nucleus tractus solitarii und der dorsale Motonucleus des Vagus haben eine viszerotrope Organisation, insofern bestimmte Bereiche beider Nuclei mit bestimmten inneren Organen verbunden sind. Die motorischen Bahnen, die vom Nucleus dorsalis ausgehen, bilden die nicht myelinisierten Vagusbahnen, die hauptsächlich in unterhalb des Zwerchfells liegenden inneren Organen enden. Einige der nicht myelinisierten Vagusbahnen enden in Organen oberhalb des Zwerchfells wie dem Herzen und den Bronchien. Wahrscheinlich ist das die Grundlage für das Phänomen der Bradykardie bei frühgeborenen Säuglingen, und vermutlich spielt sie auch bei Asthma eine Rolle. Die Vagusbahnen, die aus dem dorsalen Motonucleus des Vagus austreten, werden in verschiedenen Publikationen als dorsaler Vagus, subdiaphragmatischer Vagus, nicht myelinisierter Vagus und vegetativer Vagus bezeichnet.

Efferenzen sind Nervenbahnen, die Informationen vom Zentralen Nervensystem (ZNS – d. h. vom Gehirn und vom Rückenmark) zu einem Zielorgan leiten. Sie werden auch *motorische Nervenfasern* genannt, weil sie Signale übermitteln, welche die Funktionsweise der Organe regulieren.

Das ***Enterische Nervensystem*** besteht aus einem netzartigen System von Neuronen, das die Funktion des Gastrointestinaltrakts steuert. Das Enterische System ist in die glatte Muskulatur des gastrointestinalen Systems eingebettet, beginnend mit der Speiseröhre und bis hinab zum Anus. Das Enterische Nervensystem verhält sich funktional autonom, ist allerdings vorwiegend vom Autonomen Nervensystem innerviert. Nach der Polyvagal-Theorie kann das Enterische Nervensystem seine Funktion nur dann optimal erfüllen, wenn der dorsale Vagusschaltkreis nicht zu Defensivzwecken aktiviert ist. Das ist bei Aktivierung des ventralen Vagusschaltkreises der Fall.

Als ***Herzratenvariabilität (HRV)*** werden die wechselnden Zeitabstände zwischen den Herzschlägen bezeichnet. Ein gesundes Herz schlägt nicht in konstanten Abständen. Nur ein Herz ohne neuronale Innervation würde in relativ gleichförmigen Intervallen schlagen. Ein Großteil der Variabilität der Herzfrequenz unterliegt vagalen Einflüssen, insbesondere dem myelinisierten ventralen Vagus, was in der Respiratorischen Sinusarrhythmie (RSA) zum Ausdruck kommt. Andere Einflüsse auf die HRV können über den dorsalen Vagus wirksam werden. Blockiert man die Einflüsse des Vagus auf das Herz mit Atropin, wird die HRV praktisch vollständig ausgeschaltet.

Die ***Homöostase*** spiegelt die neuronalen und neurochemischen Prozesse, mit deren Hilfe unser Körper die inneren Organe reguliert, um Gesundheit, Entwicklung und Regeneration optimal zu gewährleisten. Das Wort

Homöostase stammt zwar aus dem Griechischen und bedeutet »gleich« oder »stabil«, aber man sollte das mit diesem Begriff beschriebene Phänomen besser als Resultat negativen Feedbacks verstehen, das um einen »Sollwert« oszilliert. In einigen physiologischen Systemen ist die größere Amplitude der Oszillationen (d. h., der rhythmischen Abweichungen vom Sollwert) ein positiver Indikator für Gesundheit (z. B. der Respiratorischen Sinusarrhythmie). In anderen Fällen ist sie ein negativer Indikator für Gesundheit (z. B. in Form der Variabilität des Blutdrucks). Oszillationen in physiologischen Systemen sind primär eine Reflexion neuronaler und neurochemischer Feedbackmechanismen.

Interozeption ist die Bezeichnung sowohl für die Beschreibung bewußter Empfindungen als auch für die unbewußte Registrierung körperlicher Prozesse durch das Nervensystem. Wie andere sensorische Systeme besteht auch die Interozeption aus vier Komponenten: (1) Sensoren in den inneren Organen, die dort den jeweiligen Zustand evaluieren; (2) sensorische Verbindungen, die Informationen aus den Organen an das Gehirn übermitteln; (3) Gehirnstrukturen, die sensorische Informationen deuten und die Reaktionen der Organe auf die Veränderung innerer Zustände regulieren; und (4) motorische Bahnen, die Informationen vom Gehirn zu den Organen übermitteln und den Zustand der Organe dementsprechend verändern. Die Polyvagal-Theorie versteht die Interozeption als den Prozeß, der dem Gehirn Veränderungen des physiologischen Zustandes signalisiert (siehe Porges 1993). In Kontexten, in denen Signale für Gefahr oder Sicherheit auftauchen, folgt die Interozeption dem Prozeß der Neurozeption. Die Interozeption kann zur bewußten Wahrnehmung einer körperlichen Reaktion führen. Die Neurozeption hingegen geht außerhalb der bewußten Wahrnehmung vonstatten.

Intervenierende Variable Die Polyvagal-Theorie versteht den autonomen Zustand als eine intervenierende Variable, die eine Reiz-Reaktions-Beziehung vermittelt. Somit beeinflußt die Deutung kontextueller Signale durch das Nervensystem unsere Reaktionen. Im Sinne dieses Verständnisses können die gleichen kontextuellen Signale und Herausforderungen je nach autonomem Zustand der betroffenen Person zu unterschiedlichen behavioralen, kognitiven und physiologischen Reaktionen führen. Durch Einbeziehung des autonomen Zustandes als intervenierende Variable in einem Reiz-Reaktions- oder Ursache-Wirkungs-Zusammenhang sind pragmatische überlebenssichernde Verhaltensweisen wie Kampf und Flucht oder Shutdown sowie komplexe Problemlösungsstrategien, die zum Entkommen führen würden, erforderlich und von der vermittelnden Funktion des ANS bei der Optimierung dieser Strategien abhängig. Ähnlich fördert die Ausschaltung von Reaktionen auf eine Bedrohung und die Entspannung des autonomen Zustandes über die ventrale kardioinhibitorische Vagusbahn die Aufgeschlossenheit für interpersonale Kontakte und unterstützt gleichzeitig die Co-Regulation des autonomen Zustandes.

Kampf-/Flucht-Defensivsystem Kampf- und Fluchtverhalten sind bei Säugetieren die vorherrschenden mobilisierenden Defensivverhaltensweisen. Das Sympathische Nervensystem muß aktiviert werden, um die für Flucht und Kampf erforderlichen metabolischen Voraussetzungen zu erfüllen. Ein Rückzug in Form einer Abschaltung des ventralen Vagusschaltkreises und eine Abschwächung des Systems für soziale Verbundenheit fördern eine effektive Aktivierung des Sympathischen Nervensystems mit dem Ziel, die metabolischen Voraussetzungen für Kampf- und Fluchtverhalten zu erfüllen.

Die ***Kranialnerven*** treten direkt aus dem Gehirn aus, wohingegen die Spinalnerven (Rückenmarksnerven) aus verschiedenen Segmenten des Rükkenmarks hervorgehen. Die Kranialnerven enthalten sowohl motorische als auch sensorische Nervenbahnen. Bei Menschen existieren zwölf paarige Kranialnerven (I–XII). Es handelt sich um den Geruchsnerv (I – *Nervus olfactorius*), den Sehnerv (II – *N. opticus*), den Augenbewegungsnerv (III – *N. oculumotorius*), den 1. Augenmuskelnerv (IV – *N. trochlearis*), den Drillingsnerv (V – *N. trigeminus*), den 2. Augenmuskelnerv (VI – *N. abducens*), den Gesichtsnerv (VII – *N. facialis*), den Hör- und Gleichgewichtsnerv (VIII – *N. vestibulocochlearis*), den Zungen-Rachen-Nerv (IX – *N. glossopharyngeus*), den Vagusnerv (X – *N. vagus*), den Hals- und Nackennerv (XI – *N. accessorius*) und den Zungennerv (XII – *N. hypoglossus*). Außer dem Vagus, der Bahnen sowohl für die sensorische als auch für die motorische Kommunikation mit mehreren inneren Organen umfaßt, übermitteln die Kranialnerven hauptsächlich Informationen in den Kopf- und Halsbereich und aus ihm heraus.

Mittelohrmuskeln Die beiden kleinsten quergestreiften Muskeln im menschlichen Körper, der *Trommelfellspanner (M. tensor tympani)* und der *Steigbügelmuskel (M. stapedius)* befinden sich im Mittelohr. Dieses ist der Teil des auditiven Systems, der zwischen Trommelfell und Innenohr liegt. Zum Mittelohr gehören die Gehörknöchelchen und die Muskeln, die die Steifigkeit der Gehörknöchelchenkette beeinflussen. Sind diese Muskeln angespannt, versteifen sie die Gehörknöchelchenkette und erhöhen die Spannung des Trommelfells. Dieser Prozeß verändert den Charakter des Klangs, der das Innenohr erreicht. Das Innenohr übersetzt den Klang in einen neuronalen Code, der ins Gehirn übermittelt wird. Die Spannung der Mittelohrmuskeln verringert den Einfluß niederfrequenter Geräusche und verbessert die Fähigkeit zur Verarbeitung der menschlichen Stimme.

Mittelohr-Transferfunktion Verändert sich der Tonus der Mittelohrmuskeln, wirkt sich das auf den Transfer akustischer Energie über die Mittelohrstrukturen zum Innenohr aus. Borg und Counter (1989) haben beschrieben, welche Rolle die Mittelohrmuskeln bei Bemühungen spielen, das Herausfiltern der menschlichen Sprache zu erleichtern, indem sie die Übermittlung niederfrequenter Geräusche aus der Umgebung in das Innenohr verringern. Das von Borg und Counter entwickelte Modell erklärt, inwiefern auditive Hypersensibilität ein Symptom der Bell-Lähmung (Gesichtslähmung) ist, eine lateralisierte Lähmung des Gesichtsnervs unter Einschluß der Nervenbahn, die im Mittelohr den Steigbügelmuskel reguliert. Borg und Counter (1989) haben eine wissenschaftliche Basis für Untersuchungen geschaffen, die zu klären versuchen, ob es der auditiven Verarbeitung zugute käme, wenn die neuronale Regulation der Mittelohrmuskeln durch die Übungen des *Safe and Sound Protocol* verbessert würde. Die Erwartung, von der Normalisierung der Mittelohr-Transferfunktion zu einer Verbesserung der Vagusregulation des Herzens zu gelangen, basiert auf dem in Porges und Lewis (2010/2010) erläuterten Modell und steht in Verbindung zu dem im Rahmen der Polyvagal-Theorie erläuterten System für soziale Verbundenheit (Kolacz et al. 2018; Porges 2011/2010).

Neuronale Erwartung bezeichnet im Zusammenhang der Polyvagal-Theorie eine unserem Nervensystem inhärente Prädisposition, die eine Reaktion auf ein spontanes Verhalten antizipiert, das auf soziale Verbundenheit zielt. Neuronale Erwartungen fördern soziale Interaktion und somit die Entwicklung von Bindungen und Vertrauen. Werden neuronale Erwartungen erfüllt, werden ruhige Zustände unterstützt. Werden Erwartungen dieser Art mißachtet, können physiologische Defensivzustände aktiviert werden.

Neuronales Training Die Polyvagal-Theorie nutzt bestimmte neuronale Übungen, um die Regulation des physiologischen Zustandes zu trainieren: Der Polyvagal-Theorie zufolge fördern neuronale Übungen, bei denen es zur vorübergehenden Störung und Wiederherstellung des physiologischen Zustandes durch soziale Interaktion kommt, die Resilienz. Spiele wie »Guckguck« sind neuronale Übungen, die Eltern mit ihren Kindern häufig ausführen.

Neurozeption ist der Prozeß der Gefahreneinschätzung des Nervensystems ohne Mitwirkung des Bewußtseins. An diesem automatischen Prozeß sind Gehirnbereiche beteiligt, die Signale für Sicherheit, Gefahr und Lebensgefahr evaluieren. Sobald diese mit Hilfe der Neurozeption identifiziert sind, verändert sich der physiologische Zustand automatisch so, daß die Chance zu überleben verbessert wird. Obwohl wir uns der Signale, welche die Neurozeption aktivieren, gewöhnlich nicht bewußt sind, nehmen wir die damit verbundene physiologische Veränderung (mittels Interozeption) durchaus wahr. Manchmal erleben wir diese Veränderung in Form von Empfindungen im Bereich des Bauchs oder des Herzens oder als intuitives Erkennen dessen, daß der aktuelle Kontext gefährlich ist. Alternativ vermag dieses System auch physiologische Zustände zu aktivieren, die Vertrauen, soziale Verbundenheit und den Aufbau starker Beziehungen fördern. Die Neurozeption liegt mit ihren Einschätzungen nicht immer richtig. Es kommt vor, daß sie Gefahren wahrnimmt, die gar nicht existieren, oder daß sie Signale für Sicherheit erkennt, obwohl tatsächlich eine akute Gefahr besteht.

Der ***Nucleus ambiguus*** ist der Quellkern der motorischen Fasern des ventralen Vagus. Er befindet sich im Hirnstamm und liegt dort ventral zum dorsalen Motonucleus des Vagus. Die Zellen im Nucleus ambiguus enthalten Motoneurone aus drei Kranialnerven *(N. glossopharyngeus, N. vagus, N. accessorius)*, welche die quergestreiften Muskeln des Rachens, des Kehlkopfs, des oberen Teils der Speiseröhre und des Halses über somatomotorische Bahnen und die Bronchien und das Herz über myelinisierte ventralvagale Bahnen kontrollieren.

Der ***Nucleus tractus solitarii*** befindet sich im Hirnstamm und fungiert als primärer sensorischer Nucleus des Vagus.

Die ***Ontogenese*** ist das Studium des Ursprungs und der Entwicklung eines Organismus während seiner gesamten Lebenszeit.

Das ***Parasympathische Nervensystem*** ist einer der beiden zentralen Zweige des Autonomen Nervensystems. Die primären Nervenbahnen dieses Systems sind vagal, und sie unterstützen Gesundheit, Entwicklung und Regeneration. Die Polyvagal-Theorie weist jedoch darauf hin, daß einige Vagusbahnen, die normalerweise Homöostase und Gesundheit unterstützen, unter bestimmten lebensbedrohlichen Umständen defensiv reagieren und gesundheitsfördernde Funktionen hemmen.

Die ***Phylogenese*** beschreibt die Entwicklungsgeschichte einer Art. Als Wissenschaft liefert sie evolutionsbasierte Methoden der Klassifizierung von Organismen. Die Polyvagal-Theorie ist an den phylogenetischen Übergängen hinsichtlich der autonomen Funktion bei Wirbeltieren interessiert, wobei es insbesondere um den Übergang von den primitiven (und mittlerweile ausgestorbenen) Reptilien zu den Säugetieren geht.

Phylogenetische Hierarchie Der Polyvagal-Theorie zufolge reagieren die Komponenten des Autonomen Nervensystems auf Herausforderungen im Sinne einer Hierarchie, wobei die phylogenetisch neueren Schaltkreise zuerst aktiviert werden. Dieses Muster einer Umkehrung der Evolution entspricht dem von Jackson entdeckten Prinzip der Dissolution (siehe weiter oben). Die möglichen Reaktionen werden in dieser Reihenfolge aktiviert: (1) myelinisierter ventraler Vagus, (2) Sympathisches Nervensystem, (3) nicht myelinisierter dorsaler Vagus.

Physiologischer Zustand siehe *Autonomer Zustand*

Die ***Prosodie*** ist die Melodik der Stimme, die Emotionen zum Ausdruck bringt. Die Polyvagal-Theorie verweist darauf, daß die Prosodie durch vagale Mechanismen vermittelt wird und daß sie ähnlich wie die *Herzratenvariabilität* (HRV in Form der *Respiratorischen Sinusarrhythmie* [RSA]) Informationen über den physiologischen Zustand übermittelt.

Reiz-Reaktions-Modelle und Reiz-Organismus-Reaktions-Modelle Forschung findet im allgemeinen im Rahmen eines mechanistischen Reiz-Reaktions-Modells (oder Stimulus-Response-Modells – S-R) statt. Dieses Modell wird im Grunde benutzt, um historische Ursache-Wirkungs-Hypothesen zu überprüfen. Im S-R-Modell wird angenommen, daß die Reaktionsvarianz durch die Reizvarianz determiniert wird. Wenn der Reiz Reaktionsvarianten produziert, behandelt das traditionelle Experimentaldesign die Varianten als »Meßfehler«. Im Gegensatz dazu stellt die Polyvagal-Theorie den vermittelnden Einfluß (d. h. die intervenierende Variable) des Zustandes des Autonomen Nervensystems zum Zeitpunkt der experimentellen Manipulation auf die Reaktionsqualität in den Vordergrund. Auf der Polyvagal-Theorie basierende Forschung geht davon aus, daß Reaktionen nicht nur das Resultat des Reizes selbst, sondern auch des Zustandes (z. B. des autonomen Zustandes) des Organismus vor dem Auftreten des Reizes sind. Demzufolge würde die Forschung im Rahmen eines Reiz-Organismus-Reaktions-Modells (Stimulus-Organism-Response-Modell – S-O-R) formuliert. Somit könnten sich verändernde Merkmale des Organismus ein Indiz für die Zuverlässigkeit des Reizes, der eine Reaktion hervorruft, sein oder die Reaktionsmerkmale voraussagen.

Für die ***Respiratorische Sinusarrhythmie (RSA)*** sind rhythmische Anstiege und Abfälle der Herzfrequenz charakteristisch, die in der Frequenz spontanen Atmens auftreten. Die Amplitude dieser periodischen Veränderungen der Herzfrequenz ist ein zuverlässiger Anhaltspunkt für den Einfluß des ventralen Vagus auf das Herz.

Selbstregulation ist ein Begriff, der oft benutzt wird, um die Fähigkeit eines Menschen zu beschreiben, ohne Hilfe einer anderen Person das eigene Verhalten zu regulieren. Die Fähigkeit zur Selbstregulation ist oft entscheidend für die Fähigkeit eines Kindes, mit dem Geschehen in einer Schulklasse oder in einer neuartigen Situation zurechtzukommen. Die Polyvagal-Theorie versteht die Fähigkeit zur Selbstregulation nicht als erlernte und zu erlernende Fertigkeit, sondern als Produkt des Nervensystems, das auch ohne die entsprechenden Signale einer anderen Person Gefühle der Sicherheit aufrechterhalten kann. Nach Auffassung der Polyvagal-Theorie entwickelt ein Mensch die Fähigkeit zur Selbstregulation aufgrund der erlebten Prozesse der Co-Regulation. Wechselseitige synchrone Interaktionen zwischen Menschen, wie sie für Co-Regulation bezeichnend sind, fungieren als neuronales Training, das die Fähigkeit zur Selbstregulation auch dann verbessert, wenn es an Gelegenheiten zur Co-Regulation mangelt.

Sicherheit Die Polyvagal-Theorie hat ein neurophysiologisches Modell der Sicherheit und des Vertrauens entwickelt. Ihm zufolge wird Sicherheit als Gefühl der Sicherheit, nicht als Abwesenheit einer Gefahr definiert. Funktional beruht das Gefühl der Sicherheit darauf, daß die inneren Organe Informationen zum Gehirn übermitteln, denen zufolge die homöostatischen Funktionen unterstützt werden. Damit man sich sicher fühlen kann, müssen drei Voraussetzungen erfüllt sein: (1) Das Autonome Nervensystem darf sich nicht in einem Zustand befinden, der Defensivreaktionen begünstigt. (2) Das System für soziale Verbundenheit muß aktiviert sein, um die sympathische Aktivierung verringern und das Sympathische Nervensystem und den dorsalen Vagusschaltkreis in einem Gesundheit, Entwicklung und Regeneration fördernden optimalen Funktionsbereich (dem der Homöostase) halten zu können. Und (3) die betreffende Person muß in der Lage sein, mit Hilfe der Neurozeption Signale für Sicherheit zu entdecken (z. B. prosodische Vokalisationen, positiven mimischen Ausdruck und entsprechende Gestik). In Alltagssituationen können die Signale für Sicherheit diese Sequenz initiieren, indem sie mit Hilfe des Prozesses der Neurozeption das System für soziale Verbundenheit aktivieren; dadurch wird der autonome Zustand in einem der Homöostase förderlichen Bereich gehalten, und das ANS wird an Defensivreaktionen gehindert (Porges 2022). Dieser begrenzte Bereich des autonomen Zustandes wurde auch »Toleranzfenster« genannt (siehe Ogden et al. 2006/2010; Siegel 1999/2006), und dieses kann durch neuronales Training im Rahmen einer Therapie erweitert werden. Eine kürzlich entwickelte Skala zur Evaluierung der Neurozeption psychischer Sicherheit mißt Sicherheit psychometrisch anhand von drei Dimensionen: soziale Verbundenheit, Mitgefühl und Körperempfindungen (Morton et al. 2022).

Sicherheit im therapeutischen Setting Aus Sicht der Polyvagal-Theorie beeinflußt das Gefühl von Sicherheit die Wirkkraft der meisten therapeutischen Aktivitäten, darunter medizinische Behandlungen, Psychotherapie und Psychoedukation. Die Polyvagal-Theorie geht davon aus, daß der physiologische (autonome) Zustand als intervenierende Variable fungiert, die beeinflußt, wie effektiv eine Behandlung ist. Konkreter nimmt die Polyvagal-Theorie an, daß eine Behandlung nur dann effektiv sein kann, wenn verhindert wird, daß das Autonome Nervensystem in einen Defensivzustand verfällt. Gelingt die Nutzung des Systems für soziale Verbundenheit mit seinen ventralen Vagusbahnen, kann das Autonome Nervensystem Gesundheit, Entwicklung und Regeneration unterstützen, statt in eine Defensivhaltung zu verfallen. Der Grundsatz, vor einer Behandlung ein Gefühl der Sicherheit zu fördern, ist in den Bereichen der Bildung, Medizin und Psychotherapie noch nicht völlig integriert worden. Im übrigen wird die physische Umgebung, in der eine Therapie durchgeführt wird, nur selten auf belastende Signale überprüft (z. B. niederfrequente

Hintergrundgeräusche, Verkehrslärm, Geräusche von Belüftungssystemen, Vibrationen von Aufzügen und Rolltreppen), die über die Neurozeption Defensivzustände des Autonomen Nervensystems aktivieren könnten, was die Wirksamkeit einer Behandlung beeinträchtigt.

Somatomotorische Verbindungen sind motorische Nervenbahnen, die quergestreifte Muskeln regulieren. Verbindungen dieser Art, die Gesicht und Kopf betreffen, verlaufen durch die Kranialnerven, wogegen die Muskeln der Gliedmaßen und des Rumpfes durch Spinalnerven innerviert werden.

Die ***speziellen viszeralen efferenten Bahnen*** treten aus den Motonuclei im Hirnstamm hervor *(N. ambiguus, facialis und trigeminus)*, die sich aus der branchiomotorischen Säule (den alten Kiemenbögen) des Embryos entwickeln und die quergestreiften Muskeln innervieren (Kaumuskeln für die Nahrungsaufnahme, Gesichtsmuskeln für den emotionalen Ausdruck, Rachen- und Kehlkopfmuskeln für die Vokalisation und Mittelohrmuskeln für das Hören), welche mit den Kiemenbögen assoziiert werden. Die speziellen viszeralen efferenten Bahnen bilden die somatomotorische Komponente des Systems für soziale Verbundenheit.

Der ***subdiaphragmatische Vagus*** ist der Vaguszweig, der bestimmte Bereiche des Hirnstamms mit Organen verbindet, die unterhalb des Zwerchfells liegen. Die motorischen Nervenfasern in diesem Vaguszweig entstammen dem dorsalen Nucleus des Vagus. Diese motorischen Fasern sind überwiegend nicht myelinisiert.

Der ***supradiaphragmatische Vagus*** ist der Vaguszweig, der bestimmte Bereiche des Hirnstamms mit Organen verbindet, die oberhalb des Zwerchfells liegen. Die motorischen Fasern dieses Vaguszweigs entspringen hauptsächlich dem Nucleus ambiguus, dem Quellkern des ventralen Vagus im Hirnstamm. Diese motorischen Fasern sind überwiegend myelinisiert.

Das ***System für soziale Verbundenheit (social engagement system)*** ist ein bidirektionales System, durch das uns die Muskulatur und Regungen unseres Gesichts und Kopfes ermöglichen, während sozialer Interaktionen Signale für Sicherheit zum Ausdruck zu bringen und zu empfangen. Das System besteht aus einer somatomotorischen und einer viszeromotorischen Komponente. Die somatomotorische Komponente beinhaltet spezielle viszerale efferente Bahnen, die die quergestreiften Muskeln des Gesichts und des Kopfes regulieren. Die viszeromotorische Komponente beinhaltet den myelinisierten supradiaphragmatischen Vagus, der Herz und Bronchien reguliert. Funktional resultiert das System für soziale Verbundenheit aus einer Herz-Gesicht-Verbindung, die das Herz mit den Gesichts- und Kopfmuskeln koordiniert. Das System für soziale Verbundenheit hat zunächst die Aufgabe, Saugen, Schlucken, Atmen und Vokalisation zu koordinieren. Atypische Symptome hinsichtlich der Koordination dieses Systems zu Beginn des Lebens sind ein Indikator für spätere Probleme hinsichtlich des sozialen Verhaltens und der Emotionsregulation.

Das ***Sympathische Nervensystem*** ist einer der beiden Hauptteile des Autonomen Nervensystems. Das SNS hat die Aufgabe, den Blutfluß im gesamten Körper zu verstärken, um Fortbewegungen zu unterstützen. Die Polyvagal-Theorie ist vor allem an der Beteiligung des SNS an der Steigerung der Herzleistung zwecks Unterstützung von Bewegungen und Kampf-/Flucht-Verhalten interessiert.

Totstellen/Ohnmacht/Shutdown Bei Säugetieren greift das Nervensystem unter bestimmten Bedingungen auf eine primitive Defensivreaktion zurück, für die der Anschein der Leblosigkeit bezeichnend ist. Dieses Defensivmuster wird oft bei Reptilien und Amphibien beobachtet, Wirbeltieren, die sich vor den Säugetieren entwickelt haben. Doch Säugetiere brauchen viel Sauerstoff, und die Immobilisierung, die für das Totstellen erforderlich ist, ist mit der Verringerung der Fähigkeit, das Blut mit Sauerstoff anzureichern, und mit der Unfähigkeit, genügend sauerstoffreiches Blut ins Gehirn zu befördern, um das Bewußtsein aufrechtzuerhalten, verbunden. Diese massive Beeinträchtigung der autonomen Funktion ist auf die Aktivierung des dorsalen Vagusschaltkreises zurückzuführen, der die Atmung unterdrückt (Apnoe) und die Herzfrequenz verlangsamt (Bradykardie). Nach der Polyvagal-Theorie ist das Totstellen eine adaptive Reaktion auf eine Gefahr für Leib und Leben, wenn die Chancen, zu kämpfen oder zu fliehen, gering sind, etwa aufgrund einer Einschränkung der Bewegungsfreiheit oder weil eine Flucht unmöglich ist. In einer lebensbedrohlichen Situation kann das Nervensystem mittels Neurozeption auf das alte Defensivsystem der Immobilisierung (des Erstarrens) zurückgreifen. Die Polyvagal-Theorie hebt in ihrem Bemühen, Traumareaktionen zu verstehen, Aspekte dieser Reaktion auf lebensbedrohliche Gefahren hervor. Sie versteht eine Traumareaktion funktional als die physiologische Reaktion des Körpers auf eine Gefährdung für Leib und Leben, was Charakteristika des Sich-tot-Stellens wie Ohnmacht, Darmentleerung und Dissoziation einschließt.

Der ***Vagus*** ist der zehnte Kranialnerv und der wichtigste Nerv des parasympathischen Zweigs des Autonomen Nervensystems. Er fungiert als Verbindungsleitung und umfaßt die motorischen Nervenbahnen, die dem Nucleus ambiguus, dem dorsalen Motonucleus des Vagus und den sensorischen Fasern, die im Nucleus tractus solitarii enden, entstammen. Der Vagus verbindet Bereiche im Hirnstamm mit Strukturen im gesamten Körper, darunter Nacken, Brustkorb und Bauch. Die Polyvagal-Theorie hebt die phylogenetischen Veränderungen im Autonomen Nervensystem von Wirbeltieren hervor und fokussiert auf die einzigartigen Veränderungen in den motorischen Vagusbahnen, die beim Auftauchen der Säugetiere zustande kamen.

Vagusafferenzen Etwa 80 Prozent der Nervenfasern im Vagus sind afferent (sensorisch). Die meisten dieser sensorischen Vagusfasern verlaufen von den inneren Organen zu einem Bereich des Hirnstamms, der *Nucleus tractus solitarii* genannt wird. In der medizinischen Ausbildung wird nur ein sehr beschränktes Verständnis der Vagusafferenzen vermittelt. Deshalb wird in medizinischen Behandlungen der potentielle Einfluß des Feedbacks von den behandelten Organen zum Gehirn nur selten berücksichtigt. Veränderungen des sensorischen Feedbacks bergen das Potential, (z. B. in Form der Vagusnervstimulation) die psychische und körperliche Gesundheit zu beeinflussen.

Als ***Vagusbremse*** wird der hemmende Einfluß der Vagusbahnen auf das Herz bezeichnet; dieser verlangsamt die intrinsische Frequenz des Schrittmachers des Herzens. Wenn der Vagus das Herz nicht mehr beeinflußt, steigt die Herzfrequenz spontan an, ohne daß sich die sympathische Erregung verändert. Die intrinsische Herzfrequenz gesunder junger Erwachsener liegt bei ca. 90 Schlägen pro Minute. Die Basalfrequenz hingegen ist aufgrund der »Bremsfunktion« des Vagus deutlich niedriger. Die Vagusbremse repräsentiert den bestehenden und den nicht bestehenden Vaguseinfluß auf den Schrittmacher des Herzens. Es wird angenommen, daß die Vagusbremse über die myelinisierten Vagusfasern vermittelt wird, deren Ursprung im ventralen Vagus liegt. Obgleich die nicht myelinisierten Vagusfasern bei frühgeborenen Säuglingen eine klinische Bradykardie zu vermitteln scheinen, ist dieser Prozeß im Konstrukt der Vagusbremse nicht erfaßt. Deshalb sollte bei einer Erörterung der klinischen Bradykardie als Produkt der Vagusbremse darauf hingewiesen werden, daß in diesem Fall ein Vagusmechanismus wirkt, der mit dem schützenden ventral-vagalen Einfluß nichts gemein hat.

Vagusparadox Man nimmt an, daß die Einflüsse des Vagus auf die inneren Organe protektiv wirken. Sie können aber zum Tode führen, wenn sie den Herzschlag stoppen, und sie können störend wirken, indem sie eine Ohnmacht hervorrufen oder die Defäkation einleiten. Diese Reaktionen, die oft in Zusammenhang mit Furcht auftreten, werden vom Vagus vermittelt. Das Vagusparadox wurde erstmals im Rahmen von Untersuchungen an frühgeborenen Säuglingen beobachtet, bei denen die respiratorische Sinusarrhythmie schützend wirkte und eine Bradykardie tödliche Folgen haben konnte. Dies war insofern paradox, als sowohl die RSA als auch die Bradykardie durch vagale Mechanismen vermittelt werden. Der Widerspruch wurde durch die Polyvagal-Theorie aufgelöst, die die beiden Reaktionen unterschiedlichen Vagusbahnen zuordnete.

Der ***vagale Tonus*** ist ein Konstrukt, das gewöhnlich mit dem stärker tonisierenden Einfluß der myelinisierten ventralen Vaguspfade auf das Herz assoziiert wird, und er erschließt sich häufig durch die Amplitude der Respiratorischen Sinusarrhythmie.

Vegetativer Vagus siehe *Dorsaler Vaguskomplex*

Der ***ventrale Vaguskomplex*** ist ein Bereich des Hirnstamms, der bei der Regulation des Herzens, der Bronchien und der quergestreiften Muskulatur des Gesichts und des Kopfes eine Rolle spielt. Konkret besteht dieser Komplex aus dem Nucleus ambiguus und den Kernen des Nervus trigeminus und des Nervus facialis, die Herz und Bronchien über viszeromotorische Pfade und die Kaumuskeln, die Mittelohrmuskeln sowie die Muskeln des Gesichts, des Rachens, des Kehlkopfs und des Halses über spezielle viszerale efferente Nervenbahnen regulieren.

Verbundenheit Die Polyvagal-Theorie sieht soziale Verbundenheit und vertrauensvolle Beziehungen als biologische Notwendigkeit. Menschen können sich auch mit ihren Haustieren verbunden fühlen, in der Regel anderen Säugetieren, die selbst über ein System für soziale Verbundenheit verfügen.

Viszeromotorische Nerven sind motorische Nerven im Autonomen Nervensystem, die aus dem Hirnstamm hervorgehen und die glatten und kardialen Muskeln und Drüsen regulieren.

Beispiele für psychiatrische Diagnosen aus Sicht der Polyvagal-Theorie

Angststörungen Angst wird häufig aus psychologischer (als Gefühle der Furcht oder Unruhe) oder psychiatrischer Perspektive (in Form von Angststörungen) definiert. Die Polyvagal-Theorie hebt die Bedeutung des autonomen Zustandes hervor, der den für die Angst charakteristischen psychischen Empfindungen zugrunde liegt. Demnach hängt die Angst von einem autonomen Zustand ab, für den die gleichzeitige Aktivierung des Sympathischen Nervensystems und die Abschwächung des »ventralen« Vagusschaltkreises und des Systems für soziale Verbundenheit charakteristisch sind. Im Grunde ist Angst die Art, wie unser Gehirn interpretiert, daß sich unser Autonomes Nervensystem in einem Zustand der Bedrohung befindet, und Angststörungen treten auf, wenn unser Autonomes Nervensystem in einem Zustand der Bedrohung gefangen ist. Diese Aspekte werden in einem Artikel beschrieben, den ich (Stephen) in der Zeitschrift *Psychology Today* veröffentlicht habe.[1]

Autismus Die Autismus-Spektrum-Störung (ASS) ist eine komplexe psychiatrische Diagnose, die Kommunikationsprobleme und Kontaktschwierigkeiten im Umgang mit anderen Menschen einschließt. Für die Polyvagal-Theorie ist in diesem Fall die Beobachtung entscheidend, daß eine ASS-Diagnose mit Merkmalen verbunden ist, die auf ein geschwächtes System für soziale Verbundenheit hindeuten. Beispielsweise mangelt es der Stimme vieler ASS-Patienten an Prosodie, sie leiden an auditiver Hypersensibilität, sie haben Schwierigkeiten mit der auditiven Verarbeitung, sie stellen keinen Blickkontakt her, sie haben eine wenig ausgeprägte Mimik insbesondere in der oberen Gesichtshälfte und große Schwierigkeiten, ihr Verhalten zu regulieren, was sich häufig in Form von Wutanfällen äußert. Die Polyvagal-Theorie beschäftigt sich nicht mit der Ursache dieser Probleme, sondern macht sich eine optimistische Sicht zu eigen und geht davon aus, daß viele Charakteristika des unterentwickelten Systems für soziale Verbundenheit, die bei ASS-Patienten beobachtet werden, zustandsabhängig sind und durch ein Verständnis dessen, wie das Nervensystem mittels Neurozeption auf Signale für Sicherheit reagiert, behoben werden können. Interventionsstrategien, die auf der Polyvagal-Theorie basieren, legen besonderen Wert auf die Reaktivierung des Systems für soziale Verbundenheit. Die Polyvagal-Theorie entwickelt keine Annahmen bezüglich der Merkmale von ASS abgesehen vom unterentwickelten System für soziale Verbundenheit.

Die ***Borderline-Persönlichkeitsstörung (BPS)*** ist eine psychiatrische Diagnose, die Symptome für affektive Instabilität und Probleme der Emotionsregulation einschließt. Aus Sicht der Polyvagal-Theorie ist bei der Regulation von Affekt und Emotionen die neuronale Regulation des Autonomen Nervensystems im Spiel. Deshalb ist im Sinne der Polyvagal-Theorie die Auffassung berechtigt, daß eine BPS mit einem überforderten System für soziale Verbundenheit und insbesondere mit einer Beeinträchtigung der Effizienz der ventralen Vagusbahnen bezüglich der Abschwächung der sympathischen Aktivierung verbunden ist. Diese Hypothese wurde geprüft und bestätigt (Austin et al. 2007).

Depression ist eine häufig vorkommende und schwerwiegende Störung, die Gefühle, Gedanken und Verhalten betrifft. Die Polyvagal-Theorie nimmt an, daß bei klinischer Depression ein physiologisches Profil vorliegt, das im Sinne der Polyvagal-Theorie als »unterdrückte« sympathische Aktivierung und verstärkte dorsal-vagale Aktivierung in Ermangelung einer ausreichenden ventral-vagalen Aktivierung erklärt werden kann. Hypothetisch würde dies eine Abschwächung der Aktivität des Systems für soziale Verbundenheit und eine atypische Koordination zwischen sympathischen und dorsal-vagalen Bahnen einschließen. Letzteres kann zu einem Verhalten führen, das zwischen starker motorischer Aktivität in Verbindung mit sympathischer Aktivierung und Lethargie bei synchroner unterdrückter sympathischer Aktivierung und gesteigerter dorsal-vagaler Aktivität oszilliert.

Die ***Posttraumatische Belastungsstörung (PTBS)*** ist eine psychiatrische Diagnose, die die Folgen eines traumatischen Erlebnisses spiegelt, beispielsweise einer Vergewaltigung, einer schweren Verletzung, eines Krieges, eines Erdbebens, eines Orkans oder eines schweren Unfalls. Die Polyvagal-Theorie interessiert in solch einem Fall die Reaktion auf das Ereignis, nicht dessen Eigenschaften. Der Fokus auf die Reaktion steht im Einklang mit der Beobachtung, daß die Reaktionen auf häufige »traumatische« Ereignisse von Person zu Person stark variieren. Solch ein Vorfall hat für einige verheerende Auswirkungen und bringt ihr ganzes Leben durcheinander, wohingegen er bei anderen, resilienteren Personen eine deutlich geringere

Wirkung hat. Aufgrund des großen Spektrums an Reaktionsweisen und Genesungsverläufen konzentriert sich die Polyvagal-Theorie auf das Profil der Reaktion, um Veränderungen der neuronalen Regulation des autonomen Zustandes zu erschließen, und sie betont hier die dorsal-vagale Reaktion auf Lebensgefahr. Auf der Grundlage der Polyvagal-Theorie sind viele Probleme, die mit einer PTBS assoziiert sind, emergente Merkmale als Reaktion auf Gefahr für Leib und Leben, die sich als dysfunktionales System für soziale Verbundenheit und als niedrige Schwelle – entweder des Sympathischen Nervensystems oder des dorsalen Vagusschaltkreises – für eine Defensivreaktion manifestieren.

Literaturquellen

Anderson, M. J., & Tuerkheimer, D. (2022, May 16). »The thinking about consent has evolved drastically. This code may turn the clock back.« https://www.nytimes.com/2022/05/16/opinion/metoo-sexual-assault-consent.html

Bailey, R., Dugard, J., Smith, S. F., & Porges, S. W. (2023). Appeasement: Replacing Stockholm syndrome as a definition of a survival strategy. *European Journal of Psychotraumatology, 14*(1), 2161038. doi: 10.1080/20008066.2022.2161038

Beck, A. J. (2015). Use of restrictive housing in US prisons and jails, 2011–12. *Bureau of Justice Statistics,* 1–23.

Bernard, C. (1865). *Introduction à l'étude de la médecine expérimentale* (No. 2). Paris: JB Baillière.

Borg, E., & Counter, S. A. (1989). The middle-ear muscles. *Scientific American, 261*(2), 74–80. https://doi.org/10.1038/scientificamerican0889-74

Bowen, D., & Kisida, B. (2019). Investigating Causal Effects of Arts Education Experiences: Experimental Evidence from Houston's Arts Access Initiative. (ED598203). ERIC. https://eric.ed.gov/?id=ED598203

Cannon, W. B. (1929). Organization for physiological homeostasis. *Physiological Reviews, 9*(3), 399–431. https://doi.org/10.1152/physrev.1929.9.3.399

Cannon, W. B. (1939). *The wisdom of the body.* New York: W. W. Norton.

Carter, C. S. (1992). Oxytocin and sexual behavior. *Neuroscience & Biobehavioral Reviews, 16*(2), 131–144. https://doi.org/10.1016/s0149-7634(05)80176-9

Carter, C. S. (1998). Neuroendocrine perspectives on social attachment and love. *Psychoneuroendocrinology, 23*(8), 779–818. https://doi.org/10.1016/s0306-4530(98)00055-9

Carter, C. S. (2017). The oxytocin–vasopressin pathway in the context of love and fear. *Frontiers in Endocrinology, 8.* https://doi.org/10.3389/fendo.2017.00356

Carter, C. S. (2022). Oxytocin and love: Myths, metaphors and mysteries. *Comprehensive Psychoneuroendocrinology, 9,* 100107. https://doi.org/10.1016/j.cpnec.2021.100107

Carter, C. S., Ahnert, L., Grossmann, K. E., Hrdy, S. B., Lamb M. E., Porges, S. W., & Sachser, N. (2005). *Attachment and bonding: A new synthesis.* Cambridge: MIT Press.

Carter, C. S. et al. (2020). Is oxytocin »nature's medicine«? *Pharmacological Reviews, 72*(4), 829–861. https://doi.org/10.1124/pr.120.019398

Cuddy, A. (2012, June). Your body language may shape who you are [Video]. TED Conferences. https://www.ted.com/talks/amy_cuddy_your_body_language_may_shape_who_you_are

Dale, L. P., Cuffe, S. P., Kolacz, J., Leon, K. G., Bossemeyer Biernacki, N., Bhullar, A., Nix, E. J., & Porges, S.W. (2022). Increased autonomic reactivity and mental health difficulties in COVID-19 survivors. *Frontiers in Psychiatry, 13.* https://doi.org/10.3389/fpsyt.2022.830926

Dobzhansky, T. (1962). *Mankind evolving.* New Haven: Yale University Press; dt. (1965). *Dynamik der menschlichen Evolution.* Frankfurt a. M.: S. Fischer.

du Vigneaud, V. et al. (1953). The sequence of amino acids in oxytocin, with a proposal for the structure of oxytocin. *Journal of Biological Chemistry, 205*(2), 949–957. https://doi.org/10.1016/s0021-9258(18)49238-1

Flynn, N., & Higdon, R. (2022). Prison education: beyond review and evaluation. *The Prison Journal, 102*(2), 196–216.

Gorner, P., & Tribune Science Reporter (2006, April 27). »Easter Seals announces pioneering autism effort«. *Chicago Tribune.* https://www.chicagotribune.com/news/ct-xpm-2006-04-28-0604280141-story.html

Gouin, J. P. et al. (2010). Marital behavior, oxytocin, vasopressin, and wound healing. *Psychoneuroendocrinology, 35*(7), 1082–1090. https://doi.org/10.1016/j.psyneuen.2010.01.009

Grippo, A. J., Lamb, D. G., Carter, C. S., & Porges, S. W. (2007). Social isolation disrupts autonomic regulation of the heart and influences negative affective behaviors. *Biological Psychiatry, 62*(10), 1162–1170. https://doi.org/10.1016/j.biopsych.2007.04.011

Grippo, A. J., Trahanas, D. M., Zimmerman, R. R., Porges, S. W., & Carter, C. S. (2009). Oxytocin protects against negative behavioral and autonomic consequences of long-term social isolation. *Psychoneuroendocrinology, 34*(10), 1542–1553. https://doi.org/10.1016/j.psyneuen.2009.05.017

Gutkowska, J., & Jankowski, M. (2012). Oxytocin revisited: Its role in cardiovascular regulation. *Journal of Neuroendocrinology, 24*(4), 599–608. https://doi.org/10.1111/j.1365-2826.2011.02235.x

Hering, H. E. (1910). Die Funktionsprüfung der Herzvagi beim Menschen. *Münchner Medizinische Wochenschrift, 57*, 1931–1933.

Hrynkiw, I. (2016, June 13). ›I need lunch money‹, Alabama school stamps on child's arm. https://www.al.com/news/birmingham/2016/06/gardendale_elementary_student.html

Jackson, J. H. (1884). The Croonian lectures on evolution and dissolution of the nervous system. *British Medical Journal, 1*, 703. https://doi.org/10.1136/bmj.1.1215.703

Jacob, F. (1977). Evolution and tinkering. *Science, 196*(4295), 1161–1166. https://doi.org/10.1126/science.860134

Jong, T. R. D. et al. (2015). Salivary oxytocin concentrations in response to running, sexual self-stimulation, breastfeeding and the TSST: The Regensburg Oxytocin Challenge (ROC) study. *Psychoneuroendocrinology, 62*, 381–388. https://doi.org/10.1016/j.psyneuen.2015.08.027

Kolacz, J., Dale, L. P., Nix, E. J., Roath, O. K., Lewis, G. F., & Porges, S. W. (2020). Adversity history predicts self-reported autonomic reactivity and mental health in US residents during the COVID-19 pandemic. *Frontiers in Psychiatry*, 11. https://doi.org/10.3389/fpsyt.2020.577728

Kolacz, J., daSilva, E. B., Lewis, G. F., Bertenthal, B. I., & Porges, S. W. (2021). Associations between acoustic features of maternal speech and infants' emotion regulation following a social stressor. *Infancy, 27*(1), 135–158. https://doi.org/10.1111/infa.12440

Kolacz, J., Lewis, G. F., & Porges, S. W. (2018). The integration of vocal communication and biobehavioral state regulation in mammals: A polyvagal hypothesis. *Handbook of Behavioral Neuroscience*, *25*, 23–34.

Kovacic, K., Kolacz, J., Lewis, G. F., & Porges, S. W. (2020). Impaired vagal efficiency predicts auricular neurostimulation response in adolescent functional abdominal pain disorders. *American Journal of Gastroenterology*, *115*(9), 1534–1538.

Monteiro, D. A. et al. (2018). Cardiorespiratory interactions previously identified as mammalian are present in the primitive lungfish. *Science Advances*, *4*(2).

Morton, L., Cogan, N., Kolacz, J., Calderwood, C., Nikolic, M., Bacon, T., Pathe, E., Williams, D., & Porges, S. W. (2022). A new measure of feeling safe: Developing psychometric properties of the neuroception of psychological safety scale (NPSS). *Psychological Trauma: Theory, Research, Practice, and Policy*. Advance online publication. https://doi.org/10.1037/tra0001313

Ogden, P. et al. (2006). *Trauma and the Body*. New York: W. W. Norton; dt. (2010). *Trauma und Körper*. Paderborn: Junfermann.

Porges, S. W. (1985). Spontaneous oscillations in heart rate: Potential index of stress. In: G. P. Moberg (Ed.), *Animal stress* (pp. 97–111). New York: Springer. https://doi.org/10.1007/978-1-4614-7544-6_7

Porges, S. W. (1992). Vagal tone: A physiologic marker of stress vulnerability. *Pediatrics*, *90*(3), 498–504; dt. (2010). Der vagale Tonus. In: *Die Polyvagal-Theorie* (S. 95–108). Paderborn: Junfermann.

Porges, S. W. (1993). The infant's sixth sense: Awareness and regulation of bodily processes. *Zero to Three*, *14*(2), 12–16.

Porges, S. W. (1995). Orienting in a defensive world: Mammalian modifications of our evolutionary heritage. *Psychophysiology*, *32*(4), 301–318; dt. (2010). Orientierung in einer Welt voller Feinde. In: *Die Polyvagal-Theorie* (S. 43–82). Paderborn: Junfermann.

Porges, S. W. (2003). Social engagement and attachment. *Annals of the New York Academy of Sciences*, *1008*(1), 31–47; dt. (2010). Soziales Engagement und Bindung. In: *Die Polyvagal-Theorie* (S. 193–209). Paderborn: Junfermann.

Porges, S. W. (2004). Neuroception: A subconscious system for detecting threats and safety. *Zero to Three* (J), *24*(5), 19–24; dt. (2010). Neurozeption. In: *Die Polyvagal-Theorie* (S. 29–41). Paderborn: Junfermann.

Porges, S. W. (2007). The polyvagal perspective. *Biological Psychology*, *74*(2), 116–143. https://doi.org/10.1016/j.biopsycho.2006.06.009

Porges, S. W. (2011). *The Polyvagal Theory*. New York: W. W. Norton; dt. (2010). *Die Polyvagal-Theorie. Neurophysiologische Grundlagen der Therapie*. Paderborn: Junfermann.

Porges, S. W. (2020). The COVID-19 pandemic is a paradoxical challenge to our nervous system: A polyvagal perspective. *Clinical Neuropsychiatry*, *17*(2), 135; dt. (2021). Die Covid 19 Pandemie als paradoxe Herausforderung für unser Nervensystem. In: *Heilen mit der Polyvagal-Theorie. Neuronales Training für Körper, Herz und Hirn* (S. 207–214). Lichtenau: G. P. Probst Verlag.

Porges, S. W. (2021). Polyvagal Theory: A biobehavioral journey to sociality. *Comprehensive Psychoneuroendocrinology*, *7*, 100069. https://doi.org/10.1016/j.cpnec.2021.100069

Porges, S. W. (2022). Polyvagal Theory: A science of safety. *Frontiers in Integrative Neuroscience, 16.* https://doi.org/10.3389/fnint.2022.871227

Porges, S. W., & Lewis, G. F. (2010). The polyvagal hypothesis: Common mechanisms mediating autonomic regulation, vocalizations and listening. *Handbook of Behavioral Neuroscience, 19,* 255–264; dt. (2010). Die Polyvagal-Hypothese. In: *Die Polyvagal-Theorie* (S. 213–224). Paderborn: Junfermann.

Porges, S. W. et al. (2013). Respiratory sinus arrhythmia and auditory processing in autism: Modifiable deficits of an integrated social engagement system? *International Journal of Psychophysiology, 88*(3), 261–270. https://doi.org/10.1016/j.ijpsycho.2012.11.009

Porges, S. W. et al. (2014). Reducing auditory hypersensitivities in autistic spectrum disorder: Preliminary findings evaluating the listening project protocol. *Frontiers in Pediatrics,* 2. https://doi.org/10.3389/fped.2014.00080

Porges, S. W., & Peper, E. (2015). When not saying no does not mean yes: Psychophysiological factors involved in date rape. *Biofeedback, 43*(1), 45–48. https://doi.org/10.5298/1081-5937-43.1.01

Prison Policy Initiative (2003). Lifetime chance of being sent to prison at current U. S. incarceration rates. https://www.prisonpolicy.org/graphs/lifetimechance.html

Rajabalee, N., Kozlowska, K., Lee, S. Y., Savage, B., Hawkes, C., Siciliano, D., Porges, S. W., Pick, S., & Torbey, S. (2022). Neuromodulation using computeraltered music to treat a ten-year-old child unresponsive to standard interventions for functional neurological disorder. *Harvard Review of Psychiatry.* https://doi.org/10.1097/hrp.0000000000000341

Richter, C. P. (1957). On the phenomenon of sudden death in animals and man. *Psychosomatic Medicine, 19*(3), 191–198.

Richter, D. W., & Spyer, K. M. (1990). Cardiorespiratory control. In: A. D. Loewy & K. M. Spyer (Eds.), *Central regulation of autonomic function* (pp. 189–207). Oxford University Press.

Romo, V. (2019, May 10). After backlash, Rhode Island school district rolls back ›lunch shaming‹ policy. NPR. https://www.npr.org/2019/05/10/722259141/after-backlash-rhode-island-school-district-rolls-back-lunch-shaming-policy

Sageman, M. (2004). *Understanding terror networks.* Philadelphia: University of Pennsylvania Press.

Seligman, M. E., & Maier, S. F. (1967). Failure to escape traumatic shock. *Journal of Experimental Psychology, 74*(1), 1–9. https://doi.org/10.1037/h0024514

The Sentencing Project (n. d.). Growth in mass incarceration. https://www.sentencingproject.org/criminal-justice-facts/

Siebold, G. L. (2007). The essence of military group cohesion. *Armed Forces & Society, 33*(2), 286–295.

Siegel, D. J. (1999). *The developing mind.* New York: Guilford; dt. (2006). *Wie wir werden die wir sind.* Paderborn: Junfermann.

van der Kolk, B. (2014). *The body keeps the score.* New York: Penguin; dt. (2015). *Verkörperter Schrecken.* Lichtenau: G. P. Probst Verlag.

Vera, A. (2019, July 21). Pennsylvania school district tells parents to pay their lunch debt, or their kids will go into foster care. CNN. https://www.cnn.com/2019/07/20/us/pennsylvania-school-lunch-debt-trnd/index.html

Williams, J. R., Insel, T. R., Harbaugh, C. R., & Carter, C. S. (1994). Oxytocin administered centrally facilitates formation of a partner preference in female prairie voles (Microtus ochrogaster). *Journal of Neuroendocrinology, 6*(3), 247–250. https://doi.org/10.1111/j.1365-2826.1994.tb00579.x

Winhall, J., & Porges, S. W. (2022). Revolutionizing addiction treatment with the felt sense polyvagal model. *International Body Psychotherapy Journal, 21*(1), 13–31.

Woodworth, R. S. (1929). *Psychology* (2nd ed.). New York: H. Holt.

Yee, J. R., Kenkel, W. M., Frijling, J. L., Dodhia, S., Onishi, K. G., Tovar, S., Saber, M. J., Lewis, G. F., Liu, W., Porges, S. W., & Carter, C. S. (2016). Oxytocin promotes functional coupling between paraventricular nucleus and both sympathetic and parasympathetic cardioregulatory nuclei. *Hormones and Behavior, 80*, 82–91. https://doi.org/10.1016/j.yhbeh.2016.01.010

Weitere Ressourcen

Bücher

Porges, S. W. (2011). *The Polyvagal Theory*. New York: W. W. Norton; dt. (2010). *Die Polyvagal-Theorie. Neurophysiologische Grundlagen der Therapie*. Paderborn: Junfermann.

Porges, S. W. (2017). *The pocket guide to the Polyvagal Theory*. New York: W. W. Norton; dt. (2017). *Die Polyvagal-Theorie und die Suche nach Sicherheit: Traumabehandlung, soziales Engagement und Bindung*. Lichtenau: G. P. Probst Verlag.

Porges, S. W. (2021). *Polyvagal safety: Attachment, communication, self-regulation*. New York: W. W. Norton; dt. (2021). *Heilen mit der Polyvagal-Theorie. Neuronales Training für Körper, Herz und Hirn*. Lichtenau: G. P. Probst Verlag.

Porges, S. W., & Dana, D. (2018). *Clinical applications of the Polyvagal Theory*. New York: W. W. Norton; dt. (2019). *Klinische Anwendungen der Polyvagal-Theorie. Ein neues Verständnis des Autonomen Nervensystems und seiner Anwendung in der therapeutischen Praxis*. Lichtenau: G. P. Probst Verlag.

Ergänzende Aufsätze

Austin, M. A., Riniolo, T. C., & Porges, S. W. (2007). Borderline personality disorder and emotion regulation: Insights from the Polyvagal Theory. *Brain and Cognition, 65*(1), 69–76.

Dale, L. P. et al. (2022). Childhood maltreatment influences autonomic regulation and mental health in college students. *Frontiers Psychiatry*.

Flores, P. J., & Porges, S. W. (2017). Group psychotherapy as a neural exercise: Bridging Polyvagal Theory and attachment theory. *International Journal of Group Psychotherapy, 67*(2), 202–222.

Gray, A., & Porges, S.W. (2017). Polyvagal informed dance/movement therapy with children who shut down: Restoring core rhythmicity. In: C. A. Malchiodi & D. A. Crenshaw (Eds.), *What to do when children clam up in psychotherapy* (pp. 102–136). New York: Guilford.

Guccione, C. et al. (2022). Autonomic measures in differentiating depressive disorders. *Clinical Neuropsychiatry, 19*(1), 29.

Kolacz, J., Kovacic, K. K., & Porges, S. W. (2019). Traumatic stress and the autonomic brain-gut connection in development: Polyvagal Theory as an integrative framework for psychosocial and gastrointestinal pathology. *Developmental Psychobiology, 61*(5), 796–809.

Kolacz, J., & Porges, S. W. (2018). Chronic diffuse pain and functional gastrointestinal disorders after traumatic stress: Pathophysiology through a polyvagal perspective. *Frontiers in Medicine, 5*, 145.

Lucas, A. R., Klepin, H. D., Porges, S. W., & Rejeski, W. J. (2018). Mindfulnessbased movement: A polyvagal perspective. *Integrative Cancer Therapies, 17*(1), 5–15.

Porges, S. W. (2001). The Polyvagal Theory: Phylogenetic substrates of a social nervous system. *International Journal of Psychophysiology, 42*(2), 123–146.

Porges, S. W. (2003). The Polyvagal Theory: Phylogenetic contributions to social behavior. *Physiology & Behavior, 79*(3), 503–513.

Porges, S. W. (2009). The Polyvagal Theory: New insights into adaptive reactions of the autonomic nervous system. *Cleveland Clinic Journal of Medicine, 76*(Suppl. 2), S86.

Porges, S. W. (2016). Trauma and the Polyvagal Theory: A commentary. *International Journal of Multidisciplinary Trauma Studies.*

Porges, S. W. (2021). Polyvagal Theory: A biobehavioral journey to sociality. *Comprehensive Psychoneuroendocrinology*, 100069.

Porges, S. W., & Carter, C. S. (2017). Polyvagal Theory and the social engagement system. In: P. L. Gerbarg, P. R. Muskin, & R. P. Brown (Eds.), *Complementary and Integrative Treatments in Psychiatric Practice* (pp. 221–241). Washington, D. C.: American Psychiatric Association Publishing.

Porges, S. W., & Furman, S. A. (2011). The early development of the autonomic nervous system provides a neural platform for social behaviour: A polyvagal perspective. *Infant and Child Development, 20*(1), 106–118.

Porges, S. W., & Kolacz, J. (2018). Neurocardiología a través de la óptica de la teoría polivagal. In: R. J. Gelpi & B. Buchholz, B. (Eds), *Neurocardiología: Aspectos fisiopatológicos e implicaciones clínicas* (pp. 343–352). Barcelona: España Elsevier.

Reed, S. F., Ohel, G., David, R., & Porges, S. W. (1999). A neural explanation of fetal heart rate patterns: A test of the Polyvagal Theory. *Developmental Psychobiology, 35*(2), 108–118.

Reed, S. F., Porges, S. W., & Newlin, D. B. (1999). Effect of alcohol on vagal regulation of cardiovascular function: Contributions of the Polyvagal Theory to the psychophysiology of alcohol. *Experimental and Clinical Psychopharmacology, 7*(4), 484.

Sullivan, M. B., Erb, M., Schmalzl, L., Moonaz, S., Noggle Taylor, J., & Porges, S. W. (2018). Yoga therapy and Polyvagal Theory: The convergence of traditional wisdom and contemporary neuroscience for self-regulation and resilience. *Frontiers in Human Neuroscience, 12*, 67.

Anmerkungen

Kapitel 2

1 Carter et al. 2005.
2 Jackson 1884.
3 Bailey et al. 2023.

Kapitel 3

1 Porges 2021.
2 Kovacic et al. 2020.
3 Richter & Spyer 1990.
4 Hering 1910.
5 Porges 1992.
6 Porges et al. 2013, 2014; Rajabalee et al. 2022
7 Kolacz et al. 2018, 2021; Porges & Lewis 2010/2010.

Kapitel 4

1 Porges 1995/2010.
2 Jacob 1977.
3 Porges 2021.
4 Porges 2003/2010.
5 Porges 2021.

Kapitel 5

1 Dobzhansky 1962, S. 150–152; dt. 1965, S. 165
2 du Vigneaud et al. 1953.
3 Carter 2022.
4 Carter 1998.
5 Williams et al. 1994.
6 Carter 1998.
7 Carter et al. 2020.
8 Gouin et al. 2010.
9 Carter et al. 2020.
10 Carter 1992; Jong et al. 2015.
11 Gutkowska & Jankowski 2012.
12 Carter et al. 2020, 2022.
13 Carter et al. 2020.

Kapitel 6

1 Cannon 1939.
2 Cannon 1929.
3 Bernard 1865.
4 Siegel 1999/2006.
5 Porges 1985.
6 Porges 2022.
7 Sageman 2004; Siebold 2007.
8 Winhall & Porges 2022.
9 https://www.polyvagalinstitute.org

Kapitel 7

1 Porges 2020/2021.
2 Kolacz et al. 2020.
3 Dale et al. 2022.

Kapitel 8

1 Cuddy 2012.

Kapitel 9

1 Kolacz et al. 2018; 2021; Porges & Lewis 2010/2010.
2 Hrynkiw 2016.
3 Romo 2019.
4 Vera 2019.
5 Gorner, P., & Tribune Science Reporter 2006.
6 Bowen & Kisida 2019.

Kapitel 10

1 Prison Policy Initiative 2003.
2 The Sentencing Project, o. D.
3 Anderson & Tuerkheimer 2022.
4 Porges & Peper 2015.
5 Flynn et al. 2022.
6 Beck 2015.
7 Grippo et al. 2007.
8 Grippo et al. 2009.

Glossar

1 »A Sigh of Relief«, September 2021, https://www.psychologytoday.com/us/articles/202109/sigh-relief

Personen- und Stichwortverzeichnis

Über die Autoren

Stephen W. Porges, Ph. D., ist Distinguished University Scientist an der Indiana University, wo er Gründungsdirektor des Traumatic Stress Research Consortium im Kinsey Institute ist. Er ist Professor der Psychiatrie an der University of North Carolina und emeritierter Professor sowohl der University of Illinois in Chicago als auch der University of Maryland. Er war Präsident der Society for Psychophysiological Research und der Federation of Associations in Behavioral & Brain Sciences. Er war Empfänger eines Research Scientist Development Award des National Institute of Mental Health. Er ist Begründer der Polyvagal-Theorie, Erfinder einer auf Musik basierenden Intervention, des Safe and Sound Protocol, und Gründer des Polyvagal Institute.

Seth Porges ist Journalist und Filmemacher. Er hat den Film *Class Action Park* entwickelt, realisiert und produziert, der für den Critics Choice Documentary Award nominiert wurde und im Jahre 2021 bei den Hollywood Critics Association Film Awards einen Preis als bester Dokumentarfilm erhielt. Zur Zeit arbeitet er an einem Film für einen der großen Streaming-Anbieter sowie an einem Dokumentarfilm über professionellen Pickleball. Seth war Technik-Redakteur der Zeitschrift *Popular Mechanics*, Kolumnist für *Bloomberg Businessweek* und hat in etwa fünfzig Episoden der Sendung *Mysteries at the Museum* des Travel Channels mitgewirkt.

Eine ausführliche Präsentation sämtlicher lieferbaren und geplanten Titel unseres Verlages finden Sie im Internet unter *www.gp-probst.de*

Stephen W. Porges im G. P. Probst Verlag

Band 29 – Porges: *Die Polyvagal-Theorie und die Suche nach Sicherheit* (5. Aufl.)
Band 38 – Porges & Dana (Hrsg.): *Klinische Anwendungen der Polyvagal-Theorie*
Band 48 – Porges: *Heilen mit der Polyvagal-Theorie*

TITELLISTE – Auswahl

Band 02 – Emerson & Hopper: *Trauma-Yoga* (4. Aufl.)
Band 03 – Williams & Poijula: *Das PTBS-Arbeitsbuch* (3. Aufl.)
Band 10 – Hyman & Pedrick: *Arbeitsbuch Zwangsstörungen* (2. Aufl.)
Band 12 – Putnam: *Handbuch Dissoziative Identitätsstörung* (2. Aufl.)
Band 13 – Scaer: *Das Trauma-Spektrum* (2. Aufl.)
Band 23 – van der Kolk: *Verkörperter Schrecken* (9. Aufl.)
Band 24 – Emerson: *Trauma-Yoga in der Therapie*
Band 28 – Shapiro: *Ego-State-Interventionen – leicht gemacht* (3. Aufl.)
Band 31 – Scaer: *Acht Schlüssel zur Gehirn-Körper-Balance*
Band 32 – Steele, Boon & v. d. Hart: *Die Behandlung traumabasierter Dissoziation* (2. Aufl.)
Band 34 – Schwartz: *Arbeitsbuch Komplexe PTBS* (2. Aufl.)
Band 35 – Najavits: *Trauma, Sucht und die Suche nach Sicherheit*
Band 36 – Dana: *Die Polyvagal-Theorie in der Therapie* (3. Aufl.)
Band 40 – Mischke-Reeds: *Somatische Psychotherapie – ein Werkzeugkasten* (2. Aufl.)
Band 41 – Bentzen: *Neuroaffektive Meditation* (2. Aufl.)
Band 42 – Schwartz & Maiberger: *EMDR-Therapie und Somatische Psychologie*
Band 43 – Dana: *Arbeiten mit der Polyvagal-Theorie* (2. Aufl.)
Band 44 – Dana: *Leben mit der Polyvagal-Theorie*
Band 45 – Delahooke: *Mehr als Verhalten*
Band 46 – Schwartz: *Vom Trauma genesen – ein Übungsbuch*
Band 49 – Kurtz: *HAKOMI – eine körperorientierte Psychotherapie*
Band 50 – Fisher: *Traumaspuren transformieren*
Band 51 – Dana: *Flipchart Polyvagal-Theorie* (2. Aufl.)
Band 53 – Schwartz: *Die Praxis der Behandlung komplexer PTBS*
Band 54 – Anderson: *Traumata überwinden mit der IFS-Therapie*
Band 55 – Sanders & Thompson: *Die Polyvagal-Theorie und die Entwicklung des Kindes*
Band 56 – Schwartz: *Therapeutisches Yoga und Polyvagal-Theorie*
Band 57 – Delahooke: *Brain-Body Parenting*
Band 58 – Truitt: *Die heilende Macht des Self-Havening*
Band 60 – Ackermann & Fiebig: *Über das Herz zur Polyvagal-Theorie*